Trop de sucre

Publié pour la première fois aux États-Unis en 2012 sous le titre *The Blood Sugar Solution* par Little, Brown and Company, une division de Hachette Book Group, Inc.

Traduction et adaptation : Lionelle Nugon-Baudon.

Mark Hyman

Trop de sucre

MARABOUT

Pour cette génération d'enfants, la première dans l'histoire de l'humanité, qui vivra moins longtemps et en moins bonne santé que leurs parents. Pour eux, mais également pour nous, puissions-nous œuvrer ensemble afin de recouvrer notre santé.

Avertissement

L'explosion des maladies chroniques concerne l'Occident, mais également les pays en développement ou émergents. Si certaines particularités sociétales évoquées dans ce livre sont américaines, le fond de ce problème, très préoccupant en termes de santé, de bien-être, de longévité et de coût, ainsi que ses enjeux, sont les mêmes pour nous.

Cet ouvrage recommande, entre autres, des suppléments alimentaires. Un médecin ou un professionnel formé aux suppléments sera le guide idéal en fonction du profil de chacun.

Sommaire

Avertissement.......... 7
Comment utiliser cet ouvrage.......... 11
Rejoignez dès aujourd'hui la communauté du MSS.......... 18
Souffrez-vous de diabésité ?.......... 21

I Comprendre la peste moderne.......... 27

1. Une épidémie sournoise : les États-Unis du diabète.......... 28
2. Les véritables causes de la diabésité.......... 37
3. Les sept mythes de l'obésité et du diabète qui nous rendent malades.......... 46
4. L'addiction à la nourriture : reprogrammez La chimie de votre cerveau.......... 66
5. Comment les intérêts de Big Food, Big Farming et Big Pharma nous tuent.......... 80
6. Médecine fonctionnelle : une nouvelle approche capable de réduire l'épidémie de diabésité.......... 91

II Sept étapes pour traiter la diabésité.......... 99

7. Comprendre les sept étapes.......... 100
8. Étape 1 : optimisez votre alimentation.......... 110
9. Étape 2 : régulez vos hormones.......... 130
10. Étape 3 : réduisez l'inflammation.......... 144
11. Étape 4 : améliorez votre digestion.......... 162
12. Étape 5 : amplifiez la détoxification.......... 171
13. Étape 6 : augmentez le métabolisme énergétique.......... 181
14. Étape 7 : vers un esprit apaisé.......... 191

III Le programme MSS : la préparation 197
15. Entreprendre le voyage 198
16. Exploiter la force du groupe 228
17. Prendre la mesure de soi-même 239

IV Le plan d'action en 6 semaines 257
18. À vos marques. Prêt. Partez ! 258
19. Semaine 1 : des médicaments dans votre assiette ou les bases de la nutrition pour tous 262
20. Semaine 2 : optimisez votre métabolisme grâce aux suppléments nutritionnels 294
21. Semaine 3 : calmez votre esprit, soignez votre corps 317
22. Semaine 4 : faites de l'exercice de façon intelligente et en vous amusant 328
23. Semaine 5 : adoptez une vie saine et verte 336
24. Semaine 6 : personnalisez votre programme ... 346
26. Restez en forme 386

V Reprenez en main votre santé 397
27. Créez une dynamique autour de vous 398
Conclusion 417

VI Les menus et les recettes du programme MSS 419
28. Vos menus pour le programme de 6 semaines 420
29. Recettes et listes de courses 426
Remerciements 479
Pour aller plus loin 483
Quelques lectures complémentaires 488
Sources 489
À propos de l'auteur 514
Index 518
Table des recettes 534
Table des matières 537

Comment utiliser cet ouvrage

Sans doute avez-vous acheté cet ouvrage pour des raisons diverses. Peut-être êtes-vous intéressé par l'envergure et l'impact de notre épidémie actuelle d'obésité et de diabète de type 2, bref ce que l'on devrait nommer la « diabésité » ?

Vous voulez connaître les facteurs sociaux, politiques ou économiques qui alimentent cette épidémie et ce que l'on pourrait tenter afin d'y remédier. Peut-être êtes-vous un politique, le représentant d'une organisation de santé, un éducateur ou un religieux qui cherche une solution ?

Peut-être êtes-vous un consommateur averti, curieux de la science qui soutient une approche santé, ou même un praticien qui veut mieux comprendre la biologie de l'obésité et du diabète et pourquoi il est si ardu de trouver une solution efficace, en dépit des avancées récentes de la médecine ?

Peut-être voulez-vous créer ou rejoindre un groupe ou prendre part à un nouveau mouvement ayant pour but de lutter contre la progression de cette épidémie ?

Mais peut-être êtes-vous tout bonnement quelqu'un qui cherche une solution et un programme pratiques pour perdre du poids et se débarrasser de son diabète de type 2 ou de son prédiabète ?

Quelles que soient vos motivations, cet ouvrage vous est destiné.

Nous sommes confrontés à un problème qui va toucher à peu près tous les habitants de la planète. Personne ne sera surpris d'entendre que nous sommes au beau milieu d'une épidémie explosive d'obésité et de diabète de type 2.

En tant que médecin, scientifique, éducateur et citoyen, je me suis acharné à trouver une solution globale, ce qui m'a poussé à écrire cet ouvrage.

➽ Remarque

Cet ouvrage s'adresse avant tout aux problèmes de l'obésité et du diabète de type 2. Toutefois, il peut également intéresser les diabétiques de type 1 qui cherchent un mode de vie sain, propice à les aider dans l'équilibrage de leur glycémie. Le diabète de type 1 est une maladie auto-immune qui se traduit par des dommages du pancréas et un **manque de production d'insuline.** Le diabète de type 2 est également une maladie inflammatoire, mais sa cause est au contraire une **sécrétion trop importante d'insuline**, au point que les cellules de l'organisme deviennent « sourdes » aux effets de cette hormone. On appelle ce processus la **résistance à l'insuline** (ou insulinorésistance) qui, bien souvent, précède de plusieurs années ou décennies l'émergence du diabète de type 2. Cet ouvrage concerne ce diabète et la résistance à l'insuline, et lorsque je parlerai de « diabétiques », je ferai référence aux diabétiques de type 2.

Cela va bien au-delà d'un simple problème de glycémie (taux de glucose, ou de « sucre » dans le sang). Il s'agit avant tout d'aller au fond du problème et de proposer une solution tant au plan biologique que personnel, social ou même économique.

Cet ouvrage débute par un test simple qui devrait vous aider à savoir si vous êtes atteint de « diabésité ». Puisque 1 Américain sur 2 est affecté par cette condition, la réponse est probablement affirmative[1*].

Dans le chapitre 1 de la partie I, « Comprendre la peste moderne », j'explore l'étendue dans le monde de l'épidémie

---

1. On estime que 3 millions de Français souffrent de diabète de type 2 et l'on pense que 1 million supplémentaire n'est pas diagnostiqué, surtout chez les personnes de moins de 60 ans. Bien que nous manquions de chiffres officiels, on soupçonne que 6 à 10 millions de Français seraient prédiabétiques sans le savoir.
* Les notes de bas de page sont de la traductrice sauf indication contraire.

à laquelle nous faisons face et son impact, non seulement dans les pays occidentaux riches, mais également dans les pays en développement ou émergents. Dans le chapitre 2, nous passerons en revue la cause réelle de cette épidémie – la résistance à l'insuline – et les raisons pour lesquelles nos approches actuelles ne marchent pas.

Dans le chapitre 3, je contre les mythes médicaux qui nous empêchent de nous attaquer avec succès à cette épidémie. Par exemple, que l'obésité et le diabète de type 2 sont génétiques, ou que ce diabète est irréversible, ou que les médicaments le préviennent ou le traitent efficacement, ainsi que ses maladies associées.

Dans le chapitre 4, je propose un panorama des nouvelles recherches sur la biologie des addictions alimentaires et sur le fait que les envies compulsives et la propension à trop manger ne sont pas de « votre faute ». Cet état des lieux questionne nos pratiques de marketing alimentaire et leur impact sur les enfants et sur l'obésité dans cette classe d'âge.

Dans le chapitre 5, je m'intéresse au fait que l'agroalimentaire, l'agriculture et les laboratoires pharmaceutiques nourrissent cette épidémie d'obésité, de diabète et de maladies chroniques sur toute la planète, créant un environnement « obèsogène », et j'explique comment nous pouvons tous réagir.

➡ LE TEST ULTRAWELLNESS : DÉCOUVREZ LES VRAIES CAUSES DE LA PRISE DE POIDS ET DU DIABÈTE

Remarque : cet ouvrage vous aidera à comprendre les véritables causes des problèmes de poids et du diabète, ainsi que de la plupart des maladies chroniques, afin d'y remédier. Vous y découvrirez différents tests qui, réunis, constituent le **test UltraWellness**. Cette clé vous permettra de comprendre la racine de vos problèmes de santé et de les solutionner, mais aussi de planifier de façon simple votre voyage vers la santé. La science qui soutient cette

approche, dite fonctionnelle ou intégrative, vous offre la possibilité de déterminer la véritable cause de vos ennuis de santé grâce à un ensemble de tests spécifiques.
Le **test UltraWellness** est à votre disposition dans cet ouvrage, mais je vous encourage à vous rendre sur le site www.bloodsugar-solution.com et à le remplir en ligne afin d'obtenir et de suivre votre résultat UltraWellness, et de vous mettre en route pour une vie de santé et de vitalité.

Dans le chapitre 6, je présente une nouvelle conception de la médecine, basée sur la science : la **médecine fonctionnelle**, qui intègre tous les systèmes, une sorte de feuille de route qui prend en compte les maladies chroniques de ce XXIe siècle. Cette médecine fonctionnelle est capable de lutter contre les causes biologiques, profondes et véritables, de l'obésité et du diabète. Elle met en pratique toutes les avancées en matière de médecine personnalisée, de génomique et de biologie systémique, et propose une voie simple pour le diagnostic, le traitement et la guérison. Cette médecine se concentre sur les causes et les mécanismes, pas sur une localisation quelconque dans l'organisme ni sur les symptômes. Nous traitons le système, pas seulement les symptômes. Nous traitons le sol, pas juste la plante. L'efficacité est étonnante pour l'obésité et le diabète de type 2.

Dans la partie II, « Sept étapes pour traiter la diabésité », j'explique les avancées scientifiques les plus récentes en matière de biologie de l'obésité et du diabète, avancées qui permettent de discerner les causes fondamentales du problème. Obésité et diabète résultent, en effet, de nombreuses causes, déséquilibres nutritionnel, hormonal, immunologique, inflammatoire et digestif, mais également de toxiques environnementaux, de mauvais fonctionnements métaboliques et du stress, entre autres. Toutes ces causes, parfois en association, peuvent être responsables de votre cas particulier. Il est crucial de déterminer vos problèmes spécifiques grâce aux tests de cette partie II afin de personnaliser votre approche, une étape primordiale de votre guérison.

Dans la partie III, « Le programme MSS[1] : la préparation », vous apprendrez à vous préparer mentalement et physiquement, mais également à organiser votre cuisine en vue du programme de six semaines. Peut-être souhaiterez-vous vous réunir avec d'autres personnes en rejoignant un groupe ou en en créant un ? Finalement, vous apprendrez à « mesurer » votre santé grâce au test du MSS et avec des analyses de laboratoire qui vous aideront à comprendre la cause et la sévérité de votre diabésité.

La partie IV, « Le plan d'action en six semaines », est un programme pratique, en six semaines et six étapes, que vous pouvez faire seul ou avec le conseil d'un professionnel de santé. Cette partie vous indique également comment créer un groupe de soutien. Le soutien et des retours de gens concernés par le même projet rendent le programme plus efficace, et même amusant, et le changement plus durable.

Le plan d'action en six semaines définit :

- Comment identifier les causes sous-jacentes de la résistance à l'insuline et de la diabésité dans votre cas.
- Comment personnaliser les soins pour vous aider à répondre aux causes spécifiques de votre diabésité.
- Comment modifier votre régime pour inverser le problème et utiliser les aliments à la manière de médicaments.
- Des suggestions de menus faciles à adopter avec des recettes et des listes de courses prêtes à être utilisées.
- Quels suppléments et médicaments privilégier afin d'améliorer et d'optimiser votre insuline et votre glycémie.

---

1. Pour « moins de sucre dans le sang ».

- Quels exercices choisir afin de les rendre plus efficaces et rentables.
- Comment réduire votre stress pour combatte la diabésité.
- Comment réagir à votre exposition aux (ou à votre contamination par des) toxiques environnementaux et les diminuer.
- Pour quelles analyses de laboratoire opter afin de déterminer votre problème.
- Comment mettre en place la collaboration de votre médecin afin d'obtenir l'information, les analyses et traitements dont vous avez besoin pour combattre votre état avec efficacité, en utilisant les médicaments avec perspicacité, lorsque leur besoin se fait sentir.
- Des conseils pour utiliser nos outils d'entraide et notre groupe sur www.bloodsugarsolution.com[1].
- Comment retrouver une bonne santé et la conserver pour la vie.

La partie V est un manifeste, un appel à l'action, et un plan pour nous, individus, familles, groupes, écoles, collègues de travail, voire communautés religieuses, afin de « récupérer notre santé ». Seul un mouvement général peut infléchir durablement et stopper cette épidémie. Ce sera d'ailleurs nécessaire si nous souhaitons nous aider nous-mêmes, mais également aider nos enfants et petits-enfants. Pour paraphraser mon amie Hillary Clinton, il faut tout un village pour vivre en bonne santé.

---

1. Site en anglais seulement.

➽ Remarque

Suivre le plan d'action en six semaines peut abaisser votre taux de glucose sanguin (glycémie) de façon radicale si vous prenez certains médicaments. Si tel est le cas et que vous souhaitiez adopter ce programme, il est important que vous suiviez scrupuleusement votre glycémie et que vous consultiez votre médecin. Il est possible qu'il décide de réduire la dose des médicaments que vous prenez. Ne changez rien à votre traitement sans consulter votre médecin.

Rejoignez dès aujourd'hui la communauté du MSS

Cet ouvrage est une partie des ressources et des outils que j'ai créés afin de vous permettre de vivre en bonne santé toute votre vie. Le site Internet, compagnon de ce livre, www.bloodsugarsolution.com, vous offre également un programme en ligne, ses outils d'optimisation, des ressources, un suivi pédagogique et un soutien.

Ainsi que vous le verrez, le groupe est une donnée essentielle et j'ai créé ce site pour vous aider à retrouver ensemble votre santé. Il vous permettra de joindre d'autres personnes qui sont embarquées pour le même voyage et vous donnera la possibilité de vous soutenir mutuellement. Le changement est souvent difficile, mais partager votre expérience et recevoir le soutien des autres sont de puissants médicaments qui garantiront votre succès. Je ferai également partie de cette communauté et je m'efforcerai de garder le contact et de vous aider durant tout votre chemin.

Rendez-nous visite sur www.bloodsugarsolution.com et apprenez-en encore davantage sur différents aspects :

1. **Joignez-vous à un groupe**, dans notre communauté en ligne ou dans votre localité.
2. **Faites les tests.** Des versions des tests du MSS se trouvent sur le site pour vous aider à autodiagnostiquer les causes de votre problème et à obtenir le bon traitement.
3. **Profitez du cours MSS.** Il inclut une phase de préparation de deux semaines, un plan d'action en six semaines,

étape par étape, un suivi pédagogique et un soutien pour vous aider à conserver une bonne santé toute votre vie.

4. **Accédez à nos listes de contrôle.** Utilisez nos listes journalières ou hebdomadaires destinées à vous aider.
5. **Utilisez nos outils de suivi sécurisé et privé.** Accédez par ordinateur ou téléphone mobile à votre courbe de poids, qui permet de calculer votre IMC (indice de masse corporelle, grâce à votre taille), aux résultats de vos tests afin de suivre les changements obtenus durant le programme.
6. **Créez votre carnet de route personnel.** Vous pouvez consigner votre expérience, suivre vos repas quotidiens et votre activité physique de façon sécurisée et privée.
7. **Apprenez quels suppléments choisir.** Je vous propose des recommandations spécifiques en ce qui concerne les nutriments ou les suppléments dont vous avez besoin pour parvenir à votre objectif.
8. **Accédez aux outils corps-esprit.** J'ai développé des exercices faciles d'accès afin de relaxer le corps et l'esprit, dont des postures de yoga.
9. **Préparez vos tests.** Familiarisez-vous avec les possibilités de tests à réaliser soi-même ou avec les analyses de laboratoire.
10. **Ayez recours à notre coaching de santé et de nutrition en ligne.** Adoptez notre coaching personnalisé par des nutritionnistes confirmés qui vous aideront dans le succès de votre entreprise.
11. **Découvrez de nouvelles recettes.** Grâce à la collaboration d'un véritable chef, nous avons élaboré d'autres recettes délicieuses, dont certaines destinées aux enfants.

12. **Profitez de nos cours de cuisine en ligne.** J'ai mis au point quelques leçons de cuisine avec comme chef… votre médecin en personne !
13. **Trouvez les bonnes adresses pour une vie saine.** Ces informations vous permettront de trouver de bons aliments, des produits propres et « verts », des outils et des adresses pour garder la forme et un bon équilibre physique-mental.
14. **Regardez les articles pédagogiques, les vidéos, les séminaires sur le Web.** Accédez à tous ces outils de connaissance en ligne qui vous aideront dans votre reconquête de la santé.
15. **Trouvez un médecin.** Découvrez les liens vers la médecine fonctionnelle et la médecine intégrative et leurs praticiens.
16. **Rejoignez un groupe pour reprendre en main le système de santé.** Une action, étape par étape, que vous pouvez mener dans votre famille, sur votre lieu de travail, dans les écoles, auprès de vos représentants politiques, etc.
17. **Partagez votre succès.** Vous aurez accès à une rubrique qui vous permettra de faire connaître votre histoire et d'inspirer des milliers d'autres personnes – ou de vous en inspirer.

Visitez www.bloodsugarsolution.com et rejoignez-nous.

Souffrez-vous de diabésité ?

Voyons maintenant si vous êtes atteint de diabésité ou si votre risque de parvenir à cette condition est important. Si vous répondez par l'affirmative à l'une de ces questions, il est possible que vous soyez diabésétique ou sur le point de le devenir. En partie III, un autre test, plus complet, avec des recommandations d'analyses, vous aidera à déterminer la sévérité de votre diabésité.

Y a-t-il des diabétiques, des gens ayant des problèmes cardiaques ou des obèses dans votre famille ?	Oui	Non
Avez-vous des ancêtres qui ne sont pas de type causasien (à peau blanche – Africains, Asiatiques, Indiens, Latino-Américains, Moyen-Orientaux) ?.	Oui	Non
Êtes-vous en surpoids (IMC ou indice de masse corporelle supérieur à 25) ? Vous pourrez calculer votre IMC page 241, en vous basant sur votre taille et votre poids.	Oui	Non
Votre graisse abdominale est-elle trop abondante ? (Si votre tour de taille est supérieur à 89 cm pour une femme et 102 cm pour un homme.)	Oui	Non
Éprouvez-vous des envies irrésistibles pour les aliments sucrés ou les hydrates de carbone raffinés*?	Oui	Non
Éprouvez-vous des difficultés à maigrir en suivant des régimes pauvres en graisse ?	Oui	Non

* Le sucre sucré mais aussi les aliments à base de farine blanche, les pâtes, etc.

Votre taux de triglycérides est-il élevé (supérieur à 1 g/l*) ou celui de cholestérol HDL (le « bon ») bas (inférieur à 0,5 g/l) ?	Oui	Non
Votre médecin vous a-t-il dit que votre glycémie à jeun était un peu élevée (supérieure à 1 g/l) ? Ou alors a-t-il diagnostiqué une résistance à l'insuline, un prédiabète, ou même un diabète ?	Oui	Non
Souffrez-vous d'un problème cardiaque ?	Oui	Non
Avez-vous de l'hypertension ?	Oui	Non
Êtes-vous sédentaire (moins de 30 minutes d'exercice 4 fois par semaine) ?	Oui	Non
Avez-vous souffert d'un diabète gestationnel ou d'un syndrome des ovaires polykystiques ?	Oui	Non
Souffrez-vous d'infertilité, d'une libido faible ou d'un dysfonctionnement sexuel ?	Oui	Non

* On considère en France que le taux « normal » de triglycérides oscille entre 0,30 et 2 g/l.

La diabésité : ce que vous ignorez peut vous tuer

Des noms qui en disent long : résistance à l'insuline, syndrome métabolique, syndrome X, obésité, prédiabète, diabète de l'adulte, diabète de type 2. Tous naissent principalement du même problème, même si leur gravité peut varier, mais tous peuvent avoir des conséquences mortelles. Le diagnostic et le traitement des causes à l'origine de ces conditions sont identiques.

Le mot « diabésité » est un terme plus complet et polyvalent pour décrire le continuum qui va d'une glycémie idéale vers la résistance à l'insuline pour parvenir à l'explosion d'un diabète. Si vous avez répondu par l'affirmative à l'une des questions du premier test page 21, peut-être souffrez-vous déjà de diabésité ?

Presque tous les Américains en surpoids (soit 70 % des adultes[1]) ont déjà du prédiabète, donc un accroissement des risques de certaines maladies et du nombre de décès prématurés. Malheureusement, ils l'ignorent. Pire encore, alors que le mot « diabésité » est composé de « diabète » et d'« obésité », même ceux qui ne sont pas en surpoids peuvent être atteints par cette condition. Il existe, en effet, la classe des « maigres-gras ». Leur masse musculaire est trop faible et leur taille s'enveloppe d'un petit excès de graisse abdominale. À l'heure actuelle, il n'existe pas de recommandations nationales de surveillance ou de traitement pour cet état, pas de médicaments approuvés, et, aux États-Unis, pas de remboursement pour les frais médicaux engendrés par le diagnostic et la prise en charge par un praticien, hormis dans les cas de

1. En France 13 % des adultes sont obèses et 30 % (soit 20 millions) en surpoids.

diabète déclaré. **Pensez-y.** Les médecins ne sont pas formés ni payés pour diagnostiquer et traiter la plus importante des maladies chroniques aux États-Unis. Avec le tabagisme, elle est responsable de la plus grande part du fardeau des systèmes de santé de ce XXIe siècle, dont les MCV (maladies cardiovasculaires), les AVC (accidents vasculaires cérébraux), la démence et même certains cancers. Mais voici enfin une bonne nouvelle : il existe une solution démontrée de manière scientifique, que je vous propose de découvrir dans cet ouvrage.

La pratique médicale classique n'a pas suivi l'accroissement des connaissances. En 2008, l'American College of Endocrinology et l'American Association of Clinical Endocrinologists ont réuni 24 experts qui ont passé en revue toutes les publications consacrées au prédiabète et au diabète. Ils ont alors annoncé haut et clair aux citoyens, à la communauté médicale et aux gouvernements de la planète leurs conclusions (réf. 1[1]), que voici :

1. Le diagnostic du prédiabète et du diabète est arbitraire. Une glycémie à jeun supérieure à 1 g/l ou à 1,26 g/l est considérée respectivement comme un prédiabète ou un diabète. **Toutefois, ils ont précisé que ces seuils limite ne reflétaient pas toute la réalité du spectre de risques, dont les maladies cardiaques, le cancer, la démence, les AVC et même les problèmes rénaux ou nerveux qui débutent à des concentrations bien plus faibles, bref des concentrations que la plupart des gens considèrent normales.**
2. L'étude DECODE, portant sur 22 000 personnes (réf. 2), a examiné le continuum des risques, non pas après une glycémie à jeun, mais grâce à un dosage réalisé après

1. Ces références renvoient aux sources de l'auteur, données en fin d'ouvrage.

l'ingestion d'une boisson très sucrée (hyperglycémie provoquée, la meilleure façon de diagnostiquer le problème). Les résultats ont démontré que, même en partant d'une glycémie parfaitement normale (0,95 g/l), il existait un risque significatif constant de maladies cardiaques et de complications bien en dessous de la limite de 1,4 g/l pour les prédiabétiques et bien avant que les sujets atteignent le taux butoir des 2 g/l du diabète.

En conclusion : même si vous avez une glycémie à jeun parfaitement normale, vous êtes peut-être assis sur une bombe à retardement du nom de diabésité, qui vous empêche de perdre du poids et de vivre une longue vie en pleine forme. La résistance à l'insuline est la cause principale du vieillissement et des décès dans les pays développés, mais aussi dans la plupart des pays en développement ou émergents. Cet ouvrage vous aidera à identifier et à désamorcer cette situation explosive. Il précise aussi un plan d'action plus collectif afin de résoudre cette situation au plan personnel et général, en recouvrant la santé ensemble.

I
Comprendre la peste moderne

Pour cela, nous devons agir de façon systématique, aussi vite que possible et aussi efficacement que faire se peut et nous garder de développer des habitudes délétères pour nous, comme nous nous garderions de la peste.
William James, « Les lois de l'habitude », Popular Science Monthly, février 1887.

C'est pas c'que vous ignorez qui vous plonge dans les ennuis. C'est c'que vous croyez mordicus savoir alors que vous vous trompez.
Mark Twain.

1. Une épidémie sournoise : les États-Unis du diabète

La diabésité, le continuum des ennuis de santé, depuis une discrète résistance à l'insuline et un léger surpoids jusqu'à l'obésité et au diabète, est la seule épidémie planétaire de cette ampleur que nous devions affronter. Il s'agit d'une des causes majeures des maladies cardiovasculaires, de la démence, du cancer et des décès prématurés. Les facteurs environnementaux et les habitudes de vie en sont presque intégralement responsables. Cela signifie donc qu'on peut la prévenir et la soigner dans presque 100 % des cas !

La diabésité affecte plus de 1,7 milliard de gens dans le monde. Les scientifiques estiment que 1 Américain sur 2 sera atteint en 2020, **dont 90 % ne seront pas diagnostiqués**. Selon moi, cela affecte d'ores et déjà plus de la moitié des Américains et même 70 à 80 % d'entre eux dans certaines populations.

L'obésité (presque toujours associée à la diabésité) est la cause majeure des décès évitables aux États-Unis et dans le monde. Prendre 5-7 kg double le risque d'émergence d'un diabète de type 2, et 8-11 kg le triple. **En dépit de cela, le gouvernement ou les organisations concernées ne donnent aucune recommandation pour le dépistage ou le traitement du prédiabète**. Nous sommes en train de devenir les États-Unis du diabète.

Depuis les années 1980, la prévalence du diabète de type 2 a triplé aux États-Unis[1]. En 2010, 27 millions d'Américains étaient atteints (dont 25 % non diagnostiqués) et 67 millions

1. En France, le nombre de diabétiques de type 2 traités à presque doublé entre 2000 et 2009. Il faut certes y voir un meilleur dépistage, mais les professionnels pointent du doigt l'écrasante responsabilité du surpoids et de l'obésité.

avaient un prédiabète (dont 90 % non diagnostiqués). Les Afro-Américains, les Américains d'origine hispanique et les Asiatiques présentent des fréquences de diabésité beaucoup plus importantes que les sujets de type caucasien (à peau blanche) [réf. 1]. En 2015, la Terre comptera 2,3 milliards d'individus en surpoids et 700 millions d'obèses. Le nombre d'Américains diabétiques passera de 1 sur 10 à 1 sur 3 en 2050.

Un problème infantile

Ce qui choque sans doute par-dessus tout est que nos enfants sont de plus en plus menacés par cette épidémie. Nous sommes en train d'élever la première génération d'Américains qui vivra en moins bonne santé et moins longtemps que leurs parents. L'espérance de vie se réduit pour la première fois dans l'histoire de l'humanité. Voici quelques statistiques saisissantes :

- 1 enfant sur 3 est en surpoids aux États-Unis.
- L'obésité infantile a triplé entre 1980 et 2010[1].
- 2 millions d'enfants obèses de façon morbide se trouvent aujourd'hui au-delà du 99e centile de poids.
- Dans la ville de New York, 40 % des enfants sont obèses ou en surpoids.
- 1 enfant sur 3 né aujourd'hui aura le diabète.
- L'obésité infantile aura plus d'impact sur l'espérance de vie que tous les cancers de l'enfant réunis.

1. En 2009, 15 % des enfants et des adolescents étaient obèses contre 6 à 8 % en 1980.

Un problème global

Le diabète est aussi répandu dans d'autres parties du monde, avec 240 millions de gens atteints en 2007. Les extrapolations font monter ce chiffre à 380 millions en 2030, c'est-à-dire dix fois plus que de gens infectés par le VIH. Malheureusement, il s'agit là d'une sous-évaluation grave puisque d'autres estimations indiquent que 350 millions de Terriens sont d'ores et déjà atteints (2011). Ainsi, en Chine, le diabète était presque inconnu il y a 25 ans. En 2007, on recensait 24 millions de Chinois diabétiques, ce nombre devant atteindre 42 millions en 2030, si l'on se fiait aux extrapolations scientifiques d'alors. Pourtant, dès 2010, il y avait en fait 93 millions de diabétiques et 148 millions de prédiabétiques en Chine, dont la plupart n'avaient jamais été diagnostiqués auparavant ! Quelle ne serait pas notre consternation si, du jour au lendemain, on nous annonçait 148 millions de nouveaux cas de séropositifs VIH.

➡ L'OBÉSITÉ INFANTILE ET LE DIABÈTE. LE MSS POUR LES ENFANTS

La tragédie la plus inacceptable est cette déferlante planétaire d'obésité infantile et d'émergence du diabète de type 2, encore baptisé diabète de l'adulte, chez de petits enfants[1]. On voit maintenant des enfants de 8 ans atteints par cette maladie, d'autres de 15 ans avec des AVC et des jeunes de 25 ans ayant besoin d'un pontage cardiaque. Le MSS est certes un programme destiné aux adultes, mais il est également efficace pour les enfants. Toute la famille doit participer à ce changement et nous devons garantir la sécurité de nos enfants chez nous, à l'école et dans leur environnement en général.

Le MSS présente nombre de recettes adaptées aux enfants. Quant aux suppléments, il en existe pour tous. En réalité, tous les individus

1. Cette émergence est constatée dans tous les pays dont la France.

âgés de plus de 12 ans présentant une diabésité peuvent suivre le MSS. Les enfants plus jeunes ou ceux qui pourraient bénéficier de la version avancée doivent être suivis par un praticien expérimenté, au fait de la médecine fonctionnelle. Consultez le site www.bloodsugarsolution.com pour apprendre comment accompagner du mieux possible vos enfants en surpoids ou souffrant déjà du diabète de type 2.

Soixante pour cent des diabétiques viendront d'Asie – la région la plus peuplée du monde. Le nombre de personnes présentant un déficit de tolérance au glucose ou un prédiabète augmentera d'une manière importante en raison d'une susceptibilité génétique accrue aux effets dommageables du sucre et des aliments transformés. N'est-il pas intéressant de mentionner que ces populations asiatiques (qui sont d'une susceptibilité peu commune vis-à-vis du diabète, même lorsque les individus sont minces) sont de plus en plus touchées lorsqu'elles adoptent une alimentation plus occidentale ? Des lois environnementales et des règlements moins contraignants les exposent en outre à davantage de toxiques, dont nous verrons plus tard qu'ils ont un impact non négligeable sur la survenue de la diabésité (réf. 3).

Réfléchissez un instant à ces chiffres : entre 1983 et 2008, le nombre de diabétiques dans le monde a augmenté d'un facteur 7, passant de 35 à 240 millions. Puis, en trois ans, entre 2008 et 2011, 110 millions de « nouveaux » diabétiques se sont ajoutés à cette masse. La question fondamentale ne devrait-elle pas être : « Mais enfin, pourquoi ? », plutôt que : « Quel nouveau médicament pouvons-nous mettre au point pour y remédier ? » Nos approches doivent être originales, innovantes et applicables au plus grand nombre, dans tous les pays. Des milliards ont été gâchés dans l'espoir de trouver « le médicament » alors que la solution se trouve juste sous notre nez. Nous sommes confrontés à une maladie générée par nos habitudes de vie et notre environnement au sens large et aucun médicament ne la résoudra.

La diabésité : la cause majeure de maladies chroniques et de la réduction de l'espérance de vie

La diabésité est la cause majeure de maladies chroniques de ce XXIe siècle, notamment des maladies cardiovasculaires (MCV), des accidents vasculaires cérébraux (AVC), des démences et du cancer (réf. 4). Voici ce qu'il faut que vous sachiez :

- Un tiers des diabétiques de type 2 souffrent de MCV (réf. 5).
- On pense que les deux tiers restants, ou presque, sont atteints de problèmes cardiaques non diagnostiqués.
- Les diabétiques ont quatre fois plus de risques de mourir d'un problème cardiaque et ils souffrent trois à quatre fois plus d'AVC que le reste de la population.
- Les personnes situées dans la zone du prédiabète risquent aussi quatre fois plus de mourir de problèmes cardiaques (réf. 6). En d'autres termes, avoir un prédiabète n'est pas vraiment une « pré » condition quand on parle de risque.
- Les diabétiques ont un risque quatre fois plus élevé de développer une démence (réf. 7). Quant au prédiabète, c'est la cause majeure de « prédémence », mieux connue sous le nom de handicap cognitif modéré (MCI).
- Le lien entre cancer et obésité est bien documenté et est alimenté par la résistance à l'insuline (réf. 8).
- La diabésité est la cause majeure de l'hypertension dans nos sociétés. Ainsi, 75 % des diabétiques ont une hypertension

- La diabésité est également la cause majeure de l'insuffisance hépatique, la NASH (stéatose hépatique non alcoolique), mieux connue sous le nom de « foie gras ». Elle frappe 30 % de la population dans son ensemble et 70 à 90 % des sujets diabésétiques. Les individus présentant une stéatose hépatique non alcoolique ont un risque très accru d'infarctus du myocarde et, bien sûr, de décès (réf. 9)
- La diabésité est une cause importante de dépressions ou de troubles de l'humeur. Comparées à la population générale (réf. 10), les femmes souffrant de diabète ont 29 % de risques en plus de développer une dépression et celles qui ont été traitées par l'insuline 53 % par rapport à la population non diabétique.
- Les dégâts du système nerveux affectent 60 à 70 % des diabétiques, se soldant par une perte de sensation dans les pieds et les mains, une digestion ralentie, le syndrome du canal carpien, des dysfonctionnements sexuels, etc. Environ 30 % des diabétiques de plus de 40 ans souffrent de problèmes au niveau des pieds, ennuis qui se soldent souvent par une amputation.
- La diabésité est également la cause principale de cécité parmi les 20-74 ans.
- La diabésité est aussi la cause principale d'insuffisance rénale, responsable de 44 % des nouveaux cas recensés chaque année.
- Les individus dont le diabète n'est pas sous contrôle ont trois fois plus de « chances » statistiques de souffrir de parodontose ou d'une attaque sévère des gencives.

Une publication récente et remarquable, parue dans le très célèbre *New England Journal of Medicine*, a passé en revue 123 205 cas de décès sur un corpus de 820 900 et démontré que les diabétiques décédaient en moyenne 6 ans plus tôt que les non-diabétiques et que 40 % des premiers ne mouraient ni de problèmes cardiaques ni d'autres pathologies classiquement associées au diabète (réf. 11). Ils étaient morts de complications sans relation évidente avec le diabète, des complications qu'on ne corrélerait pas à première vue à leur maladie. Pourtant, cela semble logique, puisque la diabésité est la cause sous-jacente de nombre de maladies chroniques.

La diabésité : une menace planétaire pour le développement économique

Les coûts imputables directement au diabète et au prédiabète dans la décennie à venir se monteront à 3 400 milliards de dollars, soit un dixième des dépenses de santé. Les personnes obèses coûtent 40 % de plus au système de santé qu'une personne de poids normal[1]. Dans un échantillon composé de 10 millions de professionnels dans le domaine de la santé, ceux qui n'avaient pas le diabète « coûtaient » 4 000 dollars par an, contre 11 700 dollars pour ceux souffrant de cette maladie et 20 700 chez ceux qui avaient développé des complications associées à la maladie.

La diabésité ajoute donc un lourd fardeau économique à nos sociétés. Les coûts directs et indirects du diabète aux États-Unis en 2007 sont montés à 174 milliards de dollars. Mais le coût de l'obésité est également important : 113 milliards par an. Entre 2000 et 2010, ces deux conditions nous ont coûté 3 000 milliards de dollars, soit environ trois fois le montant de la refonte estimée de tout notre système de santé !

En avons-nous pour notre argent ? Notre approche actuelle de ces problèmes vis-à-vis de pathologies entièrement évitables et soignables est-elle la bonne ? À l'évidence, la réponse est *non* !

---

1. En France, en 2007, les adultes obèses dépensaient, à âge égal, 27 % de plus en soins de ville et 39 % de plus en pharmacie que les sujets de poids normal.

L'impact de la diabésité sur les pays en développement

Le diabète n'est pas uniquement un problème de nations riches, disposant de trop de nourriture. C'est également une plaie de la pauvreté (réf. 13) qui augmente aussi dans les pays en développement ou émergents. Ainsi, en Inde, le diabète est à l'origine de plus de morts que les maladies infectieuses. Au Moyen-Orient, environ 20 à 25 % des populations sont diabétiques. Alors que j'aidais en Haïti (le pays le plus pauvre de l'Occident) après le tremblement de terre en 2010, j'ai demandé au directeur de l'hôpital le plus important du pays quels étaient les problèmes de santé les plus graves avant ce désastre. Sa réponse m'a surpris : les maladies cardiovasculaires, l'hypertension et le diabète ; bref, les conséquences de la diabésité.

En 2020, environ 20 millions de décès seront imputables aux maladies infectieuses, contre 50 millions résultant de maladies chroniques évitables et dues aux habitudes de vie : MCV, diabète et cancer. Ces dernières seront déclenchées par les mêmes facteurs de risques, eux aussi évitables : hypertension, surpoids, sédentarité, glycémie trop importante, hypercholestérolémie et tabagisme. Pourtant, de façon étonnante, 95 % des efforts et des fonds privés et publics se préoccupent presque exclusivement de maladies infectieuses et transmissibles.

La solution : reprendre en main notre santé !

Il existe cependant une solution. Elle est très accessible, à la portée de chacun et elle prévient, traite et inverse la diabésité pour un coût relatif très faible. Cet ouvrage offre cette solution pour les individus, mais également les communautés et les nations. Certes, cela exigera des changements importants à tous les niveaux, mais chacun d'entre nous peut y parvenir.

En plus de nous guérir de la diabésité à titre individuel, il nous faut un mouvement d'ampleur. Je l'appelle « Reprendre en main notre santé » et, dans la partie V, j'expliquerai comment nous pouvons tous rejoindre ce mouvement afin de rester ensemble en bonne santé. Ce mouvement commence avec chaque personne, isolément, puis diffuse dans les familles, les communautés, les lieux de travail, les écoles pour parvenir à destination de nos politiques et des industriels.

Dans le chapitre suivant, nous explorerons les causes réelles de la diabésité et comprendrons pourquoi les traitements actuels ne marchent pas.

2. Les véritables causes de la diabésité

En tant qu'ancien médecin urgentiste, je sais qu'en ce qui concerne les maladies aiguës et les traumatismes, rien ne vaut le savoir et les outils de notre médecine conventionnelle. Cependant, quand on évoque les maladies chroniques et l'épidémie de diabésité, il est clair que nous sommes confrontés à un énorme problème. On se doute que notre approche actuelle en termes de prévention et de traitements ne marche pas, puisque chaque année des millions de nouveaux malades sont détectés. Traiter le diabète avec des médicaments ou de l'insuline revient un peu à éponger le sol à la serpillière alors que la baignoire déborde toujours. C'est exactement le traitement que recevait Jane, une patiente afro-américaine de 53 ans, cadre supérieur d'une grande entreprise, lorsqu'elle a pris rendez-vous avec moi.

➡ INVERSER LE DIABÈTE : UNE HISTOIRE DE PATIENT

Jane, femme intelligente et d'une efficacité redoutable, avait le temps et la possibilité de contrôler son diabète, hormis sur un aspect. Personne ne lui avait offert les outils ou la connaissance afin d'éviter l'insuline (la prochaine étape recommandée par son médecin), ou même d'inverser la tendance. De fait, lorsque les diabétiques commencent un traitement par injections d'insuline, ils prennent en général du poids, leur tension et leur cholestérol montent et leur dépression s'aggrave. Parce que trop d'insuline est précisément le problème, pas la solution. Certes, cela fera baisser le taux de glucose dans le sang, mais la véritable cause du diabète ne sera pas combattue.

Jane développa pas mal de problèmes, dont une hypertension, un taux bas de HDL cholestérol (le bon), un taux trop élevé de triglycérides, et une apnée du sommeil. Son diabète avait été diagnostiqué depuis 10 ans lorsque je l'ai rencontrée. Malgré des doses maximales de médicaments antidiabétiques comme la metformine et le glyburide, sa glycémie dépassait 3 g/l (la normale étant 0,9 g/l) et son hémoglobine A1c (qui permet de mesurer une concentration moyenne de sucre dans le sang sur une période de 6 à 8 semaines) plafonnait à 10,3 (l'idéal étant 5,5. Pour les diabétiques, supérieure à 6).

Elle s'appliquait vraiment à manger du mieux possible. Elle consommait des flocons d'avoine au petit déjeuner, du poulet avec salades variées au déjeuner et au dîner. Malheureusement, plus tard dans la soirée, son appétit devenait incontrôlable et d'irrésistibles envies de sucre, friandises, glace la prenaient. D'ailleurs, le plus souvent, elle rentrait du travail si épuisée qu'elle n'avait pas le goût de se préparer à manger et encore moins de faire un peu d'exercice. En réalité, son épuisement était tel qu'elle avait décidé de prendre sa retraite prématurément, tant ses difficultés à se concentrer et à s'acquitter de sa charge de travail l'handicapaient.

Ses médecins avaient prescrit un bêtabloquant pour l'hypertension et du Lipitor[1] pour son taux élevé de cholestérol (tous deux aggravant le diabète et la résistance à l'insuline). Bien sûr, Jane avait des facteurs de prédisposition : son père était mort à 55 ans d'un AVC (et souffrait sans doute de prédiabète) et sa mère et ses tantes avaient toutes un diabète de type 2.

Jane était obèse, pesant 85 kg pour 1,55 m, soit un IMC d'environ 34. Son hypertension était très importante, en dépit des médicaments qu'elle prenait.

Son foie présentait une stéatose non alcoolique due au diabète. Son cholestérol semblait normal grâce au Lipitor, avec un LDL (le « mauvais ») à 1 g/l, mais personne n'avait vérifié la chose la plus importante : la taille des particules de cholestérol. Les petites particules sont la conséquence de la résistance à l'insuline et elles sont très dangereuses. De plus, les statines ne les améliorent pas. Le nombre idéal est inférieur à 600 petites particules et Jane plafonnait à 1 320. Sa concentration de vitamine D était également très faible à 17 µg/l (la normale : 45 µg/l), ce qui contribue également à

---

1. Ou atorvastatine (Tahor).

la diabésité, puisque Jane travaillait dans un bureau, avait la peau noire et vivait dans le nord-est des États-Unis[1].
Mais ses mitochondries souffraient également. Ces organites sont la centrale énergétique de la cellule. Il s'agit d'un facteur crucial dans la résistance à l'insuline (voir chapitre 13), qui indique un besoin de coenzyme Q10, d'acide alphalipoïque (AAL) et de vitamines du groupe B, dont la biotine (vitamine B8). Ses concentrations de sels minéraux sanguins étaient abaissées, notamment pour le magnésium et le chrome, importants dans le contrôle de la glycémie. Jane présentait aussi un stress oxydatif, avec de hauts niveaux de peroxydes lipidiques, démontrant la présence de lipides oxydés dans le sang, le tout lié au diabète.

Notre première étape fut de parvenir à contrôler son appétit et à restaurer son énergie en lui apprenant à manger de vrais aliments, non transformés et sains, et de proscrire sucre et farine. Elle devait consommer des protéines à chaque repas (même au petit déjeuner) en plus d'une collation protéinée, elle aussi, le matin et dans l'après-midi, et ne plus rien manger 3 heures avant le coucher, le tout afin de refréner son appétit et ses envies compulsives. Jane transforma donc son alimentation en choisissant des aliments principalement bio comprenant des protéines plus saines (viandes maigres, poisson, œufs, et sachets de protéines), quelques barres très allégées en sucre, des noix, noisettes, noix de cajou et autres, des graines (tournesol et autres), des légumineuses, des fruits frais et, bien sûr, des légumes, sans oublier quelques céréales complètes. Alors qu'elle entreprenait ce voyage, l'envie la prit de passer au crible sa cuisine afin de la débarrasser de tous les aliments non conseillés qu'elle renfermait. Elle l'approvisionna ensuite en fonçant au rayon bio et en achetant pléthore de produits variés.

Jane admit que si elle avait suivi le programme à la lettre durant une semaine, elle avait ensuite triché. Ce faisant, elle remarqua que certains aliments provoquaient des symptômes. Ainsi, les laitages et les produits sucrés augmentaient sa sensation de fatigue au cours de l'après-midi. Elle décida donc de suivre scrupuleusement

1. La vitamine D est synthétisée sous l'influence du soleil.

le programme MSS et se sentit à nouveau très vite mieux. Surtout, vint un moment où elle songea qu'elle pouvait recommencer à faire un peu d'exercice. Je lui recommandai alors de pratiquer quelques exercices d'intervalle ou de résistance, ce qui contribua à inverser son diabète.

Nous corrigeâmes ses carences en vitamines du groupe B, en vitamine D, en magnésium et en chrome, en la supplémentant aussi en huile de poisson. Une supplémentation en coenzyme Q10 et en acide alphalipoïque permit d'augmenter son énergie, puisqu'elle favorise le « brûlage » des calories par la cellule. Nous ajoutâmes une super-fibre, dont le nom est PGX[1], à prendre avant chaque repas. Le PGX ralentit l'absorption des sucres et des graisses et donne la sensation d'être rassasié plus rapidement, réduisant la prise d'aliments. Au lieu de ses flocons d'avoine sucrés du petit déjeuner, elle opta pour un sachet de protéines. Toutes ces modifications ont prouvé leur efficacité en matière de contrôle de la glycémie et de résistance à l'insuline.

Jane prit des doses importantes de niacine (vitamine B3) afin d'augmenter la taille de ses particules de cholestérol et cessa son bêtabloquant et l'antidiabétique glyburide[2], qui fait augmenter l'insuline. Ce genre de médicament, baptisé hypoglycémiant oral, aggrave en réalité les choses au bout d'un moment en encourageant le pancréas à sécréter encore plus d'insuline. Aux États-Unis, la boîte porte même un carré noir pour signaler que le médicament augmente le risque d'infarctus du myocarde, c'est-à-dire précisément ce que l'on tente d'éviter en l'avalant afin de faire baisser la glycémie.

Quatre mois plus tard, l'énergie de Jane avait augmenté d'une manière spectaculaire. Sa glycémie avait plongé de 3 g/l à 0,9 g/l. Sa tension avait chuté de 16/10 à 12/7. Sa peau avait retrouvé son éclat et ses envies compulsives avaient complètement disparu. Elle

1. Le PGX est constitué de glucomannanes de konjac associés avec de l'extrait de mûre et des alginates.
2. Glibenclamide en France.

faisait de l'exercice chaque jour, avait perdu 9 kg et en avait fini avec l'apnée du sommeil.

Quelques mois de plus et 14 kg s'étaient envolés. Sa glycémie, son hémoglobine A1c, son foie, son cholestérol et sa vitamine D sanguine, tout était normal. Même ses petites particules denses de cholestérol n'avaient pas résisté à l'amélioration, devenant légères, grosses et bien joufflues, et passant de 1 320 à 615. Quant à ses mitochondries et à leur capacité à brûler des calories pour produire de l'énergie, elles fonctionnaient enfin parfaitement.

En résumé, d'une femme si malade qu'elle songeait à prendre une retraite anticipée, une nouvelle femme était née, bouillonnant de vie et de santé et « comme par magie, heureuse et aimant la vie ».

À la racine du problème

Jane n'avait pas besoin d'insuline. En revanche, la véritable connaissance et un programme lui faisaient défaut. En tant que médecins, nous sommes éduqués à proposer des médicaments ou même des actes chirurgicaux pour résoudre le diabète (et toutes les maladies), alors que les véritables causes sont un ensemble fait d'une alimentation de piètre qualité, de carences nutritionnelles, de déséquilibres hormonaux, d'allergènes, de microbes, de déséquilibres digestifs, de toxiques, de mauvaise énergie cellulaire et de stress. Nous pensons que traiter grâce aux médicaments les facteurs de risque que sont une glycémie élevée, une hypertension, trop de cholestérol fera l'affaire. Cependant, nous n'apprenons pas à identifier et à soigner les *véritables* causes de la maladie.

Les médecins (et leurs patients) ne posent jamais la question fondamentale : « Pourquoi votre taux de glucose sanguin, votre cholestérol et votre tension sont-ils trop élevés et pourquoi votre sang est-il si épais qu'il va former des caillots ? »

En vérité, le diabète et une glycémie trop élevée, une hypertension et trop de cholestérol ne sont que les symptômes résultant d'une mauvaise alimentation, de nos habitudes de vie et de toxiques environnementaux qui interagissent avec nos particularités génétiques individuelles.

Pourquoi baisser votre glycémie peut vous tuer

Des découvertes récentes devraient nous encourager à mettre en doute notre approche datée qui consiste à traiter le diabète en abaissant le glucose sanguin par des médicaments, voire de l'insuline. L'étude ACCORD, publiée dans le *New England Journal of Medicine* en 2008, comprenait 10 000 patients souffrant de diabète, qui devaient recevoir une thérapeutique classique ou intensive afin de faire baisser leur glycémie (réf. 1). Ces patients ont été suivis et leurs risques de développer un infarctus du myocarde, un AVC ou de mourir ont été évalués.

De façon étonnante, les patients dont on avait fait baisser le plus la glycémie ont eu le risque de décès le plus élevé. D'ailleurs, les National Institutes of Health[1] ont arrêté l'étude au bout de trois ans et demi tant il devenait évident que la thérapie agressive destinée à réduire la glycémie des patients observés engendrait plus de décès et d'infarctus du myocarde.

Comment cela se peut-il si, comme nous le croyons, une glycémie élevée est l'horrible secret derrière le diabète ? Pourquoi, dans ce cas, la faire *baisser* conduirait-il à des résultats pires encore ?

Cela vous surprendra sans doute, mais beaucoup des méthodes utilisées afin de faire baisser le taux de sucre dans le sang, par exemple les hypoglycémiants oraux ou l'insuline, empirent le problème en augmentant la concentration d'insuline. Contrairement à ce que pensent beaucoup de gens, le

---

1. Instituts nationaux des recherches de santé. Leur équivalent en France est l'Inserm (Institut national de la santé et de la recherche médicale).

diabète de type 2 et la diabésité sont des maladies de « trop d'insuline », non pas de « pas assez ». L'insuline est le véritable pilote des problèmes liés à la diabésité.

La résistance à l'insuline : la véritable cause de la diabésité

Lorsque votre alimentation est bourrée de calories vides avec une abondance de sucres rapides ou de calories sous forme de boissons (sodas, jus de fruit, boissons énergétisantes, etc.) [réf. 2] et de glucides raffinés (pain, pâtes, riz et pommes de terre), les cellules deviennent peu à peu résistantes, c'est-à-dire sourdes, aux effets de l'insuline. La sécrétion de cette hormone doit donc augmenter de sorte que le taux de sucre dans le sang reste équilibré. C'est ce que l'on nomme **la résistance à l'insuline**. Un taux élevé d'insuline est le signe avant-coureur des problèmes. Malheureusement, la plupart des médecins ne la font jamais doser. Plus ce taux d'insuline est élevé, plus grande est votre résistance à l'insuline. Au fur et à mesure que cet état s'aggrave, vous perdez votre masse musculaire, récupérant à la place de la graisse, votre niveau d'inflammation augmente et tout le système se détériore et vieillit à un rythme accéléré. En réalité, la résistance à l'insuline est le phénomène le plus important conduisant à un vieillissement rapide et prématuré, avec sa cohorte de maladies accompagnatrices dont les MCV, les AVC, la démence et le cancer (réf. 3 et 4).

Une forte concentration d'insuline indique au corps de s'entourer de graisse au niveau de la taille, le résultat étant la fameuse bouée. L'insuline, l'hormone du stockage de graisse, engendre aussi un surcroît d'inflammation et de stress oxydatif et la myriade des effets résultants, dont l'hypertension artérielle, l'hypercholestérolémie, pas assez de HDL, trop de triglycérides (réf. 5), une libido en berne, une baisse de la fertilité, l'épaississement du sang et un risque accru de cancer, de maladie d'Alzheimer et de dépression.

L'hypoglycémie (pas assez de sucre dans le sang) est souvent un des indices précurseurs de la résistance à l'insuline. Lorsque vous sautez des repas, consommez trop de glucides raffinés, les oscillations brutales de la concentration de glucose sanguin engendrent des crises d'anxiété, l'irritabilité, la fatigue et peuvent même provoquer des palpitations et des attaques de panique. Engouffrer un gros beignet ou une brioche avec ½ litre de soda va provoquer une augmentation importante de la concentration de glucose sanguin et donc de la sécrétion d'insuline. Il en résultera d'abord une bouffée d'énergie, puis un inévitable abattement lorsque la glycémie plongera. Peu à peu, les cellules vont devenir résistantes à l'insuline au point que la glycémie restera toujours trop élevée par rapport à la normale et que le pancréas ne parviendra plus à produire assez d'insuline pour lutter face à la concentration excessive de sucre dans le sang, surtout avec des cellules devenues sourdes. Le diabète est alors installé.

La diabésité, répétons-le, peut-être prévenue, traitée et même inversée. Mais de nouveaux médicaments encore plus performants ne sont pas la solution. La diabésité ne sera pas guérie par une pilule ou un acte chirurgical. Les médicaments aussi connus que l'Avandia[1] ne remplissent pas leurs promesses et souvent provoquent des effets secondaires dont on se passerait volontiers. En dix ans, aux États-Unis, la chirurgie gastrique de pontage est passée de 10 000 interventions annuelles à 200 000. Mais combien des 1,7 milliard de sujets obèses dans le monde peuvent se la permettre ? Et combien parmi ceux-là regagneront presque tout le poids qu'ils ont perdu ?

---

1. Retiré de la vente en France en novembre 2010.

Notre approche actuelle du problème – méthodes de diagnostic, traitements des patients – est toujours basée sur des idées du XIXe et du XXe siècle, quant aux origines de cette maladie, et néglige le réseau complexe de la biologie, mais également des aspects sociétaux, politiques et économiques à la base de l'épidémie moderne de maladies chroniques.

Les maladies chroniques sont la conséquence des déséquilibres de notre biologie, lesquels résultent d'interactions entre nos gènes et notre environnement au sens large. Nous devons, en premier lieu, nous concentrer sur les causes (alimentation de piètre qualité, stress, toxiques, microbes, allergènes) qui perturbent notre système. Nous devons comprendre et travailler de concert avec le réseau de nos systèmes biologiques déséquilibrés par l'environnement dans lequel nous vivons. En bref, il nous faut utiliser une carte radicalement nouvelle pour naviguer au travers des maladies chroniques. Cette carte se nomme **médecine fonctionnelle**. Il s'agit d'une médecine qui traite les causes, pas seulement les facteurs de risque ; qui traite le système biologique dans son intégralité, pas seulement les symptômes ; qui promeut la santé, pas seulement le règlement de la maladie, puisque la maladie se prend en charge toute seule. En effet, elle disparaît d'elle-même lorsque la santé est restaurée.

3. Les sept mythes de l'obésité et du diabète qui nous rendent malades

Nombre des idées que nous tenons pour véridiques au sujet de la maladie sont en réalité fausses ou constituent des contre-vérités. Cela est particulièrement le cas pour le diabète et l'obésité. Avant d'aller plus avant, ne serait-ce que dans la résolution des symptômes et des facteurs de risque, il nous faut examiner ces mythes pour nous en débarrasser.

Mythe 1 : le diabète est génétique

On nous a encouragés à croire que le diabète était génétique, que si des membres de notre famille l'avaient, nos « chances » statistiques d'en souffrir aussi augmentaient. Bref, le diabète était une sorte d'événement génétique aléatoire sur lequel nous n'avions pas de contrôle.

La vérité est bien différente.

Ainsi que je l'ai mentionné précédemment, entre 1983 et 2008, le nombre de diabétiques a été multiplié par 7, passant de 35 à 240 millions (chiffre qui, selon moi, relève d'une importante sous-estimation). Un accroissement de cette ampleur en si peu de temps ne peut pas résulter d'un trouble génétique. Le patrimoine génétique de l'homme se modifie de 0,2 % tous les 20 000 ans. En d'autres termes, une génération ne l'altère pas. En revanche, les gens ne savent pas toujours que notre environnement au sens large *affecte nos gènes*. Certes, notre code génétique ne sera pas touché. En revanche, la façon dont les gènes seront exprimés est très influencée par ce qui nous entoure. Or, notre environnement au sens large a plus changé ces cent dernières années que dans toute l'histoire de l'humanité.

En vérité, nous devons le diabète presque intégralement aux facteurs environnementaux et à nos habitudes de vie. Bien qu'il existe des facteurs de prédisposition, les gènes en question sont « allumés » (exprimés) dans certaines conditions d'alimentation de piètre qualité, de sédentarité, de stress ou d'exposition aux toxiques de l'environnement. Il en découle qu'une recherche du « gène du diabète de type 2 » ou du médicament miracle, voire d'une thérapie génique, ne nous mènera à rien. Les scientifiques qui ont scruté le génome humain à la recherche du gène du diabète et de l'obésité ont été déçus (réf. 1). Si comprendre nos gènes et nos prédispositions peut nous aider à personnaliser l'approche de notre métabolisme et de nos problèmes de poids, cela peut aussi dissimuler la véritable cible : les habitudes de vie et les composantes environnementales qui sous-tendent cette épidémie. **Ce que nous mangeons, l'exercice que nous faisons, la façon dont nous gérons notre état de stress, notre exposition aux toxiques environnementaux ou présents dans les aliments et la violence structurelle (« l'environnement obèsogène ») qui influent sur ces paramètres, voilà ce qui nourrit l'épidémie de diabésité.**

Cet ensemble d'expositions environnementales, alimentaires et d'habitudes de vie a été baptisé « exposome » (réf. 2). Cet exposome, qui modifie l'expression de nos gènes, pourrait se révéler plus important pour la santé ou pour l'émergence de la maladie que ce que contient réellement notre génome. Il devient de plus en plus évident que 90 % de nos risques de développer la maladie sont dus à des paramètres environnementaux au sens large, pas à nos gènes (réf. 3). Examiner tout ce qui « baigne » nos gènes depuis l'extérieur (air, eau, alimentation, médicaments, polluants organiques, métaux lourds, radiations, facteurs de stress physique ou psychologique) ou depuis l'intérieur (inflammation, production de radicaux libres, stress oxydatif, allergènes, infections et même flore intestinale) nous offre une vue des origines des dysfonctionnements et des traitements contre l'épidémie de maladies chroniques. Modifier cet exposome constitue le socle du programme MSS.

L'exposome influence directement nos gènes, déclenchant des modifications de leur fonction et de leur expression, dont la conséquence est l'état délabré de notre biologie, bref la diabésité. Notre patrimoine génétique en lui-même ne change pas, mais les bouts qui sont exprimés *diffèrent*. Cette notion est importante. Nous ne pouvons pas modifier nos gènes, mais tel n'est pas le cas de leur fonction et de leur expression. Notre expérience de vie – environnement intra-utérin, alimentation, toxiques, allergènes, microbes, stress divers, relations sociales, pensées, croyances – contrôle les gènes qui seront allumés ou éteints. Elle contrôle également la qualité et le type de protéines qui seront produites grâce à notre ADN, tout autant que leur devenir et la façon dont elles fonctionneront une fois produites.

De façon encore plus étonnante, si notre ADN est en quelque sorte marqué par un facteur environnemental, ces altérations peuvent se transmettre aux générations suivantes. La façon dont nos gènes sont allumés ou éteints par l'exposome s'appelle l'« épigénétique ». Cet épigénome devient transmissible. Ainsi, si votre grand-mère mangeait trop de sucreries, ou fumait, ou était contaminée par le mercure en raison d'une forte consommation de sushis, elle peut avoir « allumé » des gènes menant à la diabésité. Son épigénome, qui porte une caractéristique de risque accru d'émergence de la maladie, se transmettra de génération en génération.

Cela signifie que votre risque personnel est augmenté, mais il ne s'agit nullement d'une sentence de mort. Les gènes sont l'alphabet qui permet de synthétiser toutes les protéines, qui contrôlent toute la biologie et la physiologie. On peut avoir une prédisposition au diabète et à l'obésité sans pour autant être « prédestiné ». À chaque moment d'une vie, on a la possibilité de transformer l'expression de ses gènes et d'inverser la maladie en changeant les messages et les instructions qui parviennent à l'ADN. On peut donc éteindre les gènes que la grand-mère avait allumés deux générations plus tôt.

À ceux qui ne sont pas encore convaincus que le diabète n'est pas génétique, je raconterai l'histoire des Indiens pimas d'Arizona. Ils ont vécu durant des siècles dans un environnement désertique hostile et, au début des années 1900, ont été brutalement plongés dans la culture et l'alimentation occidentales. Ils survivaient auparavant d'un régime principalement végétarien – céréales complètes, courges, melons, légumineuses dont des haricots, piments –, agrémenté de ce qu'ils cueillaient ou pêchaient, dont l'acacia du Mexique, les glands, le cactus, les graines de chia[1], les herbes et du poisson. Leur régime était donc riche en glucides à faible index glycémique (IG), ce qui signifie que leurs organismes convertissaient lentement ces glucides en glucose, ne conduisant pas à un pic brutal de glycémie. En une génération, on a fait passer ces Pimas à une alimentation riche en sucre sucré, en sodas, en farine blanche, en graisses trans et en aliments transformés. J'appelle ce régime « la menace blanche » : sucre blanc, farine blanche et graisse blanche[2]. De minces et en forme, ne connaissant ni l'obésité, ni le diabète, ni les maladies cardio-vasculaires, les Pimas sont devenus la 2e population mondiale la plus obèse.

Quatre-vingts pour cent d'entre eux ont aujourd'hui du diabète dès 30 ans et, s'ils dépassent leur 46e anniversaire, ils

---

1. Plante originaire d'amérique latine dont les graines sont riches en oméga-3 et en fibres.

2. Matière grasse solide à température ambiante, utilisée dans les préparations alimen-taires. En général, le beurre n'est pas inclus dans cette catégorie..

ont eu de la chance. Dès 3 ou 4 ans, les Pimas développent un diabète de l'adulte et, à 20 ans, ils doivent subir un pontage cardiaque.

La diabésité chez les Pimas n'est pas le résultat d'une récente mutation génétique. Ils ont envoyé de nouveaux messages à leurs gènes adaptés jusque-là aux conditions du désert. **La nourriture n'est pas juste une affaire de calories. C'est de l'information**, et l'alimentation américaine, si riche en sucres rapides, a allumé les gènes de la diabésité chez les Pimas.

La différence se résume au fait qu'ils n'avaient pas vraiment le choix, contrairement à nous. Ce phénomène n'affecte pas seulement les populations pauvres ou des Indiens d'Amérique, mais nous tous. L'obésité nous enlève neuf ans de notre vie (réf. 4) et, chez les adolescents, elle engendre le même risque de mort prématurée qu'un tabagisme massif (réf. 5).

N'ayez aucun doute à ce sujet : la diabésité n'est pas génétique au sens strict du terme. Si, de fait, les gènes hérités des parents ou grands-parents augmentent le risque, cela ne signifie *en rien* qu'on l'aura un jour. Cette condition résulte *directement* de facteurs alimentaires, d'habitudes de vie et environnementaux qui allument les mauvais gènes. En d'autres termes, il convient d'accuser un exposome défavorable et pas de prétendus mauvais gènes. Vous pouvez éteindre ces gènes et le MSS vous indiquera de quelle manière procéder.

Mythe 2 : le diabète n'est pas réversible

On serine à nombre d'entre nous que le diabète n'est pas réversible et que nous sommes destinés à supporter notre déclin progressif, notamment les maladies cardiaques, les insuffisances rénales, la cécité, les amputations, les AVC et la démence. Nous croyons également qu'il est presque impossible de traiter l'obésité ou de conserver durablement le bénéfice d'une perte de poids. Nous pensons donc que notre unique option consiste à limiter les conséquences et à réduire les complications.

Une étude stupéfiante (réf. 7) a montré sans équivoque que, même les sujets souffrant d'un diabète de type 2 avancé, lorsque le pancréas est exténué par sa suractivité et que les cellules productrices d'insuline sont abîmées, peuvent se remettre. Leur diabète peut être inversé en une semaine grâce à un changement radical de leur alimentation (un régime basses calories essentiellement végétarien et à IG très bas). Dans cette étude, les glucides sanguins des patients se sont effondrés, le taux de triglycérides aussi et le pancréas s'est reconstitué (évalué par des techniques d'IRM très sophistiquées). Leurs médicaments ont été supprimés après une seule semaine, prouvant que le diabète n'est pas une maladie progressive et incurable. Et le régime fut plus efficace que le traitement médicamenteux. Alors, certes, cela demande des efforts d'inverser un diabète, mais votre organisme peut se guérir si on lui offre les bonnes conditions. Dans le MSS, je vous indiquerai comment.

Malheureusement, la plupart des médecins ne détectent pas le diabète à ses toutes premières phases. Ils demandent une glycémie à jeun, c'est-à-dire le taux de glucose dans le sang au minimum 8 heures après le dernier repas. Une étude récente a montré que toute personne présentant une glycémie à jeun supérieure à 0,87 g/l avait un risque accru de développer un diabète. Pourtant, la plupart des médecins ne s'inquiètent que lorsque cette concentration dépasse 1,1 g/l ou, pire, 1,26 g/l, le niveau qui signale le diabète. Cependant, il est déjà trop tard dans le processus pour diagnostiquer une résistance à l'insuline (ou insulinorésistance) ou un problème de glycémie. En effet, **la glycémie est le dernier paramètre qui augmente**. **L'insuline monte d'abord en flèche**. Alors qu'il s'agit du moyen le plus simple de détecter de façon précoce un dysfonctionnement, les médecins prescrivent rarement le test oral de tolérance au glucose, qui dure 2 heures[1]. Il mesure non seulement le glucose sanguin mais aussi l'insuline à jeun, puis 1 et 2 heures après l'ingestion d'une boisson à base de glucose, une façon bien plus efficace de détecter les problèmes avant l'émergence de la maladie. (Rendez-vous sur le site www.bloodsugarsolution.com, à la rubrique « How to Work with Your Doctor to Get What You Need », onglet « Tools and Resources », pour découvrir les tests adaptés à votre cas et leur interprétation.)

Je recommande des analyses à tous ceux dont la famille a une histoire de diabète de type 2, une graisse abdominale trop abondante ou des taux de cholestérol anormaux. Le petit test au début de l'ouvrage et celui plus détaillé sur la diabésité, présenté en partie III, peuvent vous aider à cerner vos risques et à agir très vite. N'attendez pas que votre glycémie soit trop élevée.

Si votre diabète de type 2 en est déjà à la phase ultime, lorsque le pancréas est abîmé, vous pourrez quand même constater des améliorations étonnantes en matière de santé et de vitalité si vous adoptez un plan d'action intégratif tel celui décrit dans cet ouvrage. Ne l'oubliez pas : on peut inverser le diabète (réf. 8).

Mythe 3 : le prédiabète n'a pas d'importance tant que le véritable diabète ne s'est pas installé

L'idée la plus importante de cet ouvrage est bien que le prédiabète n'est pas le « pré » de quoi que ce soit. Il s'agit d'une maladie mortelle en ce sens qu'elle traîne à sa suite nos plus implacables tueurs : les MCV, les AVC, le cancer, la démence et d'autres.

---

1. Il est souvent de 3 heures en France et on y cherche surtout la glycémie, pas néces-sairement l'insulinémie.

➡ UN INFARCTUS DU MYOCARDE N'EST LE « PRÉ » DE RIEN : UNE HISTOIRE DE PATIENT

John devait apprendre la vérité sur le prédiabète de manière brutale. Âgé de 49 ans, il était représentant de commerce et avait passé sa vie en déplacements professionnels. Un jour, après avoir engouffré des hot-dogs et hamburgers sur le pouce durant 10 ans, John ressentit une douleur affolante dans la poitrine et le bras gauche. De façon bien compréhensible, cet infarctus du myocarde l'alerta, tout comme l'angiogramme et la pose de deux stents pour maintenir ouvertes ses artères bouchées. Il prit rendez-vous avec moi afin de comprendre ce qui avait bien pu se passer, tant il était certain d'être en bonne santé quoiqu'un peu enveloppé. Il n'avait ni hypertension ni diabète, et son taux de cholestérol était normal, à 1,73. Il ignorait en revanche être atteint de prédiabète, ce que son médecin n'avait pas vu lors de son dernier bilan annuel.

Son régime alimentaire était très classique pour un Américain : fast-foods, hamburgers, frites, chips, sodas en plus des deux bières qu'il s'offrait quotidiennement. La seule verdure qu'il mangeait se limitait aux M&M's de couleur verte. Au cours des 10 années précédant son infarctus du myocarde, il avait en plus subi une relation très stressante et le décès de sa mère. Du coup, il avait pris 23 kg et son tour de taille était passé de 80 à 90 cm. Ses analyses révélaient une glycémie et un taux de cholestérol normaux, mais un taux très abaissé de bon cholestérol, le HDL, à 0,34 g/l (idéalement supérieur à 0,6 g/l). Il présentait aussi un « foie gras », conséquence de son régime tout préparé, très riche en sucres. Lors du test oral de tolérance au glucose (la meilleure façon d'apprécier le prédiabète et le diabète), nous constatâmes que le verre d'eau au glucose faisait exploser sa glycémie et son insulinémie, un signe très clair de prédiabète. Nous vérifiâmes également que ses particules de cholestérol étaient très petites et denses, les particules dangereuses, même avec son traitement de Lipitor. De plus, son sang était contaminé par de fortes concentrations de mercure. En effet, John vivait dans le golfe du Mexique et mangeait beaucoup de poisson. Curieusement, en dépit de cette consommation de poisson, ses concentrations d'oméga-3 (EPA et DHA) étaient basses ; or ces acides gras sont connus pour aider à la normalisation de la glycémie, améliorer la sensibilité des cellules à l'insuline et réduire les maladies cardiovasculaires.

Lorsque nous nous sommes rencontrés, il croulait sous les médicaments : un bêtabloquant (qui le fatiguait) et une dose astronomique de Lipitor à 80 mg (qui peut augmenter la résistance à l'insuline et le risque de diabète), soit huit fois la dose prescrite au début. Les statines, tel le Lipitor, abaissent aussi la coenzyme Q10, dont les cellules ont besoin pour brûler les calories et produire leur énergie. John prenait également un médicament contre la tension (inhibiteur de l'ACE) et deux autres destinés à fluidifier le sang (Plavix et aspirine). Il avait perdu quelques petits kilos après son infarctus du myocarde, mais avait encore un long chemin à parcourir.

Je lui fis adopter le MSS. Au cours de l'année qui suivit, il passa donc d'un régime fast-food-sodas, de l'ingestion de pilules et d'une silhouette de « ventre à bière » à celle d'un homme mince, en forme et en bonne santé. Il perdit 28 kg et gagna dix ans de longévité. Il entreprit de courir et sa santé ne fit que s'améliorer. Nous décidâmes qu'il prendrait un certain nombre de suppléments afin d'augmenter sa sensibilité à l'insuline, dont du chrome, de la biotine (vitamine B8), de l'acide alphalipoïque, de la vitamine D3, du PGX (une fibre spéciale qui abaisse la glycémie, l'insulinémie et le taux de cholestérol), ainsi que des huiles de poisson. Je lui prescrivis également de fortes doses de niacine (vitamine B3) afin de faire augmenter son bon cholestérol et de transformer ses petites particules denses en plus grosses et plus légères. Je corrigeais aussi sa carence en coenzyme Q10. Nous stimulâmes sa détoxification hépatique avec la N-acétylcystéine afin d'aider son organisme à se débarrasser de sa charge de mercure. Quant à la fluidification sanguine, nous optâmes pour des produits naturels.

Après un an, il avait abandonné tous les médicaments qu'il avait pris avant notre rencontre – plus de Lipitor, plus de fluidifiant, plus d'hypotenseur – et tous ses paramètres biologiques étaient plus satisfaisants qu'à cette époque révolue. Sa glycémie était tombée à 0,93 g/l, son cholestérol total de 1,73 g/l sous Lipitor à 1,37 sans. Son bon cholestérol était passé de 0,34 g/l à 0,58 g/l et ses particules étaient devenues légères et joufflues. Aucun traitement ne peut parvenir à des résultats aussi satisfaisants. Son foie gras n'était plus qu'un mauvais souvenir et, à 50 ans, il était bien plus en forme qu'auparavant.

L'infarctus du myocarde de John est dû au prédiabète. D'ailleurs, une étude montre qu'environ deux tiers des patients transportés aux urgences à la suite d'une telle crise souffraient d'un prédiabète ou d'un diabète non diagnostiqué (réf. 9). Une autre révèle que le risque d'infarctus du myocarde augmente avec la glycémie même pour ceux n'ayant pas de diabète (réf. 10). Avaler des statines ou des bêtabloquants, qui engendrent une résistance à l'insuline, n'aurait pu rectifier le prédiabète de John.

Beaucoup de gens sont convaincus que le prédiabète n'est pas dangereux, juste un signal d'alarme, tant qu'il ne s'est pas transformé en véritable diabète. Ils sont très loin de la vérité ! Il s'agit en fait de la première phase de la diabésité, avec toute la cohorte, ou presque, de risques associés au diabète. Le prédiabète peut vous tuer, avant même que vous soyez parvenu au niveau du diabète déclaré : infarctus du myocarde, AVC ou même cancers.

Le prédiabète peut même être à l'origine d'une prédémence, encore appelé handicap cognitif modéré, c'est-à-dire en fait une maladie d'Alzheimer à ses débuts (réf. 11). Des études récentes montrent que les diabétiques ont quatre fois plus de risques de développer une maladie d'Alzheimer. Les prédiabétiques, c'est-à-dire les patients souffrant d'un syndrome métabolique, voient leur risque de prédémence ou de handicap cognitif modéré considérablement amplifié. Les dommages cérébraux, les pertes de mémoire n'attendent pas nécessairement le diabète pour se manifester. Ils commencent par de fortes concentrations d'insuline dans le sang et la résistance à cette hormone. Le simple fait de se trouver en zone de prédiabète peut engendrer une prédémence.

D'ailleurs, la maladie d'Alzheimer est désormais rapprochée d'un diabète de type 3 (réf. 12). Des études récentes mettent en lumière le fait que, lorsque votre tour de taille augmente, la taille de votre cerveau diminue (réf. 13). Mais les capacités de ce cerveau s'abîment elles aussi. Grâce à une technique d'imagerie cérébrale, le Dr Daniel Amen et son équipe ont démontré que l'obésité est associée à une réduction de la circulation sanguine vers le cortex frontal (la zone du cerveau qui contrôle la prise de décisions – devrais-je manger cette viennoiserie immédiatement ou m'abstenir ?).

Comme si ce n'était pas assez grave, le prédiabète peut aboutir à des impuissances masculines et à l'infertilité chez les femmes (liés au syndrome des ovaires polykystiques).

Si votre médecin a évoqué un prédiabète ou un syndrome métabolique dans votre cas, ne pensez surtout pas que vous aurez *dans l'avenir* un risque accru de MCV ou de diabète. Les problèmes commencent en fait *dès maintenant* !

Mythe 4 : une fois que vous êtes traité à l'insuline, c'est irréversible

Le traitement à l'insuline du diabète de type 2 est une pente savonneuse. En effet, accroître la concentration d'insuline dans l'organisme mène souvent à une prise de poids supplémentaire, une augmentation de la tension artérielle et du cholestérol. Ne l'oubliez pas : l'insuline est l'hormone du stockage des graisses, qui attise l'appétit et l'inflammation. Certes, la glycémie est améliorée mais le risque de maladie cardiaque demeure. Pour ces raisons, la prescription d'insuline devrait rester le dernier recours contre le diabète de type 2. Toutefois, si vous devez vous y résoudre, veillez à ce que la dose distribuée soit la plus faible possible. Consommer une alimentation saine, à base de céréales complètes et de produits frais et non transformés, et faire de l'exercice maintiendra votre glycémie à un taux favorable et votre besoin d'insuline au plus bas.

La bonne nouvelle, c'est que des changements radicaux de votre style de vie et de votre alimentation peuvent inverser votre diabète et vous permettre de mettre un terme à votre traitement à l'insuline, sous la supervision de votre médecin (réf. 14). Nombre de mes patients et de patients de confrères ont arrêté ce traitement avec succès. En comprenant et en réglant *toutes* les causes sous-jacentes du diabète, il est possible de se débarrasser du traitement à l'insuline mais également du diabète de type 2 et de l'insulinorésistance.

De tels résultats ne sont pas si fréquents avec la médecine conventionnelle, parce que les conseils concernant le genre de régime à privilégier ou les modifications des habitudes de vie à mettre en place ne sont pas adéquats ni assez bien structurés pour engendrer une inversion du diabète. C'est en revanche possible avec la bonne approche thérapeutique, basée sur la médecine fonctionnelle, avec également un apport du groupe et de la communauté, avec l'apprentissage d'une façon de vivre nouvelle et durable (cuisiner, faire ses courses, faire du sport et pratiquer les techniques corps-esprit).

Mythe 5 : abaisser la glycémie grâce aux médicaments évite les décès et les infarctus chez les diabétiques

L'Avandia[1], le numéro 1 mondial des antidiabétiques, a contribué, au cours de ses 11 premières années d'utilisation, au décès de 47 000 personnes aux États-Unis, dus à des maladies cardiaques (ces données ont été dissimulées au gouvernement et au public pendant très longtemps). Nous devons tirer un trait sur le fantasme de la pilule magique qui résoudra tous nos problèmes.

1. Voir note 2, p.40.

De très importants essais conduits avec des médicaments ont tenté de démontrer que prendre pour cible les facteurs de risque tels que le cholestérol et la glycémie résultait en un abaissement du risque de MCV, de diabète ou de décès. En dépit des centaines de millions investis dans la recherche durant des décennies, les traitements agressifs des deux cibles les plus importantes – cholestérol et glycémie – ont systématiquement échoué à démontrer un bénéfice dans la prévention de la maladie (et bien qu'un traitement puisse vous aider si vous avez déjà eu un infarctus du myocarde).

De récents essais publiés dans le prestigieux *New England Journal of Medicine* (réf. 15-17) ont confirmé qu'en traitant les facteurs de risque avec des médicaments, non seulement nous risquions de ne pas protéger efficacement des infarctus du myocarde, diabète et décès prématurés, mais que, en plus, nous risquions d'ajouter au problème en ignorant les racines réelles de la maladie. Les pathologies chroniques ne sont pas dues à un manque de médicaments. Un cholestérol élevé ne résulte pas d'un manque de Lipitor, pas plus qu'une glycémie trop haute de celui d'Avandia. Isoler un facteur de risque, ou même les traiter tous séparément, est voué à l'échec tant que l'on ne prend pas en compte les déclencheurs initiaux de la maladie.

Bien sûr, tout le monde serait satisfait par l'idée d'avaler une pilule qui réglerait tous les problèmes. Des cardiologues en sont à se demander s'il ne faudrait pas offrir des statines à l'entrée des fast-foods. Prendre votre Lipitor en même temps que vous ingurgitez un cheeseburger-frites avec un soda est complètement à côté du problème. Ces aliments vous tuent et cela n'a pas grand-chose à voir avec votre cholestérol. Ils vous rendent résistants à l'insuline, en plus du fait qu'ils ne vous apportent pas les fibres, les minéraux, les vitamines et les antioxydants que vous trouveriez dans des aliments sains. Le pire, c'est que de nouvelles recherches prouvent que les statines ne marchent pas en préventif, alors même que 75 % des ordonnances ont pour objet de prévenir un infarctus du myocarde. Les statines fonctionnent en évitant un second infarctus, mais pas le premier. La Cochrane Collaboration[1] (réf. 19) a réalisé une analyse des recherches sur les statines utilisées en prévention des maladies cardiaques. Elle a examiné 14 études importantes, incluant 34 000 patients qui présentaient un risque faible d'infarctus du myocarde. Ces études n'ont mis en évidence aucun bénéfice, ou alors très faible. Si vous n'avez pas déjà souffert d'une crise cardiaque, ces médicaments ne vous aideront pas à éviter la première, en dépit de publicités fallacieuses ou des conseils erronés de votre médecin.

Outre l'analyse Cochrane, beaucoup d'autres études appuient cette conclusion et soulignent les effets indésirables de ces médicaments (réf. 20). Entre 10 et 15 % des patients traités rapportent des problèmes musculaires, des crampes, des faiblesses, des douleurs ; une intolérance à l'exercice physique (même en l'absence de douleur et sans augmentation de la CPK, une enzyme musculaire) ; un dysfonctionnement sexuel ; des dommages du foie et du système nerveux, etc. (réf. 22). Ces médicaments causent également du tort aux cellules, aux muscles et aux nerfs et provoquent des morts cellulaires en *l'absence* de symptômes (réf. 23).

Une étude publiée dans le *Journal of the American Medical Association* a passé au crible 5 essais cliniques importants impliquant 32 752 non-diabétiques suivis durant 4,9 ans. Au cours de cette période, 2 749 sujets (8,4 %) ont développé un diabète (réf. 24). Ceux à qui on avait prescrit les plus fortes doses de statines (qui sont de plus en plus prescrites par les médecins) se trouvaient être ceux qui avaient le plus fort risque de diabète ! Si tous les médecins appli-

1. Organisation internationale à but non lucratif tournée vers les problèmes de santé.

quaient les plus récentes recommandations de traitement du cholestérol et si tous leurs patients prenaient vraiment leur statine, il y aurait 3, 5 millions de diabétiques en plus aux États-Unis. Oups !

On ne peut pas accuser un manque de recherche mettant en question le bénéfice des statines. Malheureusement cette recherche ne bénéficie pas des milliards de dollars déversés pour le marketing et la publicité autour de ces médicaments.

Les diabétiques ne devraient-ils pas tenter de contrôler leur glycémie ? Bien sûr que si. À l'évidence, une glycémie élevée endommage les petits vaisseaux, ce qui peut conduire à une cécité, des dégâts rénaux et nerveux et à la cataracte. Et, répétons-le, les causes majeures de décès chez les diabétiques sont les MCV (maladies cardiovasculaires) et les AVC (accidents vasculaires cérébraux). Toutefois, on règle mieux ces conséquences en s'attaquant aux racines du mal qu'avec les médicaments.

En effet, ce sont les concentrations élevées d'insuline qui engendrent l'hypertension, un cholestérol anormal et l'inflammation, pas l'augmentation de la concentration de sucre dans le sang.

En faisant baisser votre glycémie sans vous attaquer aux causes sous-jacentes, vous éprouvez une fausse sensation de sécurité. Vous pensez que vous faites ce qu'il faut pour prévenir un infarctus du myocarde et un décès prématuré. Malheureusement, les faits vous donnent tort.

Tragiquement, la couverture santé dans la plupart des pays occidentaux ne prend en général pas en charge le bon traitement : une sorte de thérapie intensive pour un changement de mode de vie (mais je crois que cet aspect devrait évoluer sous peu). Il faut dire qu'il n'y a pas de profits à tirer d'une telle démarche pour les professionnels. Du coup, cela ne fait partie ni de leur formation médicale ni de leur pratique, alors que cela devrait constituer la base de notre système de santé. Mais les médecins l'ignorent parce qu'ils sont rémunérés pour prescrire des médicaments ou des actes chirurgicaux. Ils devraient être payés pour développer et encadrer des programmes de changements de vie durables vis-à-vis de leurs patients.

L'avenir des soins distribués doit consister à transformer les recommandations de mode de vie au sens large – ces recommandations visant à promouvoir une alimentation saine et l'exercice physique, ce que répètent la plupart des médecins à leurs patients – pour en faire des sortes d'ordonnances individuelles axées sur la prévention et le traitement des maladies chroniques.

Faire passer des messages de ce genre à des petits groupes est la façon la plus efficace de créer des changements de vie durables. Souvenons-nous-en : il est plus facile de retrouver sa santé ensemble. Les habitudes de vie, appliquées correctement, sont bien souvent la meilleure des médecines. C'est, en tout cas, la seule chose qui nous permettra d'inverser cette crise sanitaire mondiale.

Mythe 6 : la chirurgie cardiaque et l'angioplastie sont de bons traitements pour les diabétiques ayant des problèmes de cœur

Une publication du *New England Journal of Medicine* a démontré que la chirurgie ou l'angioplastie de diabétiques présentant des MCV n'étaient pas supérieures aux médicaments en termes de réduction des infarctus du myocarde et des décès prématurés et comportait plus de risques (réf. 25).

➡ COMMENT CERTAINS TRAITEMENTS OU INTERVENTIONS PEUVENT TUER : UNE HISTOIRE DE PATIENT

Le père de Dan était diabétique. Il reçut les meilleurs soins médicaux, chirurgicaux et pharmaceutiques possibles. Il n'en demeure pas moins qu'il souffrit longtemps de sa santé délabrée. Il atterrit aux urgences à la suite d'une douleur de poitrine et on lui fit un angiogramme. Là, on lui expliqua qu'il devait subir un pontage cardiaque, bien que la recherche ait démontré que ni cette procédure ni l'angioplastie ne réduisaient la mortalité des diabétiques. Ne pas traiter du tout est une chose. En revanche, traiter avec des outils dangereux, très coûteux et inefficaces n'est pas éthique.

Après le pontage, le père de Dan récupéra un SARM postopératoire[1] au niveau du sternum. Ce qui le conduisit pendant un mois dans une unité de soins intensifs, avant de subir une chirurgie réparatrice pour résoudre les dégâts occasionnés par le retrait du sternum contaminé par la bactérie. Survinrent ensuite de mini-AVC qui se terminèrent par une prédémence (réf. 26). Pour couronner le tout, le père de Dan dut ensuite rester inactif pendant plusieurs mois afin de se remettre. La chirurgie et les traitements qui suivirent, avec des anticoagulants, des anticholestérol et des antihypertension, n'améliorèrent donc ni sa qualité de vie ni sa santé. Il déclina très vite physiquement et mentalement et mourut d'un AVC.

On ne proposa pas au père de Dan le traitement qui n'aurait coûté que 2 % des 400 000 dollars de soins qu'il reçut. Ce traitement aurait pourtant sans doute généré une amélioration certaine de sa qualité de vie en inversant les causes sous-jacentes de son diabète et de sa pathologie cardiaque. Si on lui avait donné le choix entre ce qu'on lui conseilla et un programme individuel ou collectif pour un changement d'habitudes de vie durables, basé sur les principes du MSS, et s'il avait opté pour ce dernier, peut-être serait-il toujours en vie et la dette nationale américaine aurait économisé

1. Staphylococcus aureus résistant à la méticilline.

400 000 dollars. Avoir accès à des programmes ayant fait la preuve de leur efficacité pour l'individu, mais également pour notre système de santé, devrait être un droit.

Mythe 7 : une perte de poids est nécessaire pour inverser le diabète

Lors de la convention de l'American Diabetes Association[1] qui se tenait à New York, tous les débats et les conférences ne tournaient qu'autour de cela : la dérivation gastrique, un *traitement* révolutionnaire contre le diabète. J'ai pourtant vu pas mal de patients qui avaient repris tout le poids qu'ils avaient perdu, et même davantage, après une telle intervention. Ainsi, mon patient Alan était en surpoids depuis l'âge de 6 ans. Jamais il n'avait passé une journée sans éprouver une faim d'ogre. À 40 ans, il opta donc pour une dérivation gastrique et passa de 203 à 113 kg… pour reprendre ensuite 45 kg. À 60 ans, Alan en avait plus qu'assez, d'autant qu'il avait dû subir toutes les complications associées à ce genre d'intervention.

La dérivation gastrique est présentée comme la solution à l'obésité. De fait, le nombre d'interventions a été multiplié par 10 en 10 ans, plafonnant aujourd'hui à 230 000 par an aux États-Unis, à 30 000 dollars « la pièce ». Si cette stratégie marche pour certains, ce n'est clairement pas la solution à notre épidémie de diabésité. Ça ne marche pas toujours et peut occasionner des complications, dont des vomissements et des carences nutritionnelles.

Réduire la taille d'un estomac à celle d'une noix grâce à la chirurgie est une façon de combattre l'obésité et peut sauver la vie de certains. Toutefois, cela ne règle pas les causes sous-jacentes. Beaucoup récupéreront leurs kilos perdus parce qu'ils n'ont pas changé leur relation à leur corps ou à l'alimentation.

---

1. Association américaine contre le diabète.

Certes, la perte de poids est une condition cruciale pour retrouver une santé optimale. Cependant, certains de nos patients ayant eu recours à une dérivation gastrique nous apprennent que même un changement radical de régime sur une courte période se traduit par des modifications très spectaculaires de métabolisme. Tous les paramètres dont nous étions convaincus qu'ils avaient un lien avec l'obésité – comme une glycémie élevée, une hypercholestérolémie, une hypertension, l'inflammation et l'épaississement du sang, peuvent être considérablement réduits même sans perte de poids, en raison des effets très rapides d'un changement alimentaire qui contrôle l'allumage ou l'« éteignage » des gènes (réf. 27). Ce langage de nos aliments à nos gènes s'appelle la *nutrigénomique*. La perte de poids est, certes, importante. Toutefois, la qualité des aliments que nous ingérons est *encore plus importante*. Les aliments sont une information qui modifie rapidement le métabolisme et les gènes.

Mais l'inverse est également vrai. Ainsi, un article paru dans le *New England Journal of Medicine* relatait le cas d'une femme à qui on avait enlevé 20 kg de graisse abdominale par liposuccion (réf. 28). Aucune amélioration de ses marqueurs métaboliques n'avait été enregistrée : ni concernant sa glycémie, ni son cholestérol, ni sa tension artérielle, ni son état d'inflammation. Ayant perdu 20 kg, elle était toujours aussi malade !

Le vrai message que nous devons retenir est simple : c'est la qualité des aliments dont nous nourrissons notre organisme qui pilote l'expression de nos gènes, notre métabolisme, donc notre santé. On est bien loin d'un simple problème de poids ou de rapport entre calories ingérées et calories brûlées. Manger des aliments non transformés, sains, frais, capables de modifier positivement nos gènes, que nous cuisinons nous-mêmes, peut changer très vite notre biologie. Ils rééquilibreront notre système, et nous perdrons du poids sans pour autant nous affamer. Le MSS est au fond une dérivation gastrique, sans les inconforts d'une chirurgie, les vomissements et la malnutrition.

4. L'addiction à la nourriture : reprogrammez la chimie de votre cerveau

Mais qu'est-il donc arrivé à notre ancienne volonté ? Tout le monde sait que l'épidémie d'obésité est un problème de responsabilité personnelle. Les gens devraient quand même avoir un peu plus de maîtrise sur eux-mêmes ! Ils devraient ne pas sur-manger et réduire leurs apports de sodas sucrés et d'aliments transformés. Il n'existe pas de bons ni de mauvais aliments, tout est dans la mesure. Non, mais c'est vrai, des fois !

Cela semble tenir debout en théorie… à cela près que…

De nouvelles découvertes scientifiques prouvent que les aliments transformés, chargés de sucres, de graisses et de sel – bref, ceux produits industriellement et non pas ceux qui poussent dans la terre (en référence au livre de Michael Pollan, *Nutrition, mensonge et propagande*) – sont addictifs biologiquement.

Vous souvenez-vous de ce slogan publicitaire pour des chips : « Je parie que vous ne pourrez plus vous arrêter » ? Je parie que vous ne pouvez pas imaginer une pub identique pour vanter les brocolis ou les pommes. Personne ne mangera jamais compulsivement ces aliments. En revanche, il n'est pas ahurissant d'engloutir une montagne de chips, un plein paquet de gâteaux secs ou un demi-litre de glace lors d'une pulsion inconsciente dictée par notre cerveau reptilien. Les brocolis n'engendreront jamais d'addiction contrairement aux chips, cookies, glaces et sodas qui peuvent devenir des drogues.

Dans les années 1990, la première dame des États-Unis, Nancy Reagan, a porté la bannière du « Dites simplement non ! » dans la lutte contre la drogue. Malheureusement, ça n'a pas vraiment marché, et ça ne marchera pas non plus vis-à-vis de notre addiction à la nourriture industrielle. Des mécanismes biologiques spécifiques expliquent les comportements de dépendance. Personne ne décide un jour de devenir accro à l'héroïne, à la cocaïne ou à l'alcool. Personne ne décide non plus d'être accro à certains aliments. Ces comportements sont le fruit des centres primitifs neurochimiques de récompense du cerveau, qui passent outre la fameuse volonté et qui, dans le cas des addictions alimentaires, submergent et écrasent les signaux biologiques contrôlant la faim.

Pourquoi les obèses éprouvent-ils tant de difficultés à perdre du poids malgré les stigmates sociaux, malgré les conséquences sur leur santé – tels le diabète, l'hypertension, les MCV, l'arthrose et même le cancer – et malgré leur réelle envie de maigrir ? Certainement pas parce qu'ils *veulent* être gros !

Dans la plupart des cas, c'est parce que certains aliments – les aliments transformés, produits avec du sucre, de la graisse, du sel, suivant des recettes industrielles souvent tenues secrètes – sont addictifs. Nous sommes biologiquement programmés pour les adorer et en manger le plus possible.

Êtes-vous accro ?

Certains d'entre nous sont peut-être plus prédisposés génétiquement à l'addiction alimentaire (ou à celles de l'héroïne ou de l'alcool). Toutefois, si vous étudiez votre comportement alimentaire – et plus précisément votre relation au sucre –, vous découvrirez sans doute qu'il peut expliquer en grande partie pourquoi vous ne parvenez pas à maîtriser votre diabésité. À l'aide du questionnaire page 71, développé par le

Yale's Rudd Center For Food Policy and Obesity[1], déterminez si vous souffrez d'une addiction alimentaire.

Si vous obtenez un résultat de 3 ou plus ou si vous répondez par l'affirmative à 3 questions, vous pouvez souffrir d'une addiction alimentaire.

Si l'on se fie à ces critères psychologiques et aux nouvelles avancées en neurobiologie, beaucoup d'entre nous, et la plupart des enfants obèses, sont accros aux aliments industriels (réf. 2).

Passons en revue quelques-unes de ces découvertes scientifiques qui confirment que l'aliment peut devenir une sorte de drogue :

1. èLe sucre stimule les centres du cerveau de la récompense et du plaisir par l'intermédiaire de la dopamine, un neurotransmetteur, exactement de la même façon que les « vraies » drogues (réf. 3).
2. L'imagerie du cerveau (tomographie par émission de positons ou TEP-scanner) montre que les aliments riches en sucre et en graisse fonctionnent de la même façon que l'héroïne, l'opium ou la morphine sur le cerveau (réf. 4).
3. L'imagerie du cerveau montre que les sujets obèses ou les personnes dépendantes aux drogues ont moins de récepteurs de la dopamine, ce qui les pousse à des envies compulsives pour des substances augmentant leur dopamine. Cette particularité est en partie génétique.
4. Les aliments riches en graisse ou les sucreries stimulent la libération de nos propres opioïdes (des substances similaires à la morphine) dans le cerveau.
5. Les médicaments utilisés pour bloquer les récepteurs cérébraux de l'héroïne ou de la morphine (naltréxone)

1. Centre Rudd de Yale pour la politique nutritionnelle et sur l'obésité.

diminuent également la consommation ou l'envie d'aliments sucrés et riches en graisse, que ce soit chez des sujets de poids normal ou des obèses mangeant de façon excessive.

6. Les humains (et les rats) développent une tolérance au sucre : les doses consommées pour parvenir à la satisfaction doivent alors augmenter. Un phénomène identique est observé avec l'héroïne et l'alcool.
7. Les obèses persistent à avaler de grosses quantités d'aliments malsains en dépit de conséquences sociales et personnelles très négatives, comme les toxicomanes ou les alcooliques.
8. Les humains, tout comme les animaux, ressentent le « manque » lorsqu'on leur supprime brutalement le sucre, de la même manière que les toxicomanes en cure de désintoxication.
9. À l'instar des autres drogues, après une première phase de grande satisfaction à l'ingestion, le but du consommateur n'est pas de se « défoncer » mais de se sentir normal.

Vous souvenez-vous du film *Super Size Me*, où Morgan Spurlock prenait trois repas par jour au McDonald's ? Ce qui m'a frappé dans ce film n'était pas tant qu'il s'enveloppe de 11 kg supplémentaires, ni que son cholestérol augmente, ni même qu'il se retrouve avec un foie gras. Non, ce qui m'a interpellé est qu'il brossait ce portrait de la nourriture. Au tout début, après avoir engouffré un menu géant, il avait vomi, comme n'importe quel ado qui boit trop lors de sa première sortie. À la fin, il ne se sentait bien qu'en s'empiffrant de toute cette *junk-food*[1]. Le reste du temps, il se

---

1. Littéralement : « bouffe, cochonnerie ». Cette expression est utilisée pour désigner des aliments riches en calories et pauvres en éléments nutritifs.

sentait déprimé, épuisé, anxieux, irritable, sa libido était en berne, comme un toxicomane ou un fumeur en manque de drogue. En d'autres termes, l'alimentation était devenue une addiction.

Le problème de cette addiction est aggravé par le fait que les industriels refusent de rendre publiques les informations sur la façon dont ils mélangent les ingrédients afin d'augmenter leur consommation, en dépit des requêtes de scientifiques. Dans son ouvrage *The End of Overeating*[1], David Kessler, médecin et ancien directeur de la Food and Drug Administration (FDA[2]), décrit cette « science » qui permet de transformer la nourriture en drogue grâce à la création d'aliments particulièrement palatables qui mènent à une addiction neurochimique.

---

1. Littéralement : « En finir avec la sur-bouffe »

2. Agence fédérale américaine de l'alimentation et des médicaments. Elle autorise, entre autres, la mise sur le marché américain des médicaments.

Questionnaire

Entourez le chiffre qui traduit le mieux votre comportement. 0 = jamais, 1 = 1 fois par mois, 2 = 2 à 4 fois par mois, 3 = 2 à 3 fois par semaine, 4 = tout le temps.

1. Je finis par manger certains aliments en quantité plus importante que ce que j'avais prévu.	0 1 2 3 4
2. il m'arrive de continuer à manger certaines choses alors que je n'ai plus faim.	0 1 2 3 4
3. ne plus consommer certains aliments ou réduire leur quantité me préoccupe.	0 1 2 3 4
4. il m'arrive de faire un détour pour me procurer certains aliments. Je pourrais sortir pour les acheter alors qu'autre chose est à ma disposition chez moi.	0 1 2 3 4
5. Pour certains aliments que je consommais très souvent ou en grandes quantités, il m'est arrivé de manger au lieu de travailler, ou de passer du temps avec ma famille ou mes amis, ou de m'occuper à d'autres activités importantes ou à des loisirs qui me plaisent.	0 1 2 3 4
6. J'ai éprouvé des symptômes de manque tels que l'agitation ou l'anxiété ou des symptômes physiques lorsque j'ai réduit ou cessé de manger certains aliments (sans prendre en compte des aliments contenant de la caféine comme certains sodas, le café, le thé ou les boissons énergétisantes, etc.)	0 1 2 3 4
7. Il m'est arrivé de manger certains aliments comme remède à l'angoisse, la nervosité ou autres symptômes physiques que je ressentais (sans prendre en compte des aliments contenant de la caféine comme certains sodas, le café, le thé ou les boissons énergétisantes, etc.)	0 1 2 3 4
8. Mon comportement vis-à-vis des aliments ou de ma façon de manger me perturbe.	0 1 2 3 4

9. J'éprouve des difficultés réelles à fonctionner socialement (activités quotidiennes, travail/école, vie familiale, problèmes de santé) à cause de ma façon de manger et de mes aliments.	0 1 2 3 4
AU COURS DES 12 DERNIERS MOIS	
10. Ma façon de manger a provoqué de réels problèmes psychologiques, telles la dépression, l'anxiété, l'auto-détestation ou la culpabilité.	0 1
11. Ma façon de manger a provoqué de réels problèmes physiques ou aggravé un problème déjà existant.	0 1
12. progressivement, je me suis rendu compte qu'il fallait que je mange de plus en plus pour parvenir à la sensation que je recherchais, comme une réduction d'un état d'anxiété ou une sensation de plaisir.	0 1
13. J'ai essayé de réduire ou de supprimer certains aliments.	0 1
TOTAL	

Le cas particulier des calories liquides

Les calories des boissons sucrées sont les plus addictives, parmi tous nos « aliments ». Il s'agit d'une catégorie alimentaire à part. Outre le fait qu'elles représentent notre plus grande part de sucres ajoutés, les boissons sucrées actionnent le diabète et l'obésité comme aucun autre aliment solide (pas même la *junk-food*) [réf. 5]. De plus, pas mal de ces boissons renferment une concentration importante de caféine, ce qui participe à leur effet addictif.

Mais pourquoi les boissons sucrées sont-elles si mauvaises pour nous ? Voici quelques bons arguments.

1. Lorsque vous ingérez les calories des boissons sucrées, vous ne réduisez pas pour autant les « calories solides » pour compenser cet apport. Non seulement vous consom-

mez des calories vides, mais elles deviennent un supplément que vous ne mangeriez pas sans elles.

2. Entre 1977 et 2002, la consommation de calories par le biais de boissons sucrées a doublé et il s'agit de la source principale de calories sucrées ajoutées à notre régime.
3. Dans le même temps, le nombre d'enfants obèses de 2 à 11 ans a doublé. Il a triplé chez les adolescents de 12 à 19 ans (réf. 7).
4. Plus de 90 % des enfants et adolescents américains boivent quotidiennement des sodas. Les calories liquides représentent 10 à 15 % de l'apport calorique journalier de l'adolescent type.
5. 175 kcal par jour : c'est l'apport que représentent en moyenne les boissons sucrées. Puisque ces calories viennent en plus des calories d'aliments solides, cela représente 8 kg gagnés par an.
6. Chaque canette de soda bue par les enfants quotidiennement augmente de 60 % leur risque d'être en surpoids (réf. 8). Ces boissons sont la source la plus importante de sucres ajoutés au régime des enfants. Des chercheurs du Harvard Children's Hospital ont montré grâce à un essai randomisé que si l'on offrait des « alternatives-boisson » faciles d'accès, les enfants réduiraient d'eux-mêmes leur consommation de boissons sucrées de 82 % ce qui s'accompagnerait d'une perte de poids substantielle (réf. 9).
7. Dans la fameuse étude Nurses' Health Study qui incluait 91 249 femmes, celles qui prenaient une boisson sucrée par jour ont eu 82 % de risque en plus de développer un diabète sur les quatre années de surveillance. Celles qui optaient pour le punch aux fruits[1] doublaient le risque (réf. 10).

1. Boisson très consommée aux États-Unis, le plus souvent fabriquée avec des concentrés de jus de fruit et incluant du sucre, dont souvent des sirops de fructose.

8. D'autres études ont également lié la prise de ces boissons sucrées avec le prédiabète, le diabète (notamment chez les Afro-Américains) [réf. 11], et avec la maladie cardiaque (réf. 12).

9. Une synthèse passant en revue 30 études, publiée dans l'*American Journal of Clinical Nutrition*, a nettement mis en évidence que la consommation de boissons sucrées se soldait par une prise de poids (réf. 13).

C'est clair : lorsque vous buvez vos calories, vous ne vous sentez pas rassasié et, au bout du compte, vous mangez davantage. Une importante étude des scientifiques d'Harvard, financée par les Centers for Disease Control[1] et la fondation Robert Wood Johnson, a démontré que, si les gens buvaient de l'eau à la place de sodas, ils consommeraient 225 kcal de moins par jour (approximativement équivalent à une boisson) [réf. 14]. En un an, cela représente une économie de 82 123 kcal, soit une perte de poids d'environ 11 kg, juste en passant aux boissons non sucrées.

Mais que pouvons-nous boire ? De l'eau. De l'eau du robinet. Filtrez-la, rafraîchissez-la, pressez un demi-citron dedans et savourez ! On nous a bourré le crâne au point que nous pensons que nous ne pouvons pas boire « juste de l'eau ». Pourtant, nous sommes principalement faits d'eau et elle nous aide à perdre du poids. D'ailleurs, des recherches ont prouvé que boire un grand verre d'eau avant chaque repas augmente la perte de poids d'environ 44 %.

Les preuves que les boissons sucrées nous sont nuisibles ne manquent pas. Cependant, même si ce n'était pas le cas, ne serait-ce pas à leurs fabricants de prouver qu'elles n'ont pas d'effet indésirable plutôt qu'à des chercheurs en manque de crédits de démontrer l'inverse ?

---

1. Centres pour le contrôle des maladies.

Certes, des études mettent en évidence qu'il y aurait peu ou pas de lien entre consommation de boissons sucrées et prise de poids (réf. 16). Cependant, nombre de ces travaux ont été financés par l'agroalimentaire, dont l'American Beverage Association (autrefois dénommée American Soft Drink Association[1]). De fait, une analyse des 206 études scientifiques met en lumière que lorsqu'une de ces études était financée par l'industrie agroalimentaire, la probabilité qu'elle lui soit favorable pouvait être jusqu'à 8 fois supérieure (réf. 17) !

Ce que l'on sait beaucoup moins, c'est que des titans de l'agroalimentaire se sont réunis afin de créer le Center for Consumer Freedom[2] (réf. 18). Ce centre a lancé une campagne dans les médias qui affirmait que l'épidémie d'obésité était une rumeur infondée. Ils nous disent : « Ne croyez pas ce que vous voyez, croyez-nous plutôt. » Pour des « raisons de confidentialité », leur site Internet ne dit pas un mot sur les contributeurs financiers. Des enquêteurs ont découvert que Coca-Cola, PepsiCo, Kellogg's, Kraft et d'autres sont derrière mais souhaitent conserver l'anonymat parce que – du moins est-ce ce qu'affirme le site – ils sont effrayés par les fascistes de l'alimentation - ces mangeurs de légumes, ces milices de défenseurs du bio. Oh là là !

---

1. Association américaine des sodas.

2. Centre pour la liberté des consommateurs..

➽ Les sodas light : bénéfiques ou nuisibles ?

Si vous étiez en train de vous dire que les sodas light étaient la solution, réfléchissez à nouveau. Depuis 1960, leur consommation a augmenté de 400 %. Qu'ils causent ou non le cancer, des preuves s'accumulent pour dire qu'ils mèneraient à une prise de poids plutôt que le contraire. Ceux qui consomment régulièrement des sodas light ont un risque de prise de poids 200 % supérieur, un risque de prédiabète ou de syndrome métabolique augmenté de 36 % et un risque de diabète accru de 67 %. Une étude portant sur 200 personnes a révélé que ceux qui buvaient 2 canettes de sodas light par jour gagnaient cinq fois plus de tour de taille que ceux ne buvant pas du tout de sodas.

À l'évidence, difficile de jouer au plus malin avec mère Nature ! Ruser avec son cerveau, en lui faisant croire que vous consommez des aliments sucrés, peut jouer de vilains tours à votre métabolisme. Les édulcorants artificiels perturbent les signaux hormonaux et neurologiques habituels qui contrôlent la faim et la satiété. Une étude poursuivie sur des rats nourris avec un régime comprenant des édulcorants artificiels a montré que le métabolisme des rongeurs ralentissait et qu'ils étaient poussés à manger davantage, donc plus de calories. Ils prenaient plus de poids que leurs petits copains nourris avec le même aliment sucré, cette fois, au vrai sucre (réf. 19).

Une autre étude, alarmante, décrit que des rats, même ceux programmés pour être accros à la cocaïne, et à qui on présentait cocaïne et édulcorant artificiel ont toujours choisi… le dernier. L'auteur de ce travail écrit : « La préférence absolue pour le goût sucré pourrait conduire à une modification dans la hiérarchie des stimuli potentiellement capables de créer une dépendance, où les régimes sucrés […] auraient la préséance sur la cocaïne et peut-être d'autres drogues » (réf. 20).

Le recours aux édulcorants artificiels, tout comme la « bouffe-porno », cette expérience sexy du sucre, du gras et du sel qui se mélangent dans votre bouche, modifie les préférences alimentaires. Alors que vous appréciez les fruits, légumes et les aliments complets, vous commencez à ne rechercher que les « trucs sexy » (réf. 21).

Mon conseil est de renoncer aux stévia, aspartame, sucralose, sucres-alcools (comme le xylitol ou le maltitol) et autres édulcorants, si libéralement commercialisés. Sauf si vous souhaitez ralentir votre métabolisme, prendre du poids et devenir accro…

Par l'intermédiaire du Supplemental Nutrition Assistance Program (SNAP)[1], le département de l'Agriculture des États-Unis dépense 4 milliards de dollars par an en sodas à destination des gens ayant de très faibles revenus. Cette somme représente 30 millions de canettes par jour, soit 10 milliards par an de boissons à base de sucres tirés du maïs. Le gouvernement (l'argent des contribuables) paie donc aujourd'hui, comme il paiera plus tard des coûts de santé qui enflent à vue d'œil en ce qui concerne l'obésité et toutes les maladies associées au diabète. Il refuse de réviser sa politique au prétexte qu'il serait discriminatoire d'empêcher des gens de boire des sodas. Discriminatoire pour qui ? Les démunis ou l'agriculture et l'agroalimentaire ?

La « taxe soda »

Thomas Frieden, directeur du Centers for Disease Control, et Kelly Brownell, de l'université de Yale, ont cosigné une publication parue dans le *New England Journal of Medicine* en

1. Plus connu sous le nom de Food Stamps Program (Programme de bons alimentaires), il permet aux personnes à très faibles revenus d'acheter de la nourriture.

faveur d'une taxe sur les boissons sucrées, connue aujourd'hui sous le nom de « taxe soda ».

L'augmentation des taxes sur le tabac a réduit le tabagisme et on estime qu'une taxe soda pourrait faire chuter la consommation de ces boissons de 23 % par an. Les économies à dix ans sur les dépenses de santé pourraient atteindre 50 milliards de dollars. En tout, les revenus supplémentaires pour les États américains à court d'argent représenteraient 150 milliards de dollars par an. Certes, cette taxe soda n'éradiquerait pas l'obésité, mais les calories liquides deviennent une cible claire d'intervention sur la santé de la population. Ainsi pourrions-nous dégager de l'argent pour la prévention de l'obésité et les programmes de traitement tout en réduisant la consommation de sodas. Ces fonds pourraient être destinés à des programmes de groupe qui s'attaqueraient à l'obésité des adultes et des enfants, notamment chez les plus défavorisés.

Une telle démarche ne coûterait rien. En revanche, elle aurait un impact immédiat. Elle pourrait « super-sizer » les efforts de Michelle Obama, qui ne dispose que de 400 millions de dollars pour combattre l'obésité chez les enfants.

L'American Beverage Association, menée par Coca-Cola et Pepsi, a dépensé, en 2000, 1 million de dollars en lobbying pour combattre cette idée. En 2009, elle a déboursé 20 millions de dollars… Si ces groupes ne croyaient pas qu'une telle taxe pouvait affecter la consommation, ils ne batailleraient pas contre. Leurs propres études montrent que si le prix du Coca augmentait de 12 %, les ventes chuteraient de 14,6 %.

Nous *pouvons* modifier les conditions qui encouragent et promeuvent la diabésité et développent une attitude de dépendance. Il s'agit simplement d'un problème de volonté du public et du politique. Dans le cas contraire, nous serons confrontés à une épidémie d'obésité et de maladies, aux États-Unis, mais également partout sur la planète.

Si nous les poussons, Big Farming[1] produira des aliments sains afin de nous nourrir et Big Food trouvera des moyens innovants de satisfaire ses consommateurs en leur offrant des aliments sains, économiques, pratiques, et délicieux. Néanmoins, ces industries ne changeront *pas* d'elles-mêmes. Et si les produits qu'elles vendent créent des dépendances et qu'on en permet un accès illimité à nos enfants, quelles sont alors les implications ?

1. Les expressions « Big Farming », « Big Food » et « Big Pharma » sont utilisés pour désigner les grands groupes ou les intérêts financiers dans les domaines de l'agriculture et de l'agroalimentaire ou dans les laboratoires pharmaceutiques.

5. Comment les intérêts de Big Food, Big Farming et Big Pharma nous tuent

Quelle est la force majeure derrière toute cette alimentation peu chère, de piètre qualité, qui n'est pas grand-chose d'autre qu'une combinaison de graisse, de sucres et de sel et qui, ainsi que nous l'avons vu dans le chapitre précédent, a prouvé qu'elle était aussi addictive qu'une drogue ?

Cette *junk-food* rendue peu onéreuse grâce aux subventions gouvernementales, dont le Farm Bill[1] en 2010, est entourée d'un marketing poids lourd (30 milliards de dollars par an environ). Elle est produite par d'énormes groupes agroalimentaires comme Altria (anciennement Philip Morris-Kraft), ConAgra, Cargill, Tyson, Sara Lee, Unilever, General Mills, Kellogg's, Coca-Cola, et PepsiCo. Les subventions gouvernementales expliquent pourquoi un Twinkie[2] dans lequel entrent 39 ingrédients coûte moins cher qu'une tête de brocoli, malgré un marketing costaud.

Ces aliments transformés sont consommés sur une grande échelle par notre population qui enfle, avec pour conséquence une obésité qui affecte aujourd'hui presque 3 Américains sur 4. Plus ils mangent, plus ils deviennent gros. Plus ils grossissent, plus ils sont atteints de MCV, de diabète, de cancers, sans compter une myriade d'autres maladies chroniques. Plus la population est malade, plus Big Pharma vend de médicaments pour lutter contre l'hypercholestérolémie, le diabète, l'hypertension, la dépression et bien d'autres pathologies engendrées par notre mode de vie. Une des conséquences

---

1. . Loi-cadre américaine sur l'agriculture.

2. Sorte de génoise fourrée.

majeures de l'agroalimentaire américaine est de pousser de nombreux patients vers l'industrie du médicament. La triade toxique de Big Farming, Big Food et Big Pharma tire profit d'une nation de citoyens gros et malades. Quant au gouvernement, il se contente de faire la queue derrière vous au fast-food, en vous aidant à acheter des cheeseburgers, des frites et un soda.

En revanche, vous êtes seul au milieu des linéaires de votre supermarché. En 2010, le Farm Bill a débloqué 43 milliards de dollars en subventions à Big Farming pour encourager la production de sucre (à partir du maïs) et de graisses (à partir du soja), le tout peu onéreux. Ces subventions n'ont pas été utilisées afin d'aider des agriculteurs à faire pousser des fruits, des légumes ou d'autres aliments bons pour la santé. Hormis l'argent déversé pour le maïs, le sucre, le blé, le Farm Bill ne fait presque rien en faveur des producteurs de denrées de qualité, fraîches, locales et de saison, ni pour soutenir l'agriculture bio.

C'est la raison pour laquelle, où que se porte votre regard – vers les magasins, les écoles, les institutions gouvernementales, les programmes alimentaires –, vous voyez des aliments transformés peu chers, pleins de calories, appauvris en nutriments (bref des « aliments d'apparence »). Il est de plus en plus difficile d'éviter des choix alimentaires qui encouragent l'obésité, d'autant que le prix des fruits et des légumes a augmenté cinq fois plus vite que celui des boissons sucrées.

Ce n'est guère une surprise si les États américains les plus pauvres, comme le Mississippi, sont également ceux dont la population est la plus touchée par l'obésité. La pauvreté rend impossibles les meilleurs choix alimentaires, et le taux de pauvreté est plus élevé que pour la génération précédente. Les aliments les plus sains sont presque toujours les plus onéreux ; de surcroît, on ne les trouve pas facilement dans les quartiers les plus déshérités. Cette combinaison de facteurs est en lien direct avec l'obésité et le diabète.

Notre gouvernement n'a pas été d'une grande aide dans ces domaines. Il s'est focalisé sur l'éducation (la fameuse pyramide alimentaire) et a encouragé la responsabilité personnelle plutôt que de réguler Big Food. Ses actions sont au mieux anémiques. En 2011, la Federal Trade Commission (FTC) et d'autres agences gouvernementales ont annoncé de nouveaux conseils en matière de marketing alimentaire (réf. 1). Ces agences souhaiteraient que Big Food s'abstienne de commercialiser des aliments à destination des enfants s'ils contiennent des acides gras trans, ou plus de 15 % de matières grasses saturées, ou plus de 310 milligrammes de sodium, ou plus de 13 g de sucres ajoutés par portion. Mais il ne s'agit que de suggestions et le FTC laisse cinq ans aux industries agroalimentaires pour les mettre en œuvre. C'est un peu comme si on suggérait à l'industrie du tabac de veiller à ne pas vendre des cigarettes aux enfants… dans 5 ans. Nous avons besoin de décisions plus fermes, ne cédant pas aux intérêts des lobbys.

L'industrie agroalimentaire a décidé de prévenir toutes réglementations d'étiquetage qui permettraient aux consommateurs d'avoir accès à des informations justes et crédibles sur les avantages ou les inconvénients pour la santé des produits qu'ils achètent.

À la demande des Centers for Disease Control et de l'Institute of Medecine, un groupe de scientifiques indépendants a mis au point, fin 2011, un ensemble de recommandations pour l'étiquetage alimentaire. Mais, au début de l'année 2011, deux énormes associations de l'industrie agroalimentaire, le Grocery Manufacturers of America (GMA) et le Food Marketing Institute, ont mis sur pied un nouvel étiquetage, à leur initiative. Beaucoup de marques l'utiliseront sur leurs paquets ou leurs boissons afin « d'aider les consommateurs pressés à faire des choix en toute connaissance de cause ». Ou à les plonger dans l'incompréhension…

Ce nouveau système détaille la liste des nutriments et leur pourcentage dans la préparation. La plupart des nutritionnistes auraient un mal fou à déduire si l'aliment en question est bon ou mauvais pour la santé et c'est le but. En Europe, il avait été question d'apposer sur les aliments des « feux tricolores » – vert, jaune, rouge – pour aider les consommateurs. Il semble que cette excellente idée ne verra pas le jour.

Le mantra de l'industrie agroalimentaire est qu'il n'existe pas de « mauvais aliments ». Ridicule ! La science est sans équivoque : les acides gras trans et le sirop de maïs à haute teneur en fructose sont mauvais. Tout comme le glucose à dose trop importante.

Mais nous ne semblons pas non plus très désireux de voir les instances gouvernementales réglementer ce que nous mangeons. Nous acceptons que les instances contrôlent la sécurité automobile, que la Food and Drug Administration (FDA) vérifie celle des médicaments. Pourquoi sommes-nous donc si peu enthousiasmés par la perspective de voir l'agriculture et l'agroalimentaire supervisés ? Nous ne pouvons tout de même pas attendre que la « triade toxique » s'autocontrôle. Cela n'a pas marché pour les industriels du tabac, pourquoi cela fonctionnerait-il dans ce cas ?

Les causes d'un environnement obèsogène

On est un peu dans un contexte où c'est la victime qui devient le coupable. Du coup, on passe à côté des conditions environnementales qui sous-tendent l'obésité et les maladies associées, et qui mènent à ce que l'on nomme maintenant « l'environnement obèsogène ». Cinq facteurs se dégagent.

1. **Les aliments industriels transformés, les fast-foods et les aliments « vides » sont addictifs.** Ainsi que nous

l'avons vu, ces aliments sont des drogues biologiques et entraînent une consommation calorique excessive.

2. L'**influence de Big Farming augmente l'obésité sur la planète.** Les surplus des récoltes aux États-Unis sont vendus à bas prix aux pays pauvres, ce qui a pour conséquence de détruire les petites économies agricoles locales, de pousser les fermiers au départ, augmentant le chômage et rendant des pays en développement ou émergents tributaires des importations de denrées transformées et de sirops de maïs.
3. **Le marketing non éthique, manipulateur, conditionne les habitudes alimentaires.** Le gouvernement a peu de contrôle sur les pratiques marketing de Big Food, notamment à destination des enfants. Il accorde des licences aux médias mais ne les surveille pas.
4. **Les familles ne partagent plus ensemble des repas préparés à la maison.** La pause familiale du repas a disparu de presque tous les États-Unis. Nombre de raisons expliquent ce phénomène, mais il a été grandement facilité par la prolifération des fast-foods ou autres endroits du même genre. De cette situation a émergé une génération qui éprouve de grandes difficultés à reconnaître fruits et légumes et qui ne sait pas cuisiner autrement qu'en réchauffant des plats tout prêts au four à micro-ondes.
5. **Les toxiques environnementaux abondent.** Ils contribuent à la prise de poids, à l'obésité, au diabète. Nous devons donc nous inquiéter de ce que nous ingérons mais également de la teneur en plastiques, métaux et polluants des aliments, dont il a été démontré qu'ils empoisonnent et ralentissent notre métabolisme et qu'ils mènent à une prise de poids.

Afin de remédier à cet environnement obèsogène, nous devons définir des choix santé pour tous. Nous devons nous concentrer sur des actions spécifiques que nous pouvons entreprendre à titre personnel, politique ou dans nos communautés afin de faire évoluer ce « paysage alimentaire ».

Les pratiques du marketing alimentaire sont-elles éthiques, morales, légales ?

Big Food utilise l'abondance de produits transformés aux États-Unis pour maximiser ses profits grâce à la communication de masse. Hormis l'ingestion de boissons sucrées, le nombre d'heures passées devant un écran est le paramètre le plus évident de l'obésité. L'Américain moyen passe 9 h 30 par jour devant un écran[1], surtout la télévision. Outre que l'effet hypnotique de cette activité ralentit le métabolisme, les incessants efforts du marketing alimentaire ciblé sur les enfants sont un des paramètres majeurs de l'obésité. L'enfant de 2 ans peut identifier les noms des marques de *junk-food* dans les supermarchés alors que nombre d'écoliers du primaire sont à peine capables de distinguer une tomate d'une pomme de terre (comme l'a illustré Jamie Oliver dans son émission télévisée *Food Revolution*).

Songez-y : si les aliments transformés et la *junk-food* engendrent une dépendance et que nous encourageons nos enfants à les consommer, qu'en est-il des implications morales, éthiques et légales ?

La fondation Robert Wood Johnson est la plus importante organisation caritative qui a choisi de s'intéresser à l'épidémie d'obésité infantile. Elle dépense chaque année 100 millions de dollars pour des programmes d'éducation à destination du grand public. À votre avis, en combien de temps l'industrie agroalimentaire dépense la même somme en marketing pour ses produits transformés et sa *junk-food* à destination de nos enfants ? Quatre jours. Dès le 4 janvier de chaque année, la

---

1. Une étude de l'Insee montre que les Français passent environ 5 heures devant un écran (ordinateur ou télé).

plus grosse organisation qui lutte contre l'obésité n'a plus un sou, laissant le reste de l'année aux industries de l'agroalimentaire pour promouvoir leurs « drogues ».

L'enfant américain « moyen » voit chaque année 10 000 publicités vantant la *junk-food*. L'industrie alimentaire dépense chaque année 13 milliards de dollars en marketing à destination des enfants. S'ajoutent à l'assaut *via* la télévision des placements de produits dans les jouets, les jeux, les outils éducatifs, les chansons, les films ou les soutiens de célébrités ; et les campagnes dites « furtives » par le bouche-à-oreille, les SMS et Internet. L'industrie alimentaire utilise avec fierté des termes tels que marketing « furtif », « viral » et « de guérilla » afin de décrire leurs pratiques sur Facebook, YouTube et Twitter, ainsi que des placements de produits lors d'émissions de télévision très regardées telles que *American Idol*, durant lesquelles tous les juges boivent du Coca grâce au deal multimillionnaire passé avec le show. Plus un aliment est mauvais, plus les compagnies dépensent d'argent en marketing.

Ces pratiques contournent le marketing conventionnel, tout comme les contrôles parentaux et sociétaux. Même si vous expliquiez, avant chaque repas, à votre enfant en quoi consiste une alimentation saine, vous ne pourriez pas lutter contre l'assaut des messages coercitifs de l'industrie. Un étudiant de Yale a montré que les enfants qui regardent les publicités alimentaires mangent 50 % de plus des amuse-bouches placés en face d'eux. Les stimuli visuels incitent le cerveau à manger davantage. Le grignotage (une invention américaine) est vu comme une activité amusante, excitante et une source de bien-être.

Le Dr Kelly Brownell et son groupe du Yale's Rudd Center For Food Policy and Obesity ont publié une étude montrant que les céréales du petit déjeuner qui détiennent la pire valeur nutritionnelle sont celles qui bénéficient de plus de publicité (www.cerealfacts.org). Nous avons mis un terme à la carrière de Joe Camel[1]; nous devons également en finir avec ce genre de marketing. Au mieux, c'est trompeur. Au pire, il s'agit de vente de « drogue ».

Cependant, le gouvernement se montre timide lorsqu'il s'agit de réguler les publicités sur les aliments. En 1978, la Federal Trade Commission[2] (FTC) a décidé que les publicités promouvant les boissons sucrées n'étaient pas éthiques puisque ces dernières favorisent les caries. Le lobbying, auprès du Congrès, des industries produisant ces boissons a eu pour conséquence que ce dernier n'a pas versé d'argent cette année-là à la FTC, bloquant ainsi l'activité de cette agence qui n'avait plus les fonds nécessaires pour poursuivre son action en faveur d'une législation contre les publicités promouvant les boissons sucrées. Bilan? Aux États-Unis, la publicité pour les denrées alimentaires à destination des enfants n'a plus de limites. Pourtant, dans d'autres pays, dont la Norvège, la Suède et le Royaume-Uni, elle est interdite.

Le Center for Science in the Public Interest[3] a intenté un procès à Coca-Cola pour pratiques de marketing trompeuses au sujet de leur Vitamin Water. Coke a engagé des célébrités telles que Kobe Bryant et Lebron James[4] pour présenter ses effets bénéfiques. Avec 125 kcal par bouteille (pour une bue par jour, la prise de poids peut monter à 4-5 kg sur un an), les fifrelins de vitamines qu'elle contient sont dénués d'intérêt par rapport à l'apport en sucre. L'action en justice se fonde sur la règle dite des « jelly beans » qui interdit aux compagnies de vendre de la *junk-food* en la faisant passer

1. Le chameau sur les paquets de cigarettes, inspiré d'un dessin animé.

2. Agence indépendante du gouvernement des États-Unis, qui veille à l'application du droit de la consommation et au contrôle des pratiques commerciales anticoncurrentielles.

3. Centre pour la science dans l'intérêt du public.

4. Deux joueurs professionnels de basket-ball très célèbres.

pour un aliment bon pour la santé. Les avocats de Coca-Cola contre-attaquent en affirmant « qu'aucun consommateur ne pourrait raisonnablement penser que Vitamin Water est une boisson santé ». Stupéfiant ! Ils se défendent en arguant que personne ne pourrait être assez stupide pour croire une publicité qui affirme qu'il s'agit d'une boisson bonne pour la santé. Demandez donc à certains adolescents ce qu'ils en pensent.

En 2005, l'Institute of Medecine (IOM) a publié le rapport *Food Marketing to Children and Youth : Threat or Opportunity ?* (réf. 2), qui a passé en revue 123 études sérieuses s'intéressant aux liens existant entre le marketing alimentaire, les préférences des enfants, leurs demandes, leur consommation, leur gain de poids et leur glycémie. L'IOM n'a pas pu accéder aux recherches menées en interne par les industries de l'agroalimentaire. Du coup, l'organisation s'est concentrée sur les enfants, avant même la scolarisation, dans le but de dénicher les moteurs psychologiques des choix alimentaires. Le rapport final met en lumière l'effort délibéré et général de l'industrie agroalimentaire afin d'exploiter la perméabilité des enfants. Souvenez-vous que ces entreprises ne vendent pas seulement des Nintendos mais des substances dont on a prouvé qu'elles engendraient une dépendance et qu'elles causaient obésité, diabète, MCV et cancer.

L'IOM a conclu qu'il fallait « utiliser les forces du marketing alimentaire pour promouvoir une meilleure alimentation pour les enfants et les adolescents américains ». Quelques sociétés de l'agroalimentaire semblent, il est vrai, promouvoir des programmes de santé et d'exercice et limiter l'accès aux boissons sucrées dans les écoles, mais elles « ne sont pas à la hauteur de leur potentiel ». Certes, l'industrie agroalimentaire a accepté de retirer les boissons sucrées des écoles sous la pression de la fondation Clinton, mais elle a ensuite modifié cet accord en autorisant les « eaux vitaminées » et les « boissons énergétisantes », gommant tous les progrès éventuellement obtenus lors de cette démarche d'écoles plus saines (réf. 3).

D'ailleurs, une étude récente a démontré que le remplacement des sodas par des boissons énergétisantes dans les distributeurs n'avait aucun impact sur la santé et le poids. Cela n'a conduit qu'à des profits plus élevés pour les industriels et à un tour de taille plus important pour les jeunes. Big Food ne sacrifiera pas volontairement ses profits, ni ne changera ses aliments ou ses pratiques. Sa méthode de base pour dégager encore plus d'argent est d'encourager les gens à manger encore plus.

L'IOM conseille au Congrès de « promulguer une législation imposant le changement [des pratiques de marketing alimentaire] ». La réponse du gouvernement et de Big Food à ce genre d'études est que le « choix individuel » détermine la décision – que ce sont les gens qui doivent choisir combien d'aliments malsains ils peuvent ou doivent consommer. Cependant, cette position soulève des problèmes de taille. D'abord, ce type d'aliments est addictif. Ensuite, des recherches en économie comportementale montrent que, même lorsque les gens sont certains de faire des choix rationnels et libres de toutes contraintes, tel n'est pas le cas (réf. 4). La biologie de la dépendance, la publicité envahissante, les prix bas et d'autres composantes sociales et environnementales se mêlent pour dessiner nos préférences alimentaires.

Les Américains veulent le changement : 72 % des New-Yorkais se prononcent en faveur d'une taxe sur les sodas si l'argent est utilisé dans le cadre de la prévention de l'obésité et pour les programmes visant à la traiter ; 69 % souhaitent des modifications dans les menus servis à l'école et 51 % adhérent à l'idée d'une interdiction totale de la publicité destinée à la *junk-food*.

Comment créer une nation et un monde plus sains

On a tendance à blâmer nos péchés personnels – paresse, gloutonnerie et faiblesse de volonté – pour expliquer la crise actuelle, tant économique que sanitaire. Toutefois, les évidences scientifiques et une analyse plus fine des politiques et des comportements institutionnels ou industriels mettent à mal cette accusation de l'individu. En réalité, l'individu ne peut être accusé d'avoir provoqué, *par sa faute*, sa diabésité. Elle n'est pas simplement la conséquence de son manque de volonté. Trouver la solution à ces problèmes exige des changements sociaux et politiques qui encourageront et favoriseront des choix santé.

Tout commence par des actions personnelles ou de groupes. Mettre sur pied un monde plus sain est un acte révolutionnaire et vous pouvez vous y consacrer dès maintenant. Souvenez-vous de cette phrase de Margaret Mead[1] : « Ne doutez jamais qu'un petit groupe de citoyens attentifs, engagés, puisse changer le monde; c'est d'ailleurs la seule chose qui ait fait la preuve de son efficacité. » Dans le chapitre suivant, vous apprendrez comment la médecine fonctionnelle, un nouveau modèle de prise en charge des problèmes de santé, peut devenir un levier pour changer radicalement notre façon d'aborder la maladie. Il s'agit de recouvrer la santé en nous focalisant sur les causes des déséquilibres qui perturbent nos systèmes biologiques, lesquels sont intimement connectés au social.

1. Célèbre anthropologue américaine.

6. Médecine fonctionnelle : une nouvelle approche capable de réduire l'épidémie de diabésité

La médecine moderne fonctionne un peu comme un mécanicien qui tenterait de diagnostiquer ce qui ne va pas dans une voiture en se contentant d'écouter les bruits du moteur, sans jamais soulever le capot. Nous ne voyons souvent pas le problème que nous avons sous le nez. La plupart des médecins vous garantiront à 100 % que vous n'êtes pas atteint d'un prédiabète si votre glycémie est normale (inférieure à 1 g/l) ou si votre test de tolérance au glucose l'est également. Malheureusement, ils se trompent à 100 %. Parce qu'ils ne soulèvent pas le capot.

Beaucoup de mes patients présentent des glycémies normales, mais des concentrations très élevées d'insuline et des métabolites qui vont de pair avec le prédiabète. Pourtant, lorsqu'ils s'installent en face de moi, la plupart n'ont jamais reçu de diagnostic de cette nature. Mais, même avec cette approche courante et limitée du diagnostic du prédiabète (glycémie supérieure à 1 g/l et tolérance au glucose à 2 heures supérieure à 1,4 g/l), 90 % des patients ne sont pas diagnostiqués. Parce que les médecins ne font pas doser l'insuline.

Songez-y un instant : la maladie chronique la plus fréquente aux États-Unis, le pays du « meilleur » système médical au monde, *n'est pas* diagnostiquée dans 90 % des cas !

La médecine fonctionnelle : l'avenir

Mon but, dans le domaine médical, est de contribuer à proposer des moyens de se repérer parmi toutes les informations fondées sur une façon radicalement différente de penser la santé ou la maladie. Je veux trouver le bon traitement pour chaque patient, quel que soit ce traitement. Si une voie particulière me semble la plus judicieuse, je l'emprunterai ; si une modification du régime alimentaire ou du mode de vie, si des suppléments, des herbes me semblent la meilleure option, je les adopterai. Nous devons apprendre à soigner la personne, pas nous contenter de traiter la maladie ; bref, traiter *le système*, pas simplement les symptômes. Il s'agit donc d'une médecine personnalisée, celle de l'avenir.

Une compréhension des systèmes essentiels de l'organisme, de la façon dont ils se déséquilibrent, des moyens à mettre en œuvre pour les réharmoniser permet de créer, pour chaque patient, un programme personnalisé. Ralph Snyderman, médecin à l'université de Duke, nomme cette approche la « médecine P4 », ou « la médecine prospective » : personnalisée, préventive, prédictive et participative – ce qui implique que le patient participe activement à sa santé (réf. 1). Ce concept est également connu pour être centré sur le patient et pas seulement sur la maladie, puisqu'il s'agit d'un des éléments cruciaux qui sous-tend la **médecine fonctionnelle** – une façon révolutionnaire d'aborder les causes sous-jacentes de la maladie et de comprendre comment nos gènes, notre environnement au sens large et notre façon de vivre se mêlent pour aboutir à la santé ou à la maladie.

Le praticien en médecine fonctionnelle se posera la question : « Pourquoi ? », et pas seulement : « Quel est le meilleur médicament pour soigner cette maladie ? » L'interrogation n'est donc plus : « De quelle maladie souffrez-vous ? », mais : « Quel système (au singulier ou au pluriel) de votre organisme est déséquilibré ? » Le but est donc de déterminer ce qui perturbe le fonctionnement normal de ce système et comment on peut le restaurer au mieux.

Au fond, ma motivation principale n'est pas que mes patients aient des résultats d'analyses parfaits puisque, ainsi que nous l'avons vu, ces résultats ne traduisent pas toute la réalité. Ce qui compte le plus à mes yeux est de les aider à identifier les systèmes de leur organisme qui marchent et ceux qui ne marchent pas, et de trouver le moyen de les refaire fonctionner de manière équilibrée.

Il faut donc traiter tout le système, pas simplement le symptôme, le sol et pas seulement la plante. En effet, nul besoin d'engrais ni de pesticides si la terre est saine, nul besoin de médicaments si le corps est sain.

Le continuum de la maladie : une méthode de diagnostic plus utile

La médecine aujourd'hui est en grande partie basée sur des diagnostics précis, sur le mode du « oui ou non », qui passent souvent à côté des causes sous-jacentes et des manifestations plus subtiles de la maladie. La plupart des médecins conventionnels ont appris qu'on a une maladie ou qu'on ne l'a pas. On souffre de diabète ou pas, sans zone grise intermédiaire.

Pratiquer la médecine de cette façon est clairement erroné parce que l'on passe à côté d'une des lois les plus fondamentales de la physiologie, de la biologie et de la pathologie : le concept du **continuum**. Il existe en effet un continuum depuis la santé optimale, le déséquilibre larvé, le dysfonctionnement grave et enfin la maladie. On peut intervenir à chacun de ces stades pour inverser le processus et le plus tôt est bien sûr le mieux.

Ainsi, dans le cas de la diabésité, la plupart des médecins se contentent de regarder la glycémie, qui n'augmente que tardivement dans le processus de la maladie. Si votre glycémie est de 0,9 g/l ou de 1,1 g/l vous n'avez pas de diabète. Si elle dépasse 1,25 g/l, vous avez du diabète. Cependant, ces distinctions sont arbitraires et n'aident pas du tout à traiter les problèmes imminents. Je me souviens de Daren, un patient venu me consulter alors que l'élévation de sa glycémie était modérée. Je lui demandai s'il avait vu son médecin à ce sujet, à quoi il répliqua par l'affirmative. Je lui posai alors la question : « Et qu'a-t-il dit ? » Réponse : « On va attendre et surveiller jusqu'à ce que la glycémie soit plus élevée et on passera aux médicaments contre le diabète. »

Cette attitude est absurde et dommageable quand on connaît tous les problèmes qui surgissent, même en l'absence d'un diabète déclaré. Elle ignore les autres indices subtils semés par des symptômes et tous les signes de la maladie qui soulignent les déséquilibres métaboliques sous-jacents (surtout lorsque d'autres dosages sont pratiqués). Ces déséquilibres peuvent être rectifiés grâce à un traitement approprié – traitement qui ne se focalise pas sur une maladie en particulier, mais s'applique à rééquilibrer le système dans sa globalité en retirant les éléments qui altèrent ou endommagent notre fonctionnement et en introduisant ceux qui amplifient, optimisent et normalisent nos fonctions.

Cette attitude explique aussi pourquoi la diabésité est si mal diagnostiquée et traitée. Un triste constat, car des millions d'Américains souffrent sans raison de symptômes chroniques.

L'importance d'un diagnostic précoce

La voie jusqu'au diabète peut commencer dès l'enfance (réf. 2). De fait, nous sommes aujourd'hui confrontés à une épidémie de diabète de type 2 chez des enfants âgés parfois de 8 ans (réf. 3). Les pédiatres spécialisés dans le diabète infantile, qui n'ont vu, durant des décennies, que des enfants atteints de diabète de type 1, une maladie auto-immune, sont maintenant débordés de petits patients ayant un diabète de type 2, une maladie du mode de vie et de l'environnement au sens large. Lorsqu'on vous découvre un diabète, vos problèmes avec l'insuline et la glycémie peuvent dater de 20-30 ans. Du moins si vous avez su où regarder, ce que la plupart des médecins ne sont pas formés à faire.

La résistance à l'insuline (ou insulinorésistance) et la diabésité se signalent souvent par une augmentation de la couche grasse sur le ventre, une fatigue après les repas, des envies irrépressibles de sucré, des épisodes d'hypoglycémie, un taux important de triglycérides dans le sang, une concentration abaissée de HDL, une tension élevée, une libido assez faible, des problèmes de coagulation et une inflammation excessive. Ces indices peuvent alerter bien avant que le diabète se déclare, et vous aider ainsi à l'éviter. Si des personnes de votre famille sont obèses, ont du diabète, des MCV précoces ou des démences, voire souffrent d'un cancer, vous pouvez être encore plus sujet à cette maladie.

Heureusement, beaucoup de gens ayant un prédiabète ne développeront jamais un véritable diabète. Malheureusement, leur risque d'avoir une maladie et d'en mourir est élevé.

En effet, les symptômes et les complications à long terme du diabète et de la résistance à l'insuline se chevauchent. Les symptômes classiques du diabète – soif intense, volume plus important d'urine, perte de poids – sont spécifiques de cette maladie. Toutefois, *tous* les autres signaux d'alarme (glucose sanguin et insuline déséquilibrés, par exemple) sont présents bien avant que ces signes éloquents se manifestent. Nous pourrions éliminer beaucoup des complications à long terme de la diabésité si nous écoutions ces signaux d'alarme et diagnostiquions le problème plus en amont.

Tous les phénomènes que nous constatons dans la diabésité sont le résultat d'une même chose : des déséquilibres des sept systèmes majeurs de l'organisme, qui constituent le réseau de notre biologie. Comprendre ce réseau est la base de la médecine fonctionnelle (réf. 4), une méthode de traitement qui s'enracine dans un espace scientifique très récent appelé la biologie systémique. Elle cherche à comprendre comment les différents systèmes d'un organisme sont interconnectés, plutôt que de considérer les organes, des morceaux de corps comme distincts et sans relations entre eux. Le regard porté par la spécialisation médicale – l'organisation de la médecine en organe et maladies ou symptômes, grâce à une sorte de géographie (localisation) – est défectueux et explique que la médecine soit arrivée à un point critique.

Notre façon d'envisager la médecine est datée et ne profite pas des dernières avancées scientifiques. En revanche, la médecine fonctionnelle met en œuvre le meilleur de ces avancées et pense en systèmes.

Les sept étapes pour retrouver une forme excellente

Au cours des vingt dernières années a émergé un ensemble de connaissances scientifiques qui forment les fondements de l'approche fonctionnelle. Ces connaissances ont pointé du doigt certains facteurs qui sont de véritables moteurs de la diabésité et des maladies chroniques.

Il existe sept systèmes dans notre organisme qui peuvent dérailler. Pour guérir de la diabésité ou surmonter toutes les autres affections chroniques dont vous souffrez, vous devez rééquilibrer ces systèmes. Dans la partie II, nous explorerons ces systèmes et les façons de les corriger.

- Étape 1 : repensez votre alimentation.
- Étape 2 : régulez vos hormones.
- Étape 3 : réduisez l'inflammation.
- Étape 4 : améliorez votre digestion.
- Étape 5 : amplifiez les processus de détoxification.
- Étape 6 : augmentez votre métabolisme énergétique.

- Étape 7 : apaisez votre esprit.

Dans les parties III et IV, je vous proposerai un programme très complet destiné à rééquilibrer les différents systèmes. Cette approche personnalisée, ainsi que mon plan pour « Reprendre en main notre santé » (partie V), vous permettront, grâce aux plus récentes avancées scientifiques, de vous guérir de cette peste moderne.

II
Sept étapes pour traiter la diabésité

Ce n'est pas un écart qui existe entre les services de santé dont nous disposons à l'heure actuelle et ceux dont nous pourrions jouir, mais un gouffre.
Committee on Quality of Health Care in America, Institute of Medecine, 2001.

Nous ne pouvons pas résoudre les problèmes en conservant le raisonnement que nous avions lorsque nous les avons créés.
Albert Einstein

7. Comprendre les sept étapes

Je plaisante souvent en disant que je suis un médecin « globalistique » puisque je m'occupe de patients présentant toute une liste de problèmes. En général, lorsqu'un patient se plaint de plusieurs troubles et demande à son médecin ce qu'il peut faire, il s'entend répondre : « Nous ne pouvons traiter qu'un problème à la fois. » Ou alors on l'envoie consulter une demi-douzaine de spécialistes, un pour les rougeurs de la peau, l'autre pour les articulations, le troisième pour des reflux œsophagiens, un quatrième pour les migraines, et ainsi de suite. Personne ne se pose la question cruciale : « De quelle façon tous ces symptômes sont-ils connectés ? »

Or, le « truc » réside dans ces connexions. Lorsque les sept systèmes sont déséquilibrés, la maladie survient, qu'il s'agisse de prise de poids, de diabète, de MCV, de cancer ou de toute autre chose portée sur votre « liste ». La clé du problème ne consiste pas à soigner chaque symptôme séparément, mais à rechercher et à traiter les causes profondes et sous-jacentes.

Qu'il s'agisse de prédiabète, de diabète ou de toute autre affection, les déséquilibres, les symptômes et la maladie se déclenchent à la faveur du dérèglement de bien peu de chose.

Les véritables causes de la maladie

En plus des dysfonctionnements provoqués par des gènes spécifiques, il n'existe que **cinq causes qui expliquent toutes les maladies** : une alimentation médiocre, le stress chronique, les microbes, les substances toxiques et les allergènes. Tous déferlent sur l'ADN, engendrant des modifications dans l'expression des gènes, allumant ou éteignant certains et perturbant les messages envoyés à notre métabolisme.

Ces cinq causes interagissent avec les sept systèmes clés de notre organisme. Lorsque ces systèmes se déséquilibrent, les symptômes surviennent et les médecins diagnostiquent une maladie.

Au fond, **très peu « d'ingrédients »** sont nécessaires pour composer un humain en bonne santé : des aliments non transformés, frais, sains, pleins de nutriments (vitamines et minéraux), de la lumière, de l'eau, de l'air, du mouvement, du rythme, de l'amour, les relations aux autres, un sens à la vie et une motivation.

Lorsque vous ôtez ce qui est mauvais pour le remplacer par du bon, l'organisme sait ce qu'il doit faire et génère de la santé. La maladie disparaît, effet secondaire du retour de la santé.

L'approche de la médecine fonctionnelle ne se résume pas à un nouveau traitement ni à une spécialité ou à une technique particulière. Ce n'est pas une médecine intégrative ou alternative. Il s'agit de l'avenir de la médecine : appliquer les nouvelles découvertes de la biologie qui expliquent pourquoi nous tombons malades et comment nous pouvons restaurer notre santé. Il s'agit donc de traiter tout le système et pas simplement les symptômes. Cette médecine intègre donc toutes les récentes avancées de la recherche pour en tirer une méthode clinique, pratique, au service de la santé. Il en découle une pratique qui se focalise sur le « pourquoi ? », c'est-à-dire la cause, et pas seulement sur le « quoi ? », ou le nom de la maladie.

Le nom de la maladie n'a plus grande importance lorsqu'on a cerné les causes. En effet, un seul facteur peut engendrer des dizaines de « maladies ». Prenons l'exemple de la maladie céliaque, une allergie et une réaction auto-immune au gluten. Elle peut se manifester de bien des manières : arthrite rhumatoïde, diabète, MCV, cancer, maladie intestinale inflammatoire, dépression, autisme, ostéoporose, etc. D'un autre côté, une maladie comme la démence peut aussi être provoquée par bien d'autres facteurs, dont une déficience en vitamine B12, des virus, la résistance à l'insuline, les métaux lourds.

Imaginons que vous alliez consulter votre médecin en lui disant que vous manquez complètement d'énergie, que vous vous sentez triste, désespéré, que vous ne parvenez pas à dormir et que ni le sexe ni un bon repas ne vous tente plus. Votre médecin va sans doute vous répondre : « Je sais ce qui ne va pas chez vous. Vous êtes déprimé. Je vais vous prescrire un antidépresseur. » Le problème est que « dépression » est juste une étiquette sous laquelle on range une quantité de symptômes. Elle n'explique en rien ce qui se trouve à l'origine de ces symptômes.

Les symptômes de la dépression peuvent survenir après un traumatisme émotionnel, une réaction auto-immune au gluten qui engendre une fonction thyroïdienne trop faible, une déficience en vitamine B12 parce que vous prenez par ailleurs un antiacide qui empêche son absorption, une déficience en vitamine D parce que vous vivez dans une région peu ensoleillée, une inflammation intestinale en raison de nombreux traitements antibiotiques qui détruisent la flore bactérienne normale, un apport trop important de mercure parce que vous adorez le poisson, une déficience en oméga-3 parce que, au contraire, vous détestez le poisson ; ou une résistance à l'insuline parce que vous consommez trop de sucre. Le diagnostic et le traitement de toutes ces causes sont très différents. La même chose s'applique pour l'obésité et le diabète et n'importe lequel des milliers de symptômes répertoriés dans nos ouvrages de médecine sous le terme « maladie ».

Nous avons aujourd'hui un système de classification des maladies basé sur leur localisation, bref sur la géographie de notre corps (cœur, articulations, estomac, etc.) et sur les symptômes. Il existe maintenant 12 000 diagnostics possibles et, avec cette nouvelle classification, le nombre de maladies montera à 155 000. C'est insensé ! La médecine fonctionnelle part du principe que presque toutes les maladies sont le résultat de déséquilibres de quelques systèmes biologiques clés (les sept étapes) qui surviennent lorsque vous avez trop de quelque chose de mauvais (toxiques, microbes, allergènes, mauvaise alimentation, stress) et pas assez de bon (des aliments non transformés, frais, sains, pleins de nutriments (vitamines et minéraux), de la lumière, de l'eau, de l'air, du mouvement, du rythme, de l'amour, des relations aux autres, un sens à la vie et une motivation).

C'est en repérant les connexions et en clarifiant les véritables causes de la maladie que j'ai pu aider Evelyn.

➡ L'HISTOIRE D'EVELYN : REPÉRER LES CONNEXIONS, IDENTIFIER LES CAUSES

Evelyn, une femme de 48 ans, traversa tout le pays depuis le nord du Canada pour chercher de l'aide. Après avoir consulté douze médecins en dix ans et reçu vingt-neuf diagnostics pour des « maladies » différentes, elle n'avait pas trouvé de réponses satisfaisantes. Surtout, elle ne se sentait pas mieux. Elle pesait 107 kg et avait un IMC de 37 (35 étant considéré comme la limite de l'obésité morbide).

Dès que nous avons regardé « sous le capot », il s'est avéré qu'Evelyn avait une longue « liste » de problèmes. Plutôt que de tenter de les organiser en maladies ou en spécialités médicales, par localisation ou par symptômes, nous les avons triés en considérant l'organisme comme un système global.

Tous ses symptômes étaient liés, mais aucun ne permettait de faire émerger une idée claire. Evelyn souffrait de :

- syndrome du côlon irritable
- reflux œsophagien

- hypertension
- hypoglycémie
- syndrome métabolique
- obésité
- hypothyroïdie
- syndrome des ovaires polykystiques (SOPK)
- allergies environnementales/écoulement rhino-pharyngé
- allergie au latex
- candidoses fréquentes
- ostéoarthrite
- migraines
- maux de tête
- fibromyalgie
- douleurs chroniques
- syndrome de fatigue chronique
- fluctuations de poids assez fréquentes
- boulimie et anorexie
- compulsions qui la jetaient sur la nourriture.
- calculs rénaux
- goutte
- déficit d'attention (TDA)
- asthme
- sinusite chronique
- apnée du sommeil
- psoriasis
- dépression/anxiété
- infertilité

En réalité, son problème provenait de déséquilibres engendrés par son alimentation. Elle consommait trop de gluten (un allergène), elle hébergeait beaucoup trop de levures et de bactéries toxiques au niveau du côlon et présentait diverses carences nutritionnelles. Tout cela se soldait par une inflammation systémique, ayant pour conséquences un gain de poids avec prédiabète, mais aussi une atteinte auto-immune de la thyroïde, qui n'avait pas été diagnostiquée.

J'ai alors classé les symptômes en fonction des sept systèmes clés et compris l'origine des déséquilibres. Evelyn présentait des **déséquilibres hormonaux**, **métaboliques** et en **neurotransmetteurs** :

- résistance à l'insuline (prédiabète) et obésité
- boulimie et anorexie
- compulsions qui la jetaient sur la nourriture
- hypertension
- hypoglycémie
- fluctuations de poids assez fréquentes
- hypothyroïdie
- syndrome des ovaires polykystiques (SOPK)
- migraines
- toxicité des œstrogènes
- syndrome prémenstruel
- fibromes utérins
- pertes menstruelles irrégulières
- goutte
- déficit d'attention (TDA)
- apnée du sommeil
- dépression/anxiété
- infertilité

Evelyn présentait des **déséquilibres immunitaires et inflammatoires** :

- allergies alimentaires
- sinusite chronique et écoulement rhino-pharyngé
- allergies environnementales
- asthme
- rosacée (couperose)
- psoriasis
- candidoses vaginales fréquentes
- contamination par des moisissures
- œdèmes des jambes
- ostéoarthrite

Evelyn présentait des **déséquilibres digestifs** :

- syndrome du côlon irritable
- sensation d'être gonflée après les repas
- développement trop important de bactéries dans l'intestin grêle

- surmultiplication de levures
- reflux œsophagien

Evelyn présentait des **déséquilibres des processus de détoxification** :
- fibromyalgie
- syndrome de fatigue chronique
- hypersensibilité chimique multiple
- œdèmes
- forte contamination par des toxiques et le mercure
- amalgames dentaires en mercure
- calculs rénaux

Evelyn présentait des **déséquilibres énergétiques** :
- syndrome de fatigue chronique

Evelyn présentait des **déséquilibres d'origine nutritionnelle** :
- déficience en vitamine D
- déficience en magnésium
- déficience en zinc

J'ai donc entrepris de traiter les cinq systèmes victimes de déséquilibres, plutôt que les vingt-neuf maladies séparément.

Nous avons commencé par assainir son régime en proposant une alimentation basée sur des produits non transformés à index glycémique faible, sans gluten ni laitages. Nous avons éradiqué ses mauvaises bactéries intestinales grâce aux antibiotiques et les levures grâce à des antifongiques. J'ai prescrit quelques enzymes digestives et des probiotiques afin de normaliser sa flore intestinale.

Je l'ai ensuite aidée à rééquilibrer ses hormones, soupçonnant que sa glande thyroïde fonctionnait au ralenti, en dépit du fait que ses différents médecins lui avaient répété que ses analyses étaient normales. (J'ai appris en faculté de médecine à traiter le patient, pas les analyses de laboratoire.) Je lui ai ainsi prescrit une faible dose d'Armour Thyroïde[1], une thérapeutique de supplémentation hormonale naturelle. Quant à ses symptômes qui incluaient un syndrome prémenstruel, de fortes pertes durant les règles, et des fibromes, tout me suggérait qu'elle sécrétait trop d'œstrogènes et pas assez de progestérone. Je lui prescrivis donc du magnésium, de la vitamine B6 et des préparations naturelles permettant d'équilibrer ses hormones. Le PGX (une fibre remarquable) devait lui permettre d'améliorer sa glycémie et son insuline, en plus de multivitamines avec un renfort en chrome, en biotine (vitamine B8) et en acide alphalipoïque, sans oublier une dose d'attaque en vitamine D3 (5000 UI par jour puisqu'elle vivait dans le nord du Canada).

Six semaines plus tard, les analyses de laboratoire confirmaient ce que je pensais : Evelyn avait beaucoup d'anticorps contre le gluten, qui avaient engendré l'inflammation et la réaction auto-immunitaire de son organisme, notamment au niveau de la glande thyroïde. Son taux d'acide urique était trop élevé, conséquence d'une consommation excessive de sucre et de sirop de maïs à haute teneur en fructose (réf. 1). Il s'agit aussi d'un signe classique de résistance à l'insuline et de prédiabète. Son insuline était également très élevée, ainsi que sa glycémie 2 heures après l'ingestion d'une boisson sucrée. Quant à ses hormones sexuelles, elles étaient totalement déséquilibrées. Sa concentration en vitamine D, très basse, plafonnait à 16 µg/l.

Après six semaines de traitement, elle me déclara qu'elle se sentait très bien. J'énumérai alors la liste de ses anciens symptômes, m'attendant à quelques poches de résistance, mais, après 10 ans de mal-être, elle n'éprouvait plus aucune gêne. *Aucune*. Plus de fibromyalgie, de fatigue chronique, de confusion mentale, de dépression, plus de problème de sinus ni de nez congestionné, plus d'intestin irritable, de migraine, de douleurs prémenstruelles, de saignements excessifs. Elle n'était plus épuisée et frigorifiée en

1. Extraits thyroïdiens de porcs, contenant, entre autres, les deux hormones thyroï-diennes circulantes, T4-T3. Non commercialisé en France puisque nous leur préférons les hormones de synthèse. Il existe une préparation équivalente au Canada.

permanence. Même son psoriasis et sa couperose s'étaient volatilisés. Cerise sur le gâteau, elle avait perdu 9,5 kg sans même y faire attention. Les choses qui vous rendent malade sont également celles qui vous font prendre du poids. Traiter la racine du problème vous fait maigrir de façon automatique.

Certes, tous mes patients ne présentent pas une « liste » aussi longue que celle d'Evelyn, mais l'approche demeure identique. Il convient de se focaliser sur les causes sous-jacentes de la maladie afin de les traiter et d'aider l'organisme et ses systèmes à se remettre. La perte de poids suit.

Comment découvrir vos déséquilibres : la personnalisation du MSS

Dans les chapitres de cette partie, je vous offre des questionnaires afin de vous aider à identifier quels systèmes de votre organisme déraillent. S'agit-il de vos hormones, de votre flore intestinale, de votre système immunitaire ? Êtes-vous intoxiqué ? Quel système engendre le plus de troubles dans votre cas ? Ces tests s'appuient sur trois piliers :

1. Des décennies d'expérience clinique et plus de 10 000 patients analysés.
2. Une analyse de milliers de publications scientifiques.
3. Des collaborations avec beaucoup de praticiens qui sont à la pointe de la médecine fonctionnelle et de la science.

Ces tests vous aideront à identifier vos déséquilibres et à restaurer une harmonie de fonctionnement entre vos différents systèmes.

Toute personne présentant une diabésité devra suivre le régime de base du MSS ainsi que le programme à vie décrit dans la partie IV. Cependant, en fonction de vos réponses aux tests de la partie II, il sera peut-être souhaitable que vous ajoutiez quelques petits extras en termes d'étapes afin de personnaliser ce programme. Ces ajouts se feront en semaine 6. Si tel est votre cas, suivez les recommandations de personnalisation de votre programme données en partie IV. Toutefois, pour la majorité d'entre vous, le MSS et quelques petits conseils personnalisés régleront le problème. Vous pourrez accéder à ces étapes seul ou en compagnie d'autres personnes grâce à notre soutien en ligne et aux conseils pour créer un groupe d'entraide, ainsi que je le détaillerai en partie IV. En tapant www.bloodsugarsolution.com, vous pourrez en apprendre davantage sur notre communauté en ligne et accéder à des outils gratuits qui vous aideront à suivre le programme (notamment une version en ligne des tests de la partie II).

Certains d'entre vous seront invités à consulter un médecin. Dans ce cas, adoptez le programme de base MSS et celui des auto-soins en commençant par la semaine 6. Suivez ce programme pendant six semaines et tentez à nouveau les tests. Si votre résultat indique toujours la nécessité de consulter un médecin ou si vous ne constatez aucune amélioration, cela peut signifier que vos problèmes sont plus profonds et requièrent d'autres analyses ou un traitement médical. Dans ce cas, j'ai fourni sur le site www.bloodsugarsolution.com un compagnon en ligne détaillé (« How to Work with Your Doctor to Get What You Need », onglet « Tools and Resources »). Ce guide donne des informations sur la manière d'obtenir les dosages de laboratoire nécessaires pour confirmer ou explorer des déséquilibres soupçonnés et des conseils destinés à corriger ces déséquilibres. Un médecin ouvert à la médecine fonctionnelle pourra devenir votre partenaire dans cette reconquête de la santé.

Je vous encourage vivement à découvrir ce site au plus vite et à profiter de toutes les informations, tous les outils et du soutien de notre communauté puisque vous entreprenez votre périple vers la guérison.

Et maintenant, explorons les sept systèmes clés de notre biologie, la racine de la diabésité, en commençant par la nutrition.

8. Étape 1 : optimisez votre alimentation

Notre alimentation actuelle pose un double problème. D'abord en raison de ce qu'elle renferme : trop de sucres, de graisses transformées, d'additifs, d'hormones, de pesticides et de protéines génétiquement modifiées et inflammatoires. Ensuite, à cause de ce qu'elle ne contient pas : des acides gras oméga-3, des fibres, du magnésium, du zinc, de la vitamine D et des vitamines du groupe B, des antioxydants et autres. Tous ces éléments proviennent des végétaux, hormis les oméga-3 qui nous sont apportés pour une bonne fraction par des aliments d'origine animale. Les végétaux renferment presque tous les minéraux et vitamines, les antioxydants, les phytonutriments et les fibres de notre alimentation. Ils nous sont essentiels afin de garder notre biologie équilibrée, notamment en régulant notre métabolisme et notre poids.

Nous sommes actuellement confrontés à un paradoxe : les enfants et les adultes les plus obèses sont aussi les plus carencés d'un point de vue nutritionnel (réf. 1). On voit de nouveau du rachitisme et du scorbut chez des enfants obèses. Beaucoup d'entre nous méconnaissent un point important : plus on consomme de calories, plus on a besoin de nutriments. En effet, vitamines et minéraux sont le lubrifiant qui permet aux rouages de l'organisme de bien fonctionner, notamment ceux qui sont impliqués dans le « brûlage » des sucres et des graisses. Notre régime actuel est très dense en énergie (trop de calories) mais pauvre en nutriments (pas assez de vitamines et de minéraux). Toutes ces « calories vides » occasionnent des pannes de nos voies métaboliques et font le lit de l'obésité et de la maladie.

La cause principale de la diabésité est le régime standard américain. Les aliments non transformés, aussi complets que possible, frais, cuisinés à la maison sont le traitement le plus efficace pour prévenir et soigner la diabésité.

➡ UNE HISTOIRE DE PATIENTS : SUR-NOURRI MAIS DÉNUTRI

Sarah, une jeune fille de 19 ans, pénétra dans mon bureau avec « toute une liste » de problèmes, dont une obésité, une fatigue terrible et des douleurs musculaires. Elle était trop grosse et malade depuis qu'elle avait 8 ans. Beaucoup de facteurs contribuaient à son état. Cependant, son alimentation très médiocre (très riche en sucres, en fast-foods bourrés d'acides gras trans et en sirop de maïs à haute teneur en fructose) occasionnait des carences nutritionnelles qui aggravaient son poids et son état de santé. Les seuls aliments colorés de son alimentation se résumaient aux pétales de maïs soufflé, parfumés au fromage et de couleur orangée. Le sucre et les sodas caféinés qu'elle ingérait réduisaient la concentration en magnésium de son organisme. Parce qu'elle détestait le poisson, elle était sévèrement carencée en oméga-3. Elle se sentait si mal, si fatiguée, qu'elle ne sortait presque jamais, restant assise sur le canapé à regarder la télé, habitude qui engendrait une autre carence, en vitamine D, cette fois.
Peu à peu, nous l'avons déshabituée de la *junk-food*, du sucre et de la caféine. Nous avons corrigé ses carences en modifiant son alimentation et en la supplémentant en magnésium, en huile de poisson et en vitamine D. Durant les six mois qui ont suivi, ses douleurs musculaires ont disparu, elle a retrouvé son énergie et a perdu 24 kg.

Une alimentation pauvre en nutriments et riche en calories est le facteur principal de l'épidémie de diabésité. Il est à l'origine d'une nation trop nourrie mais dénutrie. Dans ce chapitre, nous aborderons les changements nutritionnels majeurs qui ont conduit à cette épidémie. J'expliquerai ensuite en quoi consiste cette nouvelle science si prometteuse qu'est la **nutrigénomique**, qui va sans doute nous aider à ne plus considérer les aliments comme des calories ou de l'énergie à brûler, mais comme **une information** destinée à nos gènes et pouvant aboutir à perdre ou à prendre du poids, à être en bonne santé ou au contraire malade.

Toutefois, avant d'en arriver là, je vous conseille de faire les tests qui suivent afin de déterminer où se situent vos déséquilibres alimentaires. Faites tous les tests de la partie II avant d'entreprendre le programme. Puis, lorsque vous l'aurez suivi pendant six semaines, refaites le questionnaire pour en tirer une image de votre santé sur le mode avant/après. Peut-être aurez-vous besoin d'autres soutiens ou d'outils personnalisés en fonction de vos résultats aux tests. Je l'évoquerai à la semaine 6 du programme (chapitre 24).

Optimisez vos tests nutritionnels

Il existe différentes carences larvées ou déficits nutritionnels qui peuvent conduire vers la diabésité. Les questions ci-dessous vous aideront à déterminer quelles sont les vôtres.

Le test du magnésium

Le magnésium est le minéral de la relaxation et aide à réguler la glycémie. Le test suivant vous aidera à savoir si vous êtes carencé en ce minéral. Si, au cours du dernier mois, vous avez ressenti un des symptômes, notez « 1 » dans la case « Avant » correspondante. Faites le total, puis évaluez la sévérité du problème grâce à la clé de résultats. Lorsque vous aurez suivi le programme de six semaines, refaites le test, et si le symptôme a persisté, notez « 1 » dans la case « Après » pour déterminer l'importance des améliorations.

	Avant	Après
Je mange peu de légumes à feuilles vert foncé, d'algue brune, de son ou de germe de blé, d'amandes, de noix de cajou et de sarrasin.		
Je me sens souvent fatigué.		
J'ai des difficultés à m'endormir ou je souffre d'insomnies.		
Je suis sensible aux bruits forts.		
Je vais à la selle moins de deux fois par jour		
J'ai de l'asthme.		
J'ai des contractions musculaires.		
J'ai des crampes de mains ou de jambes.		
J'ai souvent des migraines ou des maux de tête.		
J'ai un syndrome prémenstruel presque chaque mois.		
J'éprouve parfois des difficultés à déglutir.		
J'ai le syndrome des jambes sans repos.		

	Avant	Après
J'ai des reflux acides.		
Je me sens souvent irritable.		
Je suis déprimé.		
Je suis anxieux.		
J'ai des problèmes d'attention.		
Ma vie est très stressante.		
Je suis autiste.		
J'ai des calculs rénaux.		
J'ai des palpitations ou des ralentissements du rythme cardiaque.		
J'ai une maladie ou une insuffisance cardiaque.		
J'ai un prolapsus de la valve mitrale.		
J'ai du diabète.		
Total		

Résultat	Sévérité	Programme	Que faire ?
0-3	Peut-être une concentration un peu insuffisante en magnésium	MSS	Pas de personnalisation nécessaire. Suivez le MSS

4-12	Peut-être une insuffisance modérée en magnésium.	Auto-soins	Suivez le MSS et optimisez la concentration en magnésium en suivant les étapes du chapitre 24.
Plus de 13	Peut-être une concentration très insuffisante en magnésium	Prenez l'avis d'un médecin	Suivez les étapes ci-dessus. sans résultat après six semaines, consultez.

➽ Le test de la vitamine D

Plus de 80 % des Américains sont carencés en vitamine D[1]. Ce test vous permettra d'apprécier si votre concentration en vitamine D est suffisante. Si, au cours du dernier mois, vous avez ressenti un des symptômes, notez « 1 » dans la case « Avant » correspondante. Faites le total, puis évaluez la sévérité du problème grâce à la clé de résultats. Lorsque vous aurez suivi le programme de six semaines, refaites le test, et si le symptôme a persisté, notez « 1 » dans la case « Après » pour déterminer l'importance des améliorations.

	Avant	Après
Je travaille à l'intérieur.		
Je m'expose très rarement au soleil.		
Je mets une crème écran total la plupart du temps.		
J'ai le trouble affectif saisonnier (TAS) ou « déprime hivernale ».		
Je vis dans une région peu ensoleillée.		

1. L'insuffisance en vitamine D touche aussi 80 % de la population française.

	Avant	Après
J'ai la peau foncée (je n'ai pas le type caucasien – à peau blanche).		
J'ai soixante ans ou plus.		
Je ne mange pas de petits poissons gras, maquereaux, harengs, sardines (source principale de vitamine D).		
Mes muscles sont douloureux ou faibles.		
Mes os sont fragiles (pressez sur votre tibia ; si cela vous fait mal, vous avez sans doute une déficience en vitamine D).		
J'ai de l'arthrose (la carence en vitamine D affaiblit les os, entraînant leur détérioration).		
J'ai de l'ostéoporose.		
Je me suis cassé plus de deux os ou je me suis fracturé la hanche.		
Ma vivacité d'esprit et/ou ma mémoire ne sont plus ce qu'elles étaient.		
J'ai une maladie auto-immune (comme la sclérose en plaques).		
On dirait que j'ai plus d'infections que les autres.		
J'ai un cancer de la prostate.		
Total		

Résultat	Sévérité	Programme	Que faire ?
0-3	Peut-être votre concentration de vitamine D est-elle basse	MSS	Pas de personnalisation nécessaire. Suivez le MSS

4-12	Peut-être votre concentration de vitamine D est-elle très en dessous de la norme..	Consultez un médecin.	Suivez les étapes ci-dessus. Sans amélioration au bout de six semaines, consultez un médecin..

» Le test sur les oméga-3

Plus de 90 % des Américains sont carencés en oméga-3[1], cruciaux pour le contrôle de l'inflammation, de la glycémie et du métabolisme. Le test qui suit vous permettra de savoir si votre moteur a besoin d'une « vidange ». Si, au cours du dernier mois, vous avez ressenti un des symptômes, notez « 1 » dans la case « Avant » correspondante. Faites le total, puis évaluez la sévérité du problème grâce à la clé de résultats. Lorsque vous aurez suivi le programme de six semaines, refaites le test, et si le symptôme a persisté, notez « 1 » dans la case « Après » et totalisez les points pour déterminer l'importance des améliorations.

	Avant	Après
Ma peau est sèche ou me démange.		
Mes ongles sont mous ou craquelés ou cassants.		
J'ai des pellicules.		
La cire de mes oreilles est très compacte.		

1. Nous n'avons pas de chiffres pour la France, mais les spécialistes s'accordent à dire que « l'apport en oméga-3 » est trop faible. Notre alimentation actuelle se rapprochant de plus en plus du régime standard américain, le pourcentage est sans doute sensiblement le même.

	Avant	Après
J'ai des espèces de petits boutons à l'arrière des bras ou sur le tronc.		
J'ai soif presque en permanence.		
Mes articulations sont sensibles et raides.		
Je vais à la selle moins de deux fois par jour.		
Mes selles sont de couleur claire, dures et sentent très mauvais.		
Je me sens déprimé, j'ai un déficit d'attention et/ou des trous de mémoire.		
J'ai des origines irlandaises, écossaises, galloises, scandinaves ou amérindiennes.		
J'ai les seins fibrokystiques.		
J'ai un syndrome prémenstruel presque chaque mois.		
Ma tension est plus élevée que la normale.		
Mon cholestérol LDL est trop élevé, tout comme les triglycérides, et mon HDL est trop bas.		
Total		

Résultat	Sévérité	Programme	Que faire ?
0-4	Vous avez peut-être un très léger déficit en acides gras.	MSS	Pas de personnalisation nécessaire. Suivez le MSS

5-7	Vous avez peut-être une carence modérée en acides gras.	Auto-soins.	Suivez le MSS et optimisez votre apport en acides gras avec les étapes de personnalisation du chapitre 24.
Plus de 8	Vous avez peut-être une carence sévère en acides gras.	Consultez un médecin	Suivez les étapes ci-dessus. Sans amélioration au bout de six semaines, consultez un médecin.

Nous venons d'identifier les trois carences nutritionnelles les plus fréquentes engendrées par notre mode de vie actuel. Elles sont particulièrement importantes pour le métabolisme et le contrôle de la glycémie. Intéressons-nous maintenant à l'épouvantable gâchis qui fait que nous sommes trop nourris tout en étant dénutris.

Changement nutritionnel n° 1 : le sucre sous toutes ses formes

Notre alimentation a radicalement changé en un siècle et encore plus au cours des cinquante dernières années. Le changement le plus marquant a été l'accroissement de notre consommation de sucre. Nos ancêtres du paléolithique avalaient l'équivalent de 22 cuillerées à café de sucre par an (réf. 2). Au début du XIXe siècle, nous consommions en moyenne par personne 4,5 kg de sucre par an. Aujourd'hui, l'Américain moyen engouffre 68 à 80 kg de sucre dans l'année, soit environ 200 g par jour[1] (réf. 3) ! Tous les sucres sont dommageables lorsqu'on les consomme à ces doses. Sachant que 0,6 litre de soda sucré au sirop de maïs à haute teneur en fructose (HFCS, pour *high-fructose corn syrup*[2]), ou une boisson énergétisante ou du thé glacé du commerce contiennent 17 cuillerées à café de sucre, ces chiffres pourtant très élevés n'ont rien d'exagéré quand on regarde la consommation des adolescents. Nous sommes en train de conduire, hors de tout contrôle, une vaste expérience sur l'être humain.

Au cours des trente dernières années, les calories apportées par ces sirops de maïs à haute teneur en fructose sont passées de 0 à 66 %, principalement sous forme de calories liquides contenues dans les sodas et autres boissons sucrées. Or, nous savons que les calories liquides sucrées génèrent des kilos en supplément bien plus que les calories solides. Les quatre raisons pour lesquelles nous devons éliminer le HFCS de notre alimentation sont exposées plus bas.

1. Le HFCS et le sucre de canne ne sont pas identiques biochimiquement ni assimilés de la même façon par l'organisme.

Le sirop de maïs riche en fructose est un aliment industriel bien loin du « naturel ». Il est produit à partir du maïs grâce à un procédé chimique et est donc un composé « nouveau » d'un point de vue biochimique, plus sucré et moins cher que le sucre de canne (saccharose).

Il n'existe pas de liaison chimique entre le glucose et le fructose qui compose le HFCS. Du coup, plus besoin de digestion et il est plus vite absorbé dans la circulation sanguine. Le fructose file vers le foie et déclenche la *lipogenèse* (la production de graisses, comme les triglycérides ou le choles-

---

1. En France, nous consommions 5 kg de sucre par an et par personne en 1850, contre 34 kg en 1970, la consommation étant restée stable depuis.
2. Il existe trois types de HFCS, en fonction de leur teneur respective en glucose ou en fructose.

térol), conduisant à une des causes principales de dommages hépatiques (le fameux « foie gras ») qui affectent 70 millions de personnes aux États-Unis. Le glucose, très vite absorbé, est à l'origine d'un grand pic d'insuline. Ces deux aspects du HFCS engendrent une amplification des problèmes métaboliques qui mènent à une augmentation de l'appétit, une prise de poids, le diabète, les maladies cardiaques, le cancer, la démence et autres.

Une recherche conduite au Children's Hospital Oakland Institut a démontré que chaque molécule de fructose libre du HFCS[1] nécessite plus d'énergie pour être absorbée par l'intestin et requière deux molécules de phosphore d'ATP (notre énergie cellulaire), avec pour résultat de réduire l'ATP nécessaire à maintenir l'intégrité de la paroi intestinale.

De petites *tight junctions*[2], ou connexions entre les cellules de l'intestin, cimentent les cellules entre elles, empêchant ainsi les particules d'aliments ou les bactéries de traverser la paroi intestinale en déclenchant une réaction immunitaire et une inflammation très importante. Il a été démontré que de fortes doses de fructose pouvaient faire des trous dans cette paroi, permettant à de redoutables métabolites des bactéries intestinales toxiques et à des fragments de protéines partiellement digérées de passer dans le sang en déclenchant une inflammation. Le fructose contenu naturellement dans les fruits fait partie d'une matrice alimentaire complexe incluant des fibres et n'a pas les mêmes effets biologiques que le fructose du sirop de maïs.

Le sucre de canne et le sucre industriel dénommé « sucre de maïs » sont différents d'un point de vue biochimique et

---

1. dans le sucre de table classique, le glucose et le fructose sont tenus ensemble par une liaison chimique et ne sont donc pas « libres ». En revanche, dans le HFCS, le fructose est sous forme libre et agit de façon différente sur l'organisme.
2. Le terme signifie littéralement « jonctions serrées ».

physiologique, en dépit des millions de dollars dépensés par l'industrie agroalimentaire en publicités télévisées qui affirment le contraire.

2. Le HFCS renferme des contaminants tels que le mercure qui ne sont ni réglementés ni mesurés par la FDA.

Une chercheuse de la Food and Drug Administration (FDA), souhaitant doser les contaminants, demanda à des industriels du maïs de lui expédier un conteneur de HFCS. Ses requêtes répétées ne rencontrèrent aucun écho jusqu'à ce qu'elle prétende qu'elle représentait une firme qui venait de mettre au point un nouveau soda. On lui envoya alors très vite une grosse quantité de HFCS, qui lui servit à démontrer qu'il renferme souvent des doses intoxicantes de mercure en raison des composés chlore-soude utilisés pour sa fabrication. Un sucre empoisonné n'a rien de naturel !

Lorsqu'on injecte le HFCS dans un chromatographe, d'étranges petits pics naissent, qui ne correspondent ni au fructose ni au glucose. De quoi s'agit-il ? On l'ignore. Mais cela met en question la pureté de ce supersucre industriel. La nature exacte, les effets et la toxicité éventuelle de ces composés n'ont jamais été complètement expliqués. Cependant, ne devrions-nous pas être protégés contre la présence, dans nos aliments, de composés chimiques non testés, surtout lorsque l'aliment en question représente 15 à 20 % de la ration calorique journalière d'un Américain moyen ?

3. Les experts médicaux et les nutritionnistes indépendants ne cautionnent pas la présence de HFCS dans notre alimentation, contrairement aux assertions de l'industrie du maïs.

Les sites de l'industrie du maïs (par exemple, www.cornsugar.com ou www.sweetsurprise.com) soutiennent que le sucre de canne ou le sucre de maïs sont équivalents en citant – ou plutôt en déformant – les propos des experts.

Le Pr Barry M. Popkin, du département de nutrition de l'université Chapel Hill en Caroline du Nord, a beaucoup écrit sur les dangers des boissons sucrées et sur leur contribution à l'épidémie d'obésité. Dans un article sur le HFCS, publié dans l'*American Journal of Clinical Nutrition* (réf. 5), il explique le mécanisme par lequel le fructose libre pourrait contribuer à l'obésité : « La digestion, l'absorption et le métabolisme du fructose diffèrent de ceux du glucose. Le métabolisme hépatique du fructose favorise la lipogenèse *de novo*. De plus, et contrairement au glucose, le fructose ne stimule pas la sécrétion d'insuline ni n'augmente la production de leptine. Puisque l'insuline et la leptine agissent à la manière de signaux clés dans la régulation de la prise alimentaire et dans le poids (pour contrôler l'appétit), cela suggère que le fructose alimentaire pourrait contribuer à augmenter l'apport d'énergie et donc la prise de poids. De plus, les boissons sucrées peuvent augmenter la surconsommation de calories. »

Il conclut en disant que « l'augmentation de la consommation de HFCS est en relation temporelle avec l'épidémie d'obésité, et la surconsommation de HFCS par l'intermédiaire de boissons sucrées pourrait jouer un rôle dans l'épidémie d'obésité ».

L'industrie du maïs sort ses commentaires de leur contexte pour appuyer sa position selon laquelle « tous les sucres sont identiques ». En vérité, de grosses quantités de sucre, quel qu'il soit, sont dommageables, et il se peut que, au bout du compte, ce soit les doses exagérées de n'importe quel type de sucre qui vous tuent. Cependant, la biochimie et les effets sur l'absorption, l'appétit et le métabolisme sont différents, et le Dr Popkin le sait.

4. Le HFCS est presque toujours un marqueur des aliments industriels de piètre qualité, pauvres en nutriments, générateurs de maladies, ou des « substances qui ressemblent à des aliments ».

Le dernier argument – et le plus important – qui justifie d'éviter les produits renfermant des HFCS est qu'ils sont un marqueur d'aliments de piètre qualité, bourrés de calories vides et d'ingrédients artificiels. Si vous voyez « sirop de maïs à haute teneur en fructose » ou le nouveau terme « sucre de maïs » sur une étiquette, vous pouvez être certain qu'il ne s'agit pas d'un aliment non transformé, frais et plein de fibres, de vitamines, de minéraux, de phytonutriments et d'antioxydants. Passez votre chemin si vous souhaitez rester en bonne santé. Nous devons réduire notre consommation de sucre en général. Toutefois, supprimer purement et simplement les HFCS permet de réduire les risques pour la santé et d'améliorer notre forme globale.

Changement nutritionnel n° 2: notre régime pauvre en fibres

Pendant que notre consommation de sucre augmentait, notre alimentation s'appauvrissait de façon spectaculaire en fibres. Nos ancêtres du paléolithique mangeaient entre 50 et 100 g de fibres par jour. Nous n'en consommons plus que 15 g (réf. 6).

Les fibres sont importantes parce qu'elles ralentissent l'absorption du sucre de l'intestin vers la circulation sanguine. Elles contribuent à la sensation de satiété et réduisent le cholestérol.

Les fibres proviennent des végétaux que nous mangeons : les fruits et les légumes, dont les noix[1], les graines, les céréales complètes et les légumineuses. Ceux d'entre nous qui s'adonnent aux aliments transformés issus de boîtes et autres conserves consomment moins de fibres que ceux qui privilégient des aliments non transformés.

---

1. Dans ce texte, sauf précision, le terme recouvre toutes les « noix »: noix, noisettes, noix de pécan ou de cajou, etc..

La pauvreté de nos régimes en fibres a d'énormes implications en termes de santé. Ce manque contribue aux MCV, diabète, obésité, cancers et beaucoup d'autres maladies chroniques (réf. 7). D'ailleurs, des études montrent que l'addition de quantités importantes de fibres dans le régime est aussi efficace pour abaisser la glycémie que des médicaments contre le diabète, et sans aucun effet secondaire (réf. 8).

Changement nutritionnel n° 3 : une épidémie de carences nutritionnelles

Dans nos pays d'abondance alimentaire, alors que nous mangeons plus que jamais, nous sommes carencés en certaines substances très précieuses avec, pour résultat, une épidémie de diabésité et beaucoup d'autres maladies chroniques.

Certains nutriments, en particulier, sont très importants dans la prévention et le traitement de la diabésité : la vitamine D (réf. 9), le chrome (réf. 10 et 11), le magnésium (réf. 12), le zinc (réf. 13), la biotine, ou vitamine B8 (réf. 14), les oméga-3 (réf. 15) et les antioxydants tels que l'acide alphalipoïque (réf. 15). Tous sont nécessaires aux bons contrôles et équilibre de l'insuline et de la glycémie. En cas de carences, notre machinerie biochimique peut ralentir et même caler. Nous devenons alors de plus en plus résistants à l'insuline, notre glycémie dérape et nous prenons du poids.

La solution nutritionnelle : la nutrigénomique

Nous concevons le plus généralement les aliments comme un moyen de trouver de l'énergie, le fuel dont ont besoin nos organismes pour fonctionner. Néanmoins, des avancées scientifiques récentes montrent que les aliments parlent à nos gènes. L'information que notre organisme reçoit des aliments peut allumer ou éteindre nos gènes. Ils offrent des instructions à notre corps sur la façon de contrôler le métabolisme au jour le jour, à chaque fois que nous avalons une bouchée. Il s'agit de la **nutrigénomique**, qui étudie comment les aliments « parlent » aux gènes. C'est la base nutritionnelle qui soutient le MSS. Le Dr Dean Ornish a d'ailleurs montré que, après trois mois d'un programme exhaustif portant sur le « mode de vie » et incluant une alimentation essentiellement végétarienne avec des produits non transformés, plus de 500 des gènes impliqués dans le cancer avaient été régulés de façon positive, soit parce que les gènes contribuant à la survenue de cancers avaient été éteints, soit parce que ceux contribuant à notre protection contre cette maladie avaient été allumés (réf. 17). Aucun traitement médical ne peut produire un tel résultat. Des scientifiques ont retrouvé récemment du matériel génétique de végétaux dans le sang humain. Songez-y un instant : les gènes de plantes expliquent à nos gènes ce qu'ils doivent faire. Révolutionnaire !

Afin d'illustrer la puissance de cette approche, permettez-moi de partager avec vous une étude remarquable qui montre avec quelle rapidité et quelle force la qualité de nos aliments peut modifier l'expression des gènes, indépendamment des calories, des hydrates de carbone (ou glucides), des protéines, des lipides ou des fibres. L'étude portait sur des sujets en prédiabète que l'on a répartis en deux groupes. Chaque groupe a reçu exactement la même ration calorique, les mêmes quantités de protéines, de lipides, de glucides et de fibres sur une période de 12 semaines (réf. 18).

Une seule différence distinguait les deux groupes. Le premier recevait du pain de seigle complet et des pâtes au seigle comme source de glucides, quand le second consommait de l'avoine, du blé et des pommes de terre. Après ces 12 semaines, les chercheurs ont pratiqué une biopsie sous-cutanée de la graisse, ont examiné l'expression des gènes et ont donné aux participants une boisson sucrée pour voir comment leur glycémie et leur insuline avaient été affectées par ces changements nutritionnels.

Les résultats ont été sidérants. Les personnes qui avaient consommé du seigle présentaient des adipocytes plus petits et une meilleure sensibilité à l'insuline. Les gènes qui inversent la diabésité étaient allumés grâce à l'information contenue dans le seigle (*via* un phytonutriment appelé « lignane »), sans rapport avec les calories ou la quantité de glucides ingérés. En d'autres termes, seule importait *la nature* des glucides ingérés par ce groupe. La qualité de notre régime est aussi importante que la quantité que nous ingérons.

Toutefois, la rapidité avec laquelle les gènes des personnes du premier groupe avaient changé était encore plus surprenante. Des dizaines de gènes qui avaient rendu les participants trop gros et diabétiques s'étaient éteints et d'autres dizaines de gènes capables de leur rendre minceur et bonne santé s'étaient allumés. Au total, 71 gènes qui promeuvent la résistance à l'insuline et la mort cellulaire avaient été éteints dans le groupe « seigle ». Les aliments avaient affecté les gènes dans un sens favorable, éteignant ceux qui prédisposaient les personnes de ce groupe à la diabésité.

En revanche, 62 gènes qui promeuvent la diabésité avaient été allumés dans le second groupe, nourri avec de l'avoine, du blé et des pommes de terre, débouchant sur une augmentation des molécules de stress et une amplification de l'inflammation et du stress oxydatif, c'est-à-dire des radicaux libres. Autant d'éléments qui contribuent à la diabésité.

Gardons à l'esprit que ces deux groupes recevaient la même ration calorique et exactement les mêmes pourcentages de lipides, protéines, glucides, fibres. Encore une fois, la seule différence était la nature des hydrates de carbone, ou glucides ingérés. Cette étude (et bien d'autres dont les conclusions sont similaires) illustre que **l'aliment n'est pas juste des calories : l'aliment est une information.**

Donc, si nous souhaitons éteindre les gènes qui mènent à la diabésité et allumer ceux qui conduisent à la santé, la clé réside dans **la qualité et la nature** des aliments que nous ingérons et pas uniquement dans le nombre de calories ou les rapports entre glucides, protéines et lipides dans notre alimentation.

Il faut mettre nos gènes au régime. Ainsi que l'a dit David Ludwig, l'un des chercheurs sur l'obésité les plus connus de la Harvard Medical School, « les voies métaboliques impliquées dans l'action des hormones [comme dans la résistance à l'insuline] ont été la cible de millions et de millions de dollars de recherches de la part des laboratoires pharmaceutiques. Cependant, bon nombre de ces voies peuvent normalement être sous le contrôle de régulations alimentaires. Les résultats de cette étude [sur la nutrigénomique] soulignent dans ce cas une sagesse ancestrale, *Que l'aliment soit ta médecine*, afin de cibler la prévention et le traitement de l'obésité, du diabète et des MCV » (réf. 19).

Le passage d'une alimentation pauvre en nutriments à une alimentation riche en ces mêmes substances, dont sont très bien pourvus les légumes, les noix, les graines, les légumineuses et les céréales complètes, améliore l'expression de centaines de gènes qui contrôlent le fonctionnement de l'insuline et l'obésité. Un régime optimal afin de prévenir et de traiter la diabésité doit également inclure des bons lipides, tels que l'huile d'olive, les noix ou l'avocat, et des oméga-3 ainsi que des apports modestes en protéines animales maigres. Ce programme alimentaire est mieux connu sous le nom de « régime méditerranéen » (réf. 20). Il privilégie des produits non transformés, frais, préparés chez soi et non pas dans une usine. Il a été prouvé que cette façon de manger pouvait prévenir voire inverser la diabésité. Ses effets sur notre santé sont très vastes et profitent à notre physiologie dans son ensemble, en réduisant l'inflammation, en amplifiant la détoxification, en rééquilibrant les hormones et en offrant une puissante protection antioxydante, bref tout ce qui permet de guérir les causes sous-jacentes de la maladie.

Ce que vous mettez dans votre assiette est le plus efficace des médicaments, qui soigne la racine des maladies chroniques et la diabésité.

En plus de ces modifications alimentaires, il vous faudra des compléments de vitamines et de minéraux et vous devrez peut-être rectifier des carences spécifiques en chrome, en biotine (vitamine B8), en vitamine D (réf. 21), en magnésium (réf. 22), en zinc, en acide alphalipoïque (réf. 23) et en oméga-3 (réf. 24 et 25). Nous avons besoin de ces ajouts parce que nos sols, notre agriculture, la transformation de nos aliments et leur distribution engendrent un appauvrissement de ces denrées en nutriments.

Sir Albert Howard, considéré comme l'un des pères de l'agriculture biologique, écrivit dans son ouvrage fondateur, *The Soil and Health*, que « l'on doit considérer la santé de la terre, de la plante, de l'animal et de l'homme comme un tout ».

Même lorsque l'on adopte une alimentation saine, l'appauvrissement des sols agricoles, le stockage et l'acheminement des aliments, les altérations génétiques des espèces traditionnelles, l'aggravation du stress et des exigences nutritionnelles qui résultent d'un environnement toxique rendent impossible un apport idéal en vitamines et en minéraux exclusivement par l'assiette (réf. 27).

Dans la partie IV, vous apprendrez avec précision ce que vous devez manger et quels suppléments prendre pour inverser la diabésité. Pour l'instant, gardez à l'esprit que l'idée selon laquelle l'aliment est une source énergétique et rien d'autre est très réductrice. La nutrigénomique est l'avenir de la médecine. Elle nous aidera à comprendre et à traiter avec succès la diabésité.

9. Étape 2 : régulez vos hormones

Ce chapitre s'intéresse surtout à l'hormone insuline. Toutefois, équilibrer toutes les hormones, dont les hormones sexuelles, celles des surrénales ou du stress et celles sécrétées par la thyroïde, est crucial pour guérir. Toutes sont interconnectées ; elles interagissent à la manière d'une symphonie complexe. Lorsque cette symphonie oublie la partition, les problèmes commencent.

Pour régler la diabésité, il faut identifier et traiter les déséquilibres thyroïdiens qui contrôlent le métabolisme ; discipliner des hormones du stress trop réactives qui aggravent la résistance à l'insuline et la glycémie ; traiter enfin le déséquilibre de l'insuline et ses effets délétères sur les hormones sexuelles. Voyons maintenant comment chacun de ces déséquilibres en hormones majeures peut contribuer à la diabésité.

Les hormones thyroïdiennes : le contrôle du métabolisme

La glande thyroïde contrôle le métabolisme. Si son fonctionnement ralentit, le métabolisme fait de même et le risque de diabésité augmente. Les problèmes thyroïdiens affectent 1 femme sur 5 et 1 homme sur 10 ; pourtant, 50 % des sujets concernés ne sont pas diagnostiqués. Cette absence de diagnostic aggrave la résistance à l'insuline (réf. 1), laquelle aggrave à son tour la fonction thyroïdienne (réf. 2). De plus, parmi les gens qui ont reçu le bon diagnostic, beaucoup sont traités de façon inadéquate avec des médicaments comme le Synthroid[1].

1. Lévothyroxine.

➡ MALADIE THYROÏDIENNE CACHÉE ET DIABÉSITÉ : UNE HISTOIRE DE PATIENT

Rene, jeune femme de vingt-cinq ans, diplômée de l'université, sérieuse et déterminée, faisait son possible pour se prendre en main. Elle avait opté pour une alimentation saine, riche en fruits, en légumes, en noix, en graines, en légumineuses et en céréales complètes, et elle faisait une heure d'exercice par jour avec un entraîneur. Elle dormait assez et avait très bien équilibré son temps de travail et ses plages de loisir. Pourtant, elle avait 9 kg de trop et rien de ce qu'elle avait tenté n'avait eu d'effet. En creusant un peu, je découvris quelques indices permettant d'éclairer ce mystérieux gain de poids et ses problèmes d'insuline. Ses règles étaient irrégulières, sa peau sèche et ses cheveux rêches. Elle était constipée et se montrait frileuse. Elle avait pourtant consulté les meilleurs médecins de Los Angeles, mais aucun n'avait exploré en profondeur la cause évidente de tous ces symptômes : une fonction thyroïdienne ralentie. Certes, ils avaient demandé le dosage standard en pareil cas (le dosage de la TSH), mais comme le résultat se situait dans la norme (3,5), ils n'avaient pas été cherchés plus loin.

Je demande toujours l'intégralité des dosages qui couvrent la fonction thyroïdienne, dont la TSH (l'American College of Endocrinology considère aujourd'hui qu'elle est normale jusqu'à 3,5, mais la plupart des laboratoires n'ont pas encore modifié leur fourchette de concentrations pour suivre cette nouvelle recommandation). Je vérifie également les concentrations en hormones thyroïdiennes T4 et T3, et les anticorps anti-thyroïde pour m'assurer qu'il n'existe aucune attaque auto-immune contre la thyroïde. La plupart des médecins ne regardent que la TSH, passant à côté de nombre de cas plus subtils. Rene présentait une concentration basse de T3 et un taux d'anticorps anti-thyroïde élevé, alors que sa TSH était « normale ». Je lui prescrivis une préparation naturelle contenant à la fois de la T4 et de la T3. Tous ses symptômes disparurent et elle perdit ses 9 kg excédentaires.

Souffrez-vous d'une glande thyroïde qui fonctionne au ralenti ? Tentez le test suivant. Souvenez-vous que le mieux est de faire ce test avant de commencer le programme et de le refaire après pour évaluer les changements. Peut-être aurez-vous besoin d'un soutien personnalisé ou d'une supplémentation en hormones naturelles, selon le résultat obtenu. Je l'expliquerai en semaine 6 du plan.

Le test de la thyroïde

La glande thyroïde est très sensible aux toxiques environnementaux, aux carences nutritionnelles (iode, sélénium et zinc) et au stress. La moitié des personnes qui présentent une fonction thyroïdienne insuffisante ne sont pas diagnostiquées. Le test ci-dessous vous aidera à déterminer si vous avez des problèmes thyroïdiens que vous ignorez. Si, au cours du dernier mois, vous avez ressenti un des symptômes, notez « 1 » dans la case « Avant » correspondante. Faites le total, puis évaluez la sévérité du problème grâce à la clé de résultats. Lorsque vous aurez suivi le programme de six semaines, refaites le test, et si le symptôme a persisté, notez « 1 » dans la case « Après » et totalisez les points pour déterminer l'importance des améliorations.

	Avant	Après
Le tiers externe de mes sourcils est clairsemé.		
Je suis sensible au froid.		
J'ai les pieds et les mains sans cesse froids.		
Je perds mes cheveux, ou ils sont plus fins ou rêches.		
Mes ongles et ma peau sont épais.		
Ma peau est sèche.		

	Avant	Après
J'éprouve une faiblesse, ou des douleurs ou une fatigue musculaire.		
J'ai des règles très abondantes, un syndrome prémenstruel pénible ou d'autres problèmes de cet ordre, ou je souffre d'infertilité.		
Ma libido a faibli.		
Je suis sans cesse fatigué, surtout le matin. Ma mémoire et ma concentration ont faibli. Je fais de la rétention d'eau.		
J'ai du mal à perdre du poids (ou j'en ai pris récemment).		
Je suis souvent constipé.		
Je me sens déprimé et apathique.		
J'ai une maladie auto-immune (arthrite rhumatoïde, sclérose en plaques, lupus, allergies ou multiplication de levures).		
J'ai une tension ou un rythme cardiaque bas.		
Je suis intolérant au gluten ou je souffre de la maladie céliaque.		
J'ai été exposé aux toxiques environnementaux.		
Je mange beaucoup de thon et de sushi et/ou mes dents comportent un grand nombre d'amalgames à base de mercure.		
J'ai subi des traitements à base de radiations.		

	Avant	Après
Je bois de l'eau riche en chlore ou en fluor.		
Il existe des problèmes thyroïdiens dans ma famille.		
Total		

Résultat	Sévérité	Programme	Que faire ?
0-3	Peut-être une fonction thyroïdienne un peu faible..	MSS	Pas de personnalisation nécessaire. Suivez le MSS
4-7	Peut-être une fonction thyroïdienne modérément faible.	Auto-soins.	Suivez le MSS et optimisez votre thyroïde en suivant les étapes du chapitre 24.
Plus de 8	Peut-être une fonction thyroïdienne très insuffisante.	Prenez l'avis d'un médecin.	Suivez les étapes ci-dessus. Sans amélioration au bout de six semaines, consultez un médecin.

Si votre résultat dépasse 3, je vous encourage à suivre les étapes de personnalisation pour la thyroïde en semaine 6 (voir partie IV) et à lire mon e-book *The UltraThyroid Solution* (www.bloodsugarsolution.com/ultrathyroid) pour obtenir plus d'informations sur la détection de la maladie thyroïdienne et son traitement.

Les hormones du stress : les dangers du stress chronique

Ces hormones jouent également un rôle critique dans la diabésité. Le stress chronique augmente la production de cortisol, l'hormone principale du stress. Un niveau élevé chronique de cortisol engendre une augmentation de la glycémie et du cholestérol sanguin, et provoque dépression voire démence (réf. 3). Il promeut également une accumulation de la graisse abdominale, comme nous le rencontrons très souvent chez des patients présentant une résistance à l'insuline ou un diabète. Trop de cortisol se solde aussi par une fonte musculaire, interfère avec les hormones thyroïdiennes et l'hormone de croissance, et influe négativement sur le sommeil, le tout concourant au gain de poids. Le manque de sommeil augmente l'appétit et les compulsions pour le sucre. Lors d'une étude réalisée sur de jeunes hommes en bonne santé, que l'on privait juste de 2 heures de sommeil, on a remarqué que leur taux de ghréline (l'hormone de la faim) augmentait, alors que celui du PYY[1] (qui freine l'appétit) diminuait (réf. 4), avec une appétence accrue pour les glucides raffinés et le sucre. Dormir assez et bien est important dans le traitement de la diabésité et peut prévenir la prise de poids, le diabète et les MCV.

Mais le point plus crucial encore est la réduction du stress. On définit le stress comme une réaction à une menace réelle ou imaginaire. Nous serons toujours confrontés à des épisodes de stress aigu. C'est inévitable. Cependant, ces épisodes qui surviennent et qui passent ne sont pas ceux qui fragilisent notre santé. En revanche, le stress qui a un impact considérable sur la diabésité et sur nombre de maladies est le stress chronique, créé en partie par notre attitude vis-à-vis du stress ! Pensez-vous que les choses se termineront de façon

1. Peptide YY.

favorable ? Voyez-vous le verre à moitié plein ou à moitié vide ? Pensez-vous que le monde est un endroit plaisant ou une jungle ?

Les effets du stress sont dessinés par nos pensées, nos attitudes et nos certitudes. Nous *pouvons* changer ce que nous pensons et croyons, et ainsi réduire l'impact de ce stress quotidien sur nos vies. Ne jamais ajouter foi à toutes nos pensées stupides !

Au chapitre 14, nous explorerons les liens entre stress et diabésité. Vous pouvez également suivre les étapes de personnalisation additionnelles pour tranquilliser votre esprit en partie IV et utiliser mon programme CD-audio *UltraCalm* (www.bloodsugarsolution.com/ultracalm), qui vous aidera à soulager votre état de stress chronique grâce à des outils simples.

Les hormones sexuelles : des hommes devenant des femmes et l'inverse ?

Trop d'insuline a un effet négatif sur les hormones sexuelles. Si vous êtes de sexe masculin, cela vous féminise, l'inverse étant vrai pour les femmes. La résistance à l'insuline favorise la pousse des poils sur le visage et le corps, et la perte des cheveux chez les femmes. Beaucoup d'entre elles se retrouvent également avec de l'acné et des cycles menstruels irréguliers. Certaines récupéreront une moustache ou même une barbe et auront des boutons voire deviendront chauves.

La résistance à l'insuline peut aussi être une cause non décelée du syndrome des ovaires polykystiques (SOPK) [réf. 5] qui provoque l'infertilité. Il s'agit d'un problème nutritionnel engendré par notre mauvaise alimentation et notre environnement toxique.

➡ INFERTILITÉ : UNE HISTOIRE DE PATIENT

Lisa voulait désespérément des enfants. Les traitements qu'elle avait suivis avec les meilleurs spécialistes du New Jersey et de New York ayant échoué, elle vint me consulter. Ses médecins lui avaient dit qu'elle souffrait d'un SOPK – un problème métabolique et nutritionnel qui affecte les hormones. Il est surtout causé par le prédiabète. Les symptômes incluent des règles irrégulières et abondantes, de l'acné, des poils sur le visage, la perte des cheveux et une augmentation de la graisse abdominale.

En dépit des comprimés ou des injections, des cocktails d'hormones qui aiguillonnaient ses ovaires, de multiple FIV à 15000 dollars, Lisa ne voyait toujours pas le bébé tant espéré. Le problème ne siégeait pas dans ses ovaires, mais dans son alimentation.

Trois mois après qu'elle eut remplacé son régime à base de produits transformés par des aliments non transformés et frais, qu'elle eut entrepris de faire de l'exercice chaque jour en prenant des suppléments nutritionnels pour aider le métabolisme des sucres dans l'organisme, Lisa découvrit qu'elle était enceinte. Un an plus tard, je reçus une délicieuse photo de son bébé, accompagnée d'un petit message : « Merci Dr Hyman de m'avoir mise enceinte. » Difficile d'expliquer cela à ma femme ! De fait, en appliquant les principes contenus dans cet ouvrage, j'ai « mis » beaucoup de femmes enceintes et un des murs de mon bureau est tapissé de photos de bébés !

Le Dr Walter Willett de Harvard a rédigé ses recherches sur la stérilité due au prédiabète dans *The Fertlity Diet*. Dans l'étude d'Harvard, dite *Nurses Health Study* (réf. 6), regroupant 19000 femmes, un des paramètres suivi était la fertilité. Les chercheurs découvrirent que la majorité des cas de stérilité, qui affecte 1 couple sur 7, pouvaient être traités par l'intermédiaire du régime alimentaire, du mode de vie et des suppléments. Remédier à des insuffisances nutritionnelles en prenant une multivitamine (réf. 7) et en consommant une alimentation basée sur les produits non transformés, à bas index glycémique, riche en nutriments et donc en végétaux peut avoir un impact énorme sur l'infertilité.

En outre, le Dr David Ludwig a démontré qu'un régime à faible index glycémique prévenait les accouchements prématurés chez des femmes en surpoids (réf. 9). En d'autres termes, manger en suivant ce programme vous aidera à être enceinte et à conduire votre grossesse à son terme.

➡ LE SUCRE ALTÈRE VOTRE VIRILITÉ : UNE HISTOIRE DE PATIENT

Steve, un auteur de 54 ans, était un autre de ces patients qui ne parviennent pas à maigrir. En dépit de ses vigoureuses séances de musculation ou d'aérobic à l'aide d'appareils, trois à cinq fois par semaine, il ne réussissait pas à contrôler son appétit, à se muscler ni à perdre un peu de l'énorme couche de graisse abdominale qui enveloppait son corps de 128 kg. Sa libido était en veilleuse et ses érections faibles. Nous découvrîmes que son insuline avait atteint le plafond, alors que sa testostérone était au plus bas.

Grâce à une amélioration de son régime et à un gel de testostérone bioidentique, il parvint à se muscler, à perdre du poids, à contrôler son appétit et à retrouver le plaisir du sexe avec sa ravissante épouse.

Chez l'homme, la résistance à l'insuline abaisse le taux de testostérone (réf. 9). Le désir et la fonction sexuelle sont donc diminués. Mais un taux bas de testostérone mène également à d'autres problèmes, dont une fonte de la masse musculaire et un surcroît de graisse abdominale que l'on observe souvent chez les hommes de plus de 40 ans. Au fil du temps, les hommes diabétiques se féminisent dans le sens où l'excès d'insuline et de graisse corporelle se solde par un taux plus élevé d'œstrogènes, expliquant une peau douce, une augmentation des seins, la perte des poils sur les jambes, les bras et la poitrine, et la réduction de la masse musculaire, sans oublier une libido en berne et des difficultés d'érection.

Vos hormones sexuelles sont-elles déséquilibrées ? Tentez le test pour le savoir. Remplissez-le avant d'entreprendre le programme puis, à nouveau, au bout de ses six semaines pour évaluer le « avant-après », c'est-à-dire les modifications de votre état de santé. En fonction de votre résultat, il se peut que vous ayez besoin d'une aide personnalisée. Je l'expliquerai en semaine 6 du plan.

➽ Le déséquilibre des hormones sexuelles

Beaucoup des symptômes dont souffrent les gens proviennent des déséquilibres de leurs hormones sexuelles. Hommes et femmes répondent différemment à ces déséquilibres. Faites ce test afin de déterminer si un problème de ce type peut expliquer que vous vous sentiez mal. Si, au cours du dernier mois, vous avez ressenti un des symptômes, notez « 1 » dans la case « Avant » correspondante. Faites le total, puis évaluez la sévérité du problème grâce à la clé de résultats. Lorsque vous aurez suivi le programme de six semaines, refaites le test, et si le symptôme a persisté, notez « 1 » dans la case « Après » et faites le total des points pour déterminer l'importance des améliorations.

Pour les femmes	Avant	Après
Mes cycles sont irréguliers, mes pertes très ou trop peu abondantes.		
Juste avant les règles, j'ai souvent des maux de tête ou des migraines.		
Mes seins sont sensibles et leur volume augmente.		
J'ai souvent un syndrome prémenstruel.		

Pour les femmes	Avant	Après
Je suis en péri- ou pré-ménopause.		
J'ai des bouffées de chaleur.		
Le sexe ne m'intéresse plus.		
Ma peau, mes cheveux et/ou mon vagin sont secs.		
Mon poids fluctue au cours du mois.		
J'ai pris du poids autour de l'abdomen.		
Je me sens ballonnée la plupart du temps.		
J'ai des œdèmes, j'enfle, je suis bouffie ou je fais de la rétention d'eau.		
J'ai des compulsions alimentaires avant les règles (surtout pour des aliments sucrés ou salés).		
J'ai de fréquentes sautes d'humeur.		
Je me sens anxieuse.		
Je me sens dépressive.		
J'ai l'impression de ne pas pouvoir faire face aux choses les plus banales.		
J'ai mal au dos, aux articulations, ou des douleurs musculaires.		
J'ai des problèmes de stérilité.		
Je prends des hormones contraceptives ou d'autres.		
J'ai des kystes mammaires ou les seins fibrokystiques.		
Il y a des cancers du sein, de l'utérus ou des ovaires dans ma famille.		
J'ai des fibromes.		
J'ai des suées nocturnes.		

Pour les femmes	Avant	Après
J'ai du mal à dormir.		
J'ai parfois des palpitations.		
Ma mémoire et ma concentration ont baissé.		
J'ai des poils sur le visage.		
J'ai été exposée aux pesticides ou aux métaux lourds (par l'alimentation, l'eau ou l'air).		
Total		

Résultat	Sévérité	Programme	Que faire ?
0-9	Peut-être un léger déséquilibre d'hormones sexuelles..	MSS	Pas de personnalisation nécessaire. Suivez le MSS
10-14	Peut-être un déséquilibre modéré d'hormones sexuelles.	Auto-soins.	Suivez le MSS et optimisez vos hormones sexuelles en suivant les étapes du chapitre 24.
Plus de 15	Peut-être un déséquilibre prononcé d'hormones sexuelles	Prenez l'avis d'un médecin.	Suivez les étapes ci-dessus. Sans amélioration au bout de six semaines, consultez un médecin.

Pour les hommes	Avant	Après
J'ai des seins et j'ai perdu mes poils sur les jambes, bras et sur le torse.		
Je me sens souvent fatigué, sans énergie.		
Je ressens de l'indifférence vis-à-vis de ma vie ou de mon avenir.		
J'ai perdu ma vitalité et le désir sexuel.		
J'ai du mal à parvenir à l'érection ou à la maintenir.		
Je suis stérile ou j'ai un taux de spermatozoïdes faible.		
J'ai perdu de la masse musculaire.		
Ma graisse abdominale a augmenté.		
Je me sens faible.		
J'ai perdu de la masse osseuse ou j'ai eu des fractures.		
Mon taux de cholestérol a augmenté.		
Mon insulinémie et ma glycémie ont augmenté.		
Je souffre de dépression.		
J'ai été exposé aux pesticides ou aux métaux lourds (par l'alimentation, l'eau ou l'air).		
Total		

Résultat	Sévérité	Programme	Que faire ?
0-4	Peut-être un léger déséquilibre d'hormones sexuelles..	MSS	Pas de personnalisation nécessaire. Suivez le MSS

Résultat	Sévérité	Programme	Que faire ?
5-6	Peut-être un déséquilibre modéré d'hormones sexuelles.	Auto-soins.	Suivez le MSS et optimisez vos hormones sexuelles en suivant les étapes du chapitre 24.
Plus de 7	Peut-être un déséquilibre prononcé d'hormones sexuelles.	Prenez l'avis d'un médecin.	Suivez les étapes ci-dessus. Sans amélioration au bout de six semaines, consultez un médecin.

Si vous souffrez d'un déséquilibre d'hormones sexuelles, le problème est vraisemblablement lié à une augmentation de votre résistance à l'insuline. Ces déséquilibres sont parfaitement réversibles grâce au MSS.

10. Étape 3: réduisez l'inflammation

Tout ce qui engendre de l'inflammation concourt à l'insulinorésistance. Et tout ce qui engendre l'insulinorésistance concourt à l'inflammation. Ce cercle vicieux forme la racine de beaucoup de maladies chroniques du XXIe siècle.

Nous savons tous ce qu'est l'inflammation: qu'il s'agisse d'une gorge irritée, d'une réaction allergique avec urticaire, d'une coupure qui s'infecte et enfle, rouge, chaude et douloureuse. Toutefois, l'inflammation qui sous-tend l'obésité et les maladies chroniques sont invisibles et indolores. Elle est sournoise à la manière d'un feu qui couve et résulte de la réaction de notre système immunitaire qui tente de lutter contre les mauvais aliments (sucre, aliments transformés, graisses pro-inflammatoires), le stress, les toxines, les allergènes alimentaires, le surdéveloppement de bactéries néfastes dans notre flore intestinale et même des petites infections sans apparente gravité.

Tous ces déclencheurs provoquent une augmentation des molécules inflammatoires du système immunitaire, connues sous le nom de « cytokines ». Elles sont très importantes afin de lutter contre les infections ou le cancer et aident notre corps à distinguer ses amis de ses ennemis. Néanmoins, lorsque ces cytokines agissent hors de tout contrôle, des maladies chroniques de toutes sortes surviennent.

L'inflammation, la résistance à l'insuline, les maladies chroniques: le chaînon manquant

Une des découvertes médicales le plus importantes du XXe siècle est que l'inflammation forme le lien qui réunit, non seulement les maladies auto-immunes et les allergies, mais également la plupart des maladies chroniques, dont les MCV, l'obésité, le cancer, la démence et la dépression. De fait, une inflammation non maîtrisée engendre la résistance à l'insuline qui, ainsi que nous le savons, est le facteur principal dans toutes ces maladies, à l'exclusion, bien sûr des maladies auto-immunes et des allergies. La résistance à l'insuline crée encore plus d'inflammation, jusqu'à ce que notre maison biologique se consume entièrement.

Tout ce qui excite les cytokines rend les cellules de l'organisme encore plus insulinorésistantes. Cela a pour conséquence de forcer le pancréas à libérer de plus en plus d'insuline afin de faire pénétrer le glucose dans les cellules pour qu'il y soit converti en énergie. Mais puisque les cellules sont devenues résistantes à l'insuline, il en faut toujours plus. La résistance à l'insuline, c'est, au fond, l'inanition au milieu de l'abondance.

Ainsi que nous l'avons dit précédemment, l'insuline est aussi l'hormone du stockage des graisses, qui pousse à manger davantage et à prendre du poids. Nous savons que les cellules adipeuses – ou adipocytes – produisent également leurs propres cytokines, très inflammatoires et baptisées « adipocytokines » ou « adipokines » (réf. 1). Ces adipokines (IL-1, IL-6 et TNF-alpha[1]) aggravent la résistance à l'insuline, l'obésité et le diabète, et font le lit de bien d'autres maladies chroniques.

Mais qui déclenche cette inflammation ? Une étude récente a pointé vers quelques causes simples que nous pouvons identifier et traiter directement. Le sucre, les glucides raffinés, les acides gras trans, trop d'acides gras oméga-6 inflammatoires provenant d'huiles tirées de végétaux comme le soja ou le maïs, des édulcorants artificiels, des allergies ou

1. *Tumor necrosis factor alpha* ou facteurs de nécrose tumorale alpha.

des sensibilités alimentaires sournoises, des infections chroniques, des déséquilibres de la flore intestinale, des toxiques environnementaux, le stress et une vie sédentaire, tout cela favorise l'inflammation. Certes, déterminer lesquels de ces facteurs sont à l'origine de votre inflammation, à titre personnel, est la question cruciale, puisque la réponse est différente en fonction des individus. Il vous faut donc identifier toutes les sources d'inflammation dans votre vie, afin de les éliminer, si vous souhaitez vaincre votre diabésité. Le MSS vous y aidera.

➡ LA DIABÉSITÉ, LA DÉPRESSION ET L'INFLAMMATION : UNE HISTOIRE DE PATIENT

Dépression et obésité sont des problèmes qui vont souvent de pair. Tel était le cas de J.P., un jeune homme de 18 ans qui vint me trouver pour que je l'aide à sortir de sa dépression, de son anxiété et de son état de fatigue, sans oublier une prise de poids de 12 kg. Lorsque je le rencontrai, il pesait un peu moins de 91 kg. Il présentait un prédiabète sévère, tout en l'ignorant.

Je découvris de nombreux indices dans son histoire et aussi dans les résultats de ses examens de laboratoire, qui tous faisaient suspecter une inflammation comme origine de son obésité et de sa dépression. Il présentait des aphtes (dus au gluten – réf. 2), des craquelures à la commissure des lèvres (carence en vitamine du groupe B), de l'acné sur le visage, la poitrine, le dos et les épaules (forte consommation de laitages ou de sucre, ou inflammation intestinale), et souffrait d'allergies saisonnières. Il était frileux et fatigué (problèmes thyroïdiens), surtout le matin. Il avait aussi du mal à dormir et était traité au Paxil[1] depuis quatre ans pour remédier à son anxiété et à sa dépression. Mais d'autres signes évoquaient une inflammation et un dysfonctionnement immunitaire,

1. Paroxétine (déroxat) ou Seroxat (Suisse).

notamment les oreilles qui le grattaient (allergies ou fongus) et des taches blanches sur ses ongles (déficience en zinc).
Ses habitudes alimentaires étaient épouvantables : pas de petit déjeuner, des fast-foods midi et soir et des sodas light ou normaux durant toute la journée. Il détestait poisson et crustacés (déficience en oméga-3). Heureusement, il faisait 25 minutes d'exercice par jour sur un tapis roulant et travaillait 1 à 2 fois par semaine avec un entraîneur sportif. Et il dormait 10 heures par nuit.

Ses examens de laboratoire révélèrent des carences en oméga-3 (réf. 3), en vitamine D (réf. 4,5 et 6), en vitamines B6 (réf. 7) et B12 (réf. 8), toutes associées au prédiabète et à la dépression. En dépit d'auto-anticorps contre la thyroïde, sa fonction thyroïdienne était « normale » (réf. 9). Son cholestérol total, tout comme ses triglycérides, étaient élevés, et son HDL bas, situation très classique dans un prédiabète. Sa glycémie était également normale. En revanche, son insulinémie s'élevait en flèche après la prise d'une boisson sucrée (en lien avec l'acné [réf. 10], la dépression [réf. 11], la prise de poids et les compulsions sur les glucides).

Nous découvrîmes également des anticorps contre le gluten (associés à la fatigue, la dépression [réf. 12], l'hypothyroïdie [réf. 13] et l'acné) et à bien d'autres aliments (réf. 14), indiquant un « intestin perméable » (voir chapitre 11), également cause de diabésité.

Nous avons donc supprimé les allergènes alimentaires de son régime pour lui faire adopter une alimentation renfermant très peu de sucre, avec des produits non transformés. Nous avons aussi restauré sa flore intestinale à l'aide d'antifongiques et d'un probiotique, puis aidé dans un second temps sa fonction thyroïdienne. Nous avons aussi corrigé ses carences nutritionnelles. Ses symptômes se sont envolés.

Il n'avait pas été nécessaire de traiter toutes ses « maladies » une à une. Il fallait remettre son système à l'équilibre pour voir disparaître ses symptômes et lui faire retrouver la santé. J.P. a perdu 9 kg au cours des deux premiers mois de ce nouveau régime et ses compulsions alimentaires ont cessé. Les déclencheurs de son

inflammation étaient multiples et il convenait de les corriger tous ensemble.

De plus en plus de données soulignent le rôle crucial de l'inflammation dans le développement et la progression de la diabésité. D'ailleurs, les personnes dont la protéine C-réactive (un marqueur de l'inflammation systémique) est élevée ont 1 700 % de risque supplémentaire de développer un diabète (réf. 15). En médecine, une aggravation du risque de 20 ou 30 % est considérée comme significative. Ce pourcentage-là est donc véritablement sidérant.

L'augmentation des maladies chroniques dans nos sociétés est une conséquence directe de l'augmentation de l'état d'inflammation. Ce constat fait l'unanimité dans le corps médical. Mais les questions importantes demeurent : « Qu'est-ce qui cause l'inflammation et comment la traiter au mieux ? »

Je puis vous garantir que la réponse n'est pas simplement : « Prenez un peu plus d'aspirine ». Cela reviendrait à avaler un antidouleur alors que le sabot du cheval écrase toujours votre pied ! Le traitement consiste à tirer le cheval pour dégager le pied, ce qui implique de trouver les causes sous-jacentes de l'inflammation et de les éliminer. J'en viendrai aux causes majeures un peu plus tard, mais tentez dans un premier temps le test qui suit pour déterminer le niveau de votre inflammation. Le mieux est de faire ce test avant de commencer le programme puis de nouveau six semaines plus tard afin d'évaluer les changements de santé selon le mode avant/après. Peut-être aurez-vous besoin d'un soutien personnalisé en plus du programme MSS ou d'une supplémentation en hormones naturelles, selon le résultat obtenu. J'y reviendrai en semaine 6 du plan.

» Le test de l'inflammation

L'inflammation sournoise vous rend gros et diabétique et engendre beaucoup d'autres maladies chroniques dont les MCV, le cancer et la démence. Si, au cours du dernier mois, vous avez ressenti un des symptômes, notez « 1 » dans la case « Avant » correspondante. Faites le total, puis évaluez la sévérité du problème grâce à la clé de résultats. Lorsque vous aurez suivi le programme de six semaines, refaites le test, et si le symptôme a persisté, notez « 1 » dans la case « Après » et faites le total des points pour déterminer l'importance des améliorations.

	Avant	Après
J'attrape souvent des rhumes ou des infections.		
J'ai fréquemment des sinusites.		
Je souffre d'allergies saisonnières ou environnementales.		
J'ai toujours eu des infections chroniques (hépatite, dermatologiques, aphtes et boutons de fièvre).		
J'ai des allergies ou des sensibilités alimentaires et je me sens mal après les repas (je me sens ralenti, ou j'ai mal à la tête, en état de confusion).		
Mon lieu de travail est peu éclairé, exposé aux produits chimiques et/ou souffre d'une piètre ventilation.		
J'ai eu un infarctus du myocarde ou je souffre d'une MCV.		
J'ai du diabète ou je suis en surpoids (IMC supérieur à 25).		
J'ai des bronchites ou de l'asthme.		

	Avant	Après
J'ai de l'eczéma, de l'acné ou des éruptions de boutons ou des rougeurs.		
J'ai de l'arthrose (ostéoarthrite/dégénérative).		
J'ai une maladie auto-immune (arthrite rhumatoïde, lupus, hypothyroïdie, etc.).		
J'ai des colites ou une maladie inflammatoire chronique intestinale.		
Je souffre de la maladie de l'intestin irritable.		
Je souffre d'autisme, de déficit d'attention avec hyperactivité, ou de problèmes d'humeur ou de comportement.		
Il existe des cas d'Alzheimer ou de Parkinson dans ma famille.		
Ma vie est très stressante.		
Je bois plus de 3 boissons alcoolisées par semaine.		
Ma pratique d'exercice physique est inférieure à 30 minutes, 3 fois par semaine.		
Au travail, je suis exposé aux pesticides, aux substances toxiques, à un bruit important, aux métaux lourds et/ou aux patrons ou aux collègues toxiques.		
Total		

Résultat	Sévérité	Programme	Que faire ?
0-6	Peut-être une modeste inflammation.	MSS	Pas de personnalisation nécessaire. Suivez le MSS
7-9	Peut-être une inflammation modérée.	Auto-soins.	Suivez le MSS et optimisez vos résultats en suivant les étapes du chapitre 24.
Plus de 10	Peut-être une inflammation sévère.	Prenez l'avis d'un médecin.	Suivez les étapes ci-dessus. Sans amélioration au bout de six semaines, consultez un médecin.

Je suis presque certain que beaucoup d'entre vous ont découvert qu'ils présentaient un état d'inflammation. Passons donc en revue les sept causes d'inflammation rencontrées dans notre société. Dans la partie III, je vous indiquerai comment y remédier.

Cause d'inflammation n° 1 : les glucides rapides, les farines raffinées et les édulcorants artificiels

Les glucides rapides et les farines raffinées sont les principaux déclencheurs de l'inflammation. Ils sont à l'origine d'une montée en flèche de l'insuline et engendrent une cascade de réactions biochimiques qui allument certains gènes, conduisant à une inflammation chronique et persistante. Cela initie une spirale qui mène à davantage d'inflammation, davantage de résistance à l'insuline et à un contrôle de la glycémie encore plus mauvais.

Cependant, le sucre n'est pas le seul en cause, puisque les édulcorants artificiels participent aussi à l'inflammation, comme nous l'avons vu au chapitre 4. Les sodas light et « sucrés » aux édulcorants artificiels augmentent probablement la résistance à l'insuline.

Le manque de fibres, trop d'oméga-6 inflammatoires (huiles de soja et de maïs) et une insuffisance d'apports en oméga-3 anti-inflammatoires (huile de poisson ou huile de lin) contribuent aussi au développement de l'inflammation systémique et conduisent à une aggravation de la résistance à l'insuline.

Cause d'inflammation n° 2: les allergies ou les sensibilités alimentaires

Les sensibilités alimentaires et les allergènes peuvent également jouer un rôle clé dans le développement de la résistance à l'insuline et la diabésité. Les allergies auxquelles je fais référence ici ne sont pas celles qui viennent aussitôt à l'esprit (réaction à l'arachide ou à une piqûre d'abeille), bref ces allergies très violentes et aiguës. Ces dernières sont des réactions immédiates à médiation IgE et, bien qu'elles puissent être mortelles, elles n'interviennent pas de façon majeure dans la résistance à l'insuline.

Les réactions qui nous intéressent ici sont les allergies sournoises, dont les effets ne se font pas sentir immédiatement (réponses à médiation IgG). Elles jouent pourtant un rôle significatif. Certaines personnes souffrent de réponses allergiques à des « apports » qui sont à l'origine d'une large palette de symptômes subtils. Certes, ces sensibilités alimentaires n'auront pas pour résultat de vous faire soudain enfler ou étouffer comme les allergies à médiation IgE, mais elles sont à l'origine d'une inflammation systémique rampante qui peut se manifester de différentes façons. Des recherches récentes prouvent que ces sensibilités pourraient concourir à la résistance à l'insuline.

Ainsi, une étude comparant des enfants obèses à d'autres de poids normal a montré que les premiers avaient un niveau de protéine C-réactive trois fois plus élevé et une concentration d'IgG deux fois et demie plus élevée pour les 277 aliments expérimentés (réf. 16). De plus, les enfants obèses présentaient des artères carotides épaissies, une indication d'importants dépôts chargés de cholestérol, ou plaque, sur la paroi interne des artères et un indice alarmant pour de futurs MCV ou AVC. Cette plaque résulte de l'inflammation qui commence dans l'intestin, mais se répand dans tout l'organisme via des particules alimentaires qui traversent la paroi intestinale endommagée en déclenchant la production de cytokines (IL-1 et IL-6) et de TNF-alpha.

Cette remarquable étude suggère un lien, jusqu'alors méconnu, entre les allergies alimentaires, la prise de poids et la résistance à l'insuline. Les régimes éliminant des sensibilités alimentaires banales peuvent aider au traitement de la diabésité. Aux patients ayant du mal à perdre du poids, je recommande souvent d'éliminer durant six semaines les laitages et le gluten. De fait, il s'agit de la recommandation la plus importante du programme MSS pour beaucoup de gens, avec pour conséquence une perte substantielle de poids et l'inversion de la diabésité.

Dans ma pratique, la prise en compte des sensibilités alimentaire à IgG a été un des outils les plus puissants pour soigner et inverser bon nombre d'affections. Dans mon programme *The UltraSimple Diet* (www.bloodsugarsolution.com/ultrasimple-diet), je détaille un régime d'exclusion très complet afin de débusquer ces sensibilités sournoises. J'ai constaté des effets spectaculaires sur la perte de poids, les conditions inflammatoires et même les problèmes d'humeur ou de comportement (que j'explique dans mon ouvrage *The UltraMind Solution* – www.bloodsugarsolution.com/ultramind-solution). Pourtant, beaucoup de praticiens – et notamment d'allergologues – n'acceptent ni ne croient à ces réactions alimentaires. C'est dommage, puisque nous disposons maintenant de preuves solides qui soulignent le bénéfice de régimes d'élimination, dont une remarquable étude, publiée dans l'un des périodiques scientifiques les plus prestigieux du monde, *The Lancet*. Cette étude rapportait une amélioration considérable du trouble du déficit d'attention avec hyperactivité (TDAH) après prescription d'un régime d'élimination basé sur les sensibilités alimentaires à IgG (réf. 17). Cela est à rapprocher du fait qu'un TDAH est souvent présent chez des enfants obèses et qu'il pourrait donc être engendré par des facteurs similaires (réf. 18).

➡ LE GLUTEN VOUS FAIT GROSSIR : UNE HISTOIRE DE PATIENT

En faculté de médecine, on nous a appris que les sujets atteints de la maladie céliaque étaient des enfants maigres, ayant la diarrhée, des ventres ballonnés et des douleurs abdominales. Cependant, aujourd'hui, notre connaissance a évolué. Une personne peut être grosse, âgée et constipée (ou sans aucun problème de transit) et tout de même atteinte par la maladie céliaque.

Tel était le cas de Ron, qui pesait 158 kg lorsqu'il vint me consulter. Ron était devenu un expert en régimes amaigrissants, ayant tenté tous les programmes du « très basses calories » au « pas du tout de glucides » en passant par les substituts de repas. Jamais il n'était parvenu à maintenir ses pertes de poids.

Il présentait de multiples symptômes dont des douleurs articulaires, une toux chronique, des écoulements nasaux postérieurs et de l'asthme, indices que son obésité pouvait être due à un état d'inflammation. De 81 kg lorsqu'il était au lycée, son poids avait grimpé jusqu'à 135 kg à la fac. Les compulsions alimentaires étaient devenues son quotidien. De son aveu, il était devenu accro aux glucides. Épuisé en permanence, il se réconfortait à coups de sodas light et de fast-foods. En raison de son obésité, il ne parvenait plus à s'allonger pour dormir et passait ses nuits assis sur un fauteuil. De plus, il ronflait à réveiller les voisins et avait sans doute des apnées du sommeil.

Son médecin lui avait prescrit une statine et de l'aspirine, mais Ron ne se sentait pas mieux pour autant et cela ne réglait pas les causes réelles de ses symptômes.
Les examens que je lui ai fait réaliser ont montré qu'il présentait une très forte inflammation avec une protéine C-réactive à 8,5 (la normale est inférieure à 1[1]) ; son insuline grimpait à 183 après ingestion d'une boisson sucrée (la normale est inférieure à 25) ; son acide urique était trop élevé et il avait beaucoup de petites particules LDL (les statines font baisser la concentration de cholestérol LDL, mais ne modifient pas la taille des particules ou la qualité du cholestérol). Tout cela désignait un prédiabète sévère. Encore plus important, nous avons découvert de très forts taux d'antigliadine (AGA) et d'anticorps antitransglutaminase tissulaire (TTG), indiquant une réponse auto-immune au gluten. Ron souffrait de la maladie céliaque, ce qui expliquait tous ses problèmes de santé, dont l'obésité, le prédiabète, l'asthme, les douleurs articulaires et la fatigue.

Après six semaines de régime sans gluten, non seulement il a pu resserrer sa ceinture de trois crans, mais ses genoux l'ont laissé en paix et son asthme a disparu. Il n'éprouvait plus cette faim sans limite, son énergie était restaurée et il n'avait plus besoin de faire la sieste tous les jours. Et il pouvait à nouveau dormir dans son lit ! À chaque fois qu'un patient vient me consulter pour des problèmes sérieux, je recherche une sensibilité éventuelle au gluten.

---

1. Norme française : inférieure à 5 mg/l.

➽ Comment le gluten déclenche-t-il la prise de poids, le prédiabète, le diabète et autres ?

Les aliments sans gluten sont à la mode en ce moment. Des ouvrages et des sites lui sont consacrés. Des restaurants proposent des menus sans gluten et les étagères des épiceries diététiques regorgent de produits sans gluten. S'agit-il d'un simple engouement ou d'une réponse à un véritable problème ? De façon désolante, les maladies chroniques sont de plus en plus la conséquence de notre aliment de base préféré : le pain, l'aliment roi, et tous les dérivés du blé que l'on retrouve un peu partout, des soupes à la vodka en passant par les assaisonnements pour salades, le rouge à lèvres et même l'adhésif des enveloppes. J'expliquerai un peu plus loin pour quelles raisons la sensibilité au gluten et la maladie céliaque ont augmenté au point d'affecter aujourd'hui plus de 20 millions d'Américains. Malheureusement, 99 % des personnes qui ont des problèmes avec le gluten ou le blé ne sont pas diagnostiquées.

➽ La sensibilité au gluten, la maladie céliaque et la diabésité

Nous savons que le gluten, une protéine trouvée dans le blé, le seigle, l'orge, l'épeautre et l'avoine, déclenche l'obésité et le diabète chez des patients présentant une sensibilité au gluten et peut aboutir à une maladie céliaque généralisée, un problème d'auto-immunité qui engendre une inflammation globale de l'organisme.

On estime que 98 % des sujets céliaques présentent une prédisposition génétique (retrouvée dans 30 % de la population). En dépit du fait que nos gènes n'ont pas changé, force est de constater une augmentation considérable de la maladie céliaque en 50 ans, probablement pour des raisons environnementales : l'hybridation du blé cultivé a changé la qualité et le type de protéines et d'amidon contenu par cette plante en augmentant de beaucoup la teneur en gluten. Notre pain n'est plus ce qu'il était. C'est maintenant un « Franken-food », un dérivé de l'agriculture industrielle, un « super-amidon et super-gluten ». Si vous ajoutez à cela les dommages que font subir à nos intestins notre alimentation, notre environnement, notre mode de vie, notre sur-utilisation d'antibiotiques, d'antiacides et d'anti-inflammatoires, vous obtenez les conditions parfaites pour une intolérance au gluten.

Une étude comparant des échantillons de sang prélevés il y a 50 ans sur 10 000 recrues de l'Air Force à des prélèvements plus récents a montré une augmentation de 400 % de la maladie céliaque dans cet intervalle de temps (réf. 19). Et nous n'évoquons ici que la maladie avérée, qui affecte 1 % de la population, c'est-à-dire environ 3 millions d'Américains[1].

➽ Le gluten et l'inflammation intestinale

Le gluten provoque également une inflammation par l'intermédiaire d'une réaction auto-immune à bas bruit. En d'autres termes, votre système immunitaire fabrique un peu d'anticorps contre le gluten, mais pas dans les proportions rencontrées lors d'une véritable maladie céliaque. De fait, 7 % de la population américaine présentent des anticorps anti-gliadine. On les retrouve également chez 18 % des sujets atteints d'autisme et chez 20 % des schizophrènes.

Une étude parue dans *The Journal of the American Medical Association* rapporte que la sensibilité non détectée au gluten augmente le risque de décès de 35 à 75 %, principalement en

1. Les chiffres sont variables pour la France : la maladie céliaque avérée toucherait entre 60 000 et 600 000 personnes en fonction des sources. Mais puisque sa prévalence est de 1 à 3 % en Europe, dont 2 à 3 fois plus de femmes, le second chiffre semble bien plus proche de la réalité. Seuls 10 à 20 % de ces sujets seraient diagnostiqués.

raison de maladies cardiaques ou de cancers (réf. 20). Rien qu'en prenant en compte ce mécanisme, cela signifie donc que 20 millions d'Américains ont un risque de développer une obésité, un infarctus du myocarde ou un cancer à l'issue fatale.

La plupart de ces augmentations de risques surviennent lorsque le gluten endommage la paroi intestinale. Des bactéries et des particules alimentaires partiellement digérées s'échappent de l'intestin et rencontrent son système immunitaire, dont 60 % des cellules sont concentrées juste en dessous de la couche qui le tapisse. Le système immunitaire attaque alors ces protéines étrangères, conduisant à une inflammation systémique.

De plus, une étonnante recherche récente montre que les réactions au gluten peuvent résulter de problèmes localisés dans des « compartiments » du système immunitaire, qui ne sont pas nécessairement impliqués dans la maladie céliaque. La plupart des médecins écartent la sensibilité au gluten chez les personnes qui ne présentent pas de maladie céliaque avérée. Cette nouvelle recherche leur donne tort. La maladie céliaque est caractérisée lorsque l'organisme produit des anticorps contre le blé (immunité adaptative). Toutefois, un autre type de sensibilité au gluten résulte d'un système immunitaire activé en général (immunité innée). Des sujets peuvent donc être sensibles au gluten, avec pour conséquences l'inflammation et d'autres symptômes (réf. 21), sans pour autant avoir la maladie céliaque ou des anticorps contre le gluten.

➽ Trop de produits sans gluten : une autre cause de prise de poids

Nombre de gens, dans leur volonté de manger plus sain, finissent par manger trop de produits *junk-food* (gâteaux, aliments transformés, etc.) sans gluten. Or, ce n'est pas parce qu'un aliment est dépourvu de gluten qu'il est sain ! Des biscuits ou des gâteaux sans gluten sont toujours des biscuits ou des gâteaux. Les légumes verts, les fruits, les noix et les graines, ainsi que les protéines animales maigres sont naturellement sans gluten : privilégiez-les.

➽ Comment diagnostiquer la sensibilité au gluten ?

Dans le passé, seule une biopsie intestinale permettait aux médecins de se prononcer avec certitude sur la maladie céliaque. Mais le Dr Alessio Fasano, de la faculté de médecine de l'université du Maryland, propose un moyen moins exclusif de diagnostiquer la maladie céliaque et l'intolérance ou la sensibilité au gluten. Il suggère que si vous présentez quatre des cinq paramètres exposés plus bas, le diagnostic est acquis (réf. 22). Je serais assez d'accord dans le cas d'une maladie céliaque avérée. Toutefois, à l'exclusion du test génique, je pense qu'une seule réponse positive justifie un essai d'élimination stricte du gluten durant six semaines pour en apprécier les effets. De plus, selon moi, si vous présentez trois des cinq critères, vous devriez vous passer de gluten à vie.

1. Vous présentez des symptômes de sujet céliaque (maladie digestive, allergique, auto-immune ou inflammatoire, dont la diabésité).
2. Vous vous sentez mieux lorsque vous excluez le gluten de votre alimentation.
3. Vos taux d'anticorps contre le gluten sont élevés (antigliadine [AGA] et anti-transglutaminase tissulaire [TTG]).
4. Votre biopsie intestinale est positive.
5. Vous présentez les gènes qui prédisposent à la sensibilité au gluten (HLA DQ2/8).

Cause d'inflammation n° 3: les infections chroniques sournoises

Les infections chroniques peuvent également être des déclencheurs d'inflammation. De nouvelles études montrent que les infections du type adénovirus (le genre de virus qui provoque des infections des voies respiratoires supérieures ou des conjonctivites) pourraient être liées à l'obésité et à l'insulinorésistance (réf. 23). Elles peuvent être identifiées et traitées par des praticiens expérimentés en médecine fonctionnelle. Toutefois, vous pouvez également stimuler votre système immunitaire afin de juguler ces infections latentes.

Pour en apprendre davantage au sujet des tests nécessaires afin de vérifier si vous êtes porteur d'infections latentes, rendez-vous sur le site www. bloodsugarsolution.com, à la rubrique « How to Work with Your Doctor to Get What You Need », onglet « Tools and Resources ».

Cause d'inflammation n° 4: les toxiques

Ils pèsent lourd dans l'inflammation et peuvent conduire à la diabésité. La charge de plus en plus importante de polluants organiques persistants (comme les PCB et les pesticides), les métaux lourds (comme l'arsenic, le mercure et le plomb) a été mise en relation avec le diabète et la résistance à l'insuline (réf. 24). Ce lien entre toxiques, inflammation et diabésité (réf. 25) sera discuté plus en détail dans le chapitre 12, « Étape 5 : amplifiez la détoxification ».

Cause d'inflammation n° 5: le stress chronique

Le stress chronique est un autre paramètre de l'inflammation (réf. 26). Encore une excellente raison pour vous encourager à vous relaxer et à apprendre comment apaiser votre esprit. J'y reviendrai dans le dernier chapitre, mais nous étudierons en détail les impacts du stress au chapitre 14. J'y expliquerai comment le stress chronique et les hauts niveaux de cortisol qui en résultent augmentent l'insuline et favorisent la prise de poids sur l'abdomen.

Cause d'inflammation n° 6 : la vie sédentaire

Difficile d'imaginer comment le fait de ne rien faire peut contribuer à l'inflammation, mais c'est pourtant la vérité. L'absence d'exercice régulier crée une inflammation à bas bruit de l'organisme. Au contraire, l'exercice régulier réduit cette inflammation de façon spectaculaire (réf. 27), expliquant son impact essentiel sur le traitement et l'inversion de la diabésité.

Cause d'inflammation n° 7 : les carences nutritionnelles

Des études démontrent que des carences en nutriments fondamentaux tels que la vitamine D, les oméga-3 ou les antioxydants promeuvent l'inflammation ; et prendre simplement une multivitamine et un supplément minéral est aussi efficace pour réduire l'inflammation qu'un traitement avec une statine, en beaucoup moins cher et avec moins d'effets secondaires (réf. 28). Dans la partie IV, je vous guiderai afin que vous puissiez choisir les meilleurs nutriments pour corriger votre inflammation et votre diabésité.

Identifier et lutter contre toutes les sources d'inflammation de votre vie est essentiel, pas seulement pour venir à bout de votre diabésité mais aussi pour contrer à peu près tous vos problèmes de santé. Il ne fait aucun doute que l'inflammation est une des voies d'accès privilégiées par la maladie. Maîtriser les feux qui couvent est crucial si vous souhaitez guérir.

11. Étape 4 : améliorez votre digestion

Des recherches récentes se dégage une autre explication insoupçonnée des désordres métaboliques et de la diabésité : un système digestif toxique. Ainsi que je l'ai déjà mentionné, notre régime alimentaire a changé de façon considérable en 10 000 ans et encore plus au cours du dernier siècle avec l'industrialisation des aliments. Ces aliments très transformés, à forte teneur en sucre et en graisses mais à faible teneur en fibres, ont altéré de façon importante la flore bactérienne hébergée dans notre intestin ; ce changement a été mis en relation avec la prise de poids et le diabète (réf. 1). Nombre d'autres inventions modernes – dont les antibiotiques, les antiacides, les anti-inflammatoires, l'aspirine, les stéroïdes, les antibiotiques distribués aux animaux, le stress chronique et même les césariennes – abîment l'intestin, modifient sa flore et participent à l'inflammation.

➡ LES MAUVAIS MICROBES RESPONSABLES D'UN GROS VENTRE : UNE HISTOIRE DE PATIENT

Jennifer, une femme de 41 ans, personnel navigant, se débattait depuis des années avec des problèmes de santé : problèmes de poids, de gonflement après chaque repas, diarrhées, brûlures d'estomac, dépression, fatigue, syndrome prémenstruel et règles irrégulières. Presque maigre au lycée avec ses 54 kg, elle avait grossi jusqu'à 97 kg, principalement massés sur le ventre. Jennifer avait tenté maints régimes qu'elle finissait par abandonner. Elle en était donc à dévorer des pizzas, de la glace et beaucoup de Splenda[1].

1. Un édulcorant intense.

Aux résultats de ses examens, nous avons découvert une inflammation qui se traduisait par un taux élevé de protéine C-réactive (7,2, la norme étant un taux inférieur à 1), mais également une fonction digestive anormale, avec un surdéveloppement de bactéries dans l'intestin grêle. Cela avait pour résultat une fermentation des glucides ingérés, provoquant des ballonnements dus à la production de gaz par les mauvaises bactéries se gorgeant des amidons alimentaires. D'ailleurs, très peu de bonnes bactéries ont été retrouvées dans ses selles. Nous avons aussi épinglé plusieurs sensibilités alimentaires: au gluten, aux laitages et aux œufs. Il s'agit d'un corollaire fréquent des mauvaises bactéries de l'intestin grêle qui finissent par causer un « intestin poreux ». Les particules alimentaires partiellement digérées traversent la paroi intestinale, déclenchant la production d'anticorps. Ces mauvaises bactéries et les allergènes alimentaires avaient conduit à l'inflammation et au gain de poids.

Nous avons traité son obésité et son prédiabète grâce à des antibiotiques non absorbés qui ont décimé les bactéries intestinales. Pour traiter la porosité de l'intestin, nous avons supprimé les aliments auxquels elle était sensible, ainsi que l'antiacide qu'elle prenait, et je lui ai prescrit des enzymes, des probiotiques, de l'huile de poisson et du zinc. Son reflux, ses ballonnements, ses compulsions alimentaires et son syndrome prémenstruel ont disparu, son taux de protéine C-réactive est redevenu normal, et Jennifer a perdu 29 kg du fait de la restauration de son intestin et de la mise sous contrôle de son niveau d'inflammation.

Votre intestin contribue-t-il à votre diabésité ? Tentez le test plus bas pour le découvrir. Souvenez-vous que le mieux est de faire ce test avant de commencer le programme et ensuite, après ses six semaines, afin d'évaluer les changements de santé selon le mode « avant-après ». Peut-être aurez-vous besoin d'un complément de soutien personnalisé. Je l'expliquerai en semaine 6 du plan.

Le test de la digestion

La bonne santé de notre digestion est un miroir de notre état général et les problèmes intestinaux sont de plus en plus liés au gain de poids et à l'obésité. Faites ce test pour évaluer votre état intestinal. Si, au cours du dernier mois, vous avez ressenti un des symptômes, notez « 1 » dans la case « Avant » correspondante. Faites le total, puis évaluez la sévérité du problème grâce à la clé de résultats. Lorsque vous aurez suivi le programme de six semaines, refaites le test, et si le symptôme a persisté, notez « 1 » dans la case « Après » et faites le total des points pour déterminer l'importance des améliorations.

	Avant	Après
J'ai des brûlures d'estomac.		
Je prends souvent des antiacides classiques (Maalox) ou inhibiteurs de la pompe à protons (IPP).		
Je me sens ballonné, avec l'impression d'avoir trop mangé et/ou j'ai des rots, des brûlures ou des flatulences juste après les repas.		
Manger du pain ou d'autres sucres me rend ballonné.		
Je souffre d'infections à levures ou de mycoses chroniques (candidoses vaginales, pied d'athlète, mycose des ongles de pied, teigne de l'aine – eczéma marginé de Hébra, causé par un champignon).		
J'ai des douleurs abdominales chroniques.		
Je me sens fatigué après les repas.		
J'ai souvent des diarrhées.		
Je vais à la selle moins d'une ou deux fois par jour.		

	Avant	Après
Mes selles ont un aspect graisseux, sont abondantes, mal formées ou sont très malodorantes.		
Je remarque parfois des fragments d'aliments mal digérés dans mes selles.		
Je souffre d'allergies alimentaires, d'intolérances ou autres réactions.		
J'ai la langue blanchâtre.		
Mes gencives saignent ou j'ai des gingivites.		
Ma langue présente des éruptions de boutons indiquant une allergie alimentaire ou un surdéveloppement de levures.		
J'ai des plaies sur la langue.		
J'ai souvent des aphtes.		
Je bois plus de trois boissons alcoolisées par semaine.		
J'ai des envies compulsives de pain et de sucreries.		
Ma vie est très stressante.		
J'ai souvent pris des anti-inflammatoires non stéroïdiens (type ibuprofène).		
Je prends ou ai pris souvent des antibiotiques (plus de 2 fois au cours des trois dernières années).		
J'ai pris de la prednisone ou d'autres stéroïdes.		
J'ai pris des contraceptifs oraux ou un traitement hormonal de substitution.		
Lorsque je prends des compléments, j'ai fréquemment la nausée.		
J'ai des démangeaisons anales.		

	Avant	Après
J'ai, ou ai eu, les maladies suivantes (1 point pour chaque) :• Acné après l'adolescence • Urticaire chronique • Eczéma • Couperose • Psoriasis • Syndrome de fatigue chronique • Maladies auto-immunes chroniques • Autisme • Déficit d'attention avec hyperactivité • Fibromyalgie • Maladie intestinale inflammatoire • Maladie du côlon irritable		
Total		

Résultat	Sévérité	Programme	Que faire ?
0-8	Peut-être un léger problème intestinal.	MSS	Pas de personnalisation nécessaire. Suivez le MSS
9-12	Peut-être un problème intestinal modéré.	Auto-soins.	Suivez le MSS et optimisez vos résultats en suivant les étapes du chapitre 24.
Plus de 13	Peut-être un problème intestinal sévère.	Prenez l'avis d'un médecin.	Suivez les étapes ci-dessus. Sans amélioration au bout de six semaines, consultez un médecin.

Si vous venez de découvrir que vous souffrez d'un déséquilibre digestif, sachez que vous n'êtes pas un cas isolé ! Il s'agit d'une des raisons majeures de consultation chez un médecin. Les antiacides font partie des médicaments les plus vendus de tous les temps, tels le Prilosec, le Prevacid ou le Nexium[1], utilisés en cas de reflux, un trouble qui affecte 44 % de la population. Le syndrome du côlon irritable touche 15 % de la population, sans traitement efficace. Les maladies inflammatoires de type colite ou maladie de Crohn sont en augmentation.

À l'évidence, quelque chose ne va pas dans nos systèmes digestifs. Les remettre en bonne marche non seulement fera disparaître les symptômes digestifs, mais vous aidera aussi à inverser la diabésité. Dans la partie IV, vous apprendrez à les accorder.

Le microbiome, ou comment les bactéries intestinales vous font grossir

Visualisez votre intestin à la manière d'un énorme écosystème. Il renferme approximativement 500 espèces de bactéries qui représentent environ 1,5 kg de votre poids corporel. Votre intestin héberge plus de 100 000 milliards de bactéries. En d'autres termes, votre corps renferme 100 fois plus d'ADN bactérien qu'humain. Vous êtes largement en sous-nombre ! Ces bactéries interviennent dans la digestion, le métabolisme, l'inflammation et notre risque de développer un cancer du côlon, etc. Elles produisent des vitamines et d'autres substances bénéfiques et des molécules qui concourent au bon maintien de notre biologie et de notre écosystème par l'intermédiaire de relations de symbiose.

Un nouveau pan de recherche a vu le jour : le microbiome (qui désigne l'ensemble des bactéries et leurs gènes à l'intérieur de l'intestin humain) et ses interactions avec la santé et le poids (réf. 2). Il se pourrait que notre poids soit davan-

---

1. En France, respectivement oméprazol (molécule) ou Mopral, lansoprazole (molécule) ou Ogastoro, ésoméprazole (molécule) ou Inexium.

tage influencé par les bactéries commensales[1]. Une étude très intéressante a démontré que des souris dont l'intestin avait été stérilisé (ne contenant *plus aucune* bactérie) présentaient une adiposité *moindre* de 42 % en dépit du fait qu'elles consommaient 29 % de calories *en plus* que les souris témoins (réf. 3). Encore plus étonnant : lorsqu'une flore bactérienne normale était réintroduite dans l'intestin des premières souris, leur masse grasse augmentait de 57 % ainsi que leur résistance à l'insuline, *sans* qu'elles mangent davantage ni fassent moins d'exercice. Voici que s'écroule le mythe selon lequel la perte de poids est juste une histoire de soustraction entre les calories entrantes et sortantes.

Les bactéries intestinales prospèrent sur ce qu'on leur donne à manger. Si vous consommez des aliments non transformés et frais, de bonnes bactéries se développeront. Si vous ingérez de la *junk-food*, les mauvaises prendront le relais. Or, les mauvaises bactéries sécrètent des toxines parfois très méchantes. Au lieu d'une symbiose – une relation bénéfique pour les deux parties, vous et vos bactéries –, vous créez une *dysbiose*, une interaction nuisible entre hôte et flore intestinale qui endommage la paroi, engendrant un intestin perméable. Des particules alimentaires partiellement digérées passent alors au travers de cette paroi intestinale, déclenchant une réponse immunitaire dirigée contre ces protéines « étrangères ». À son tour, cette inflammation va endommager le métabolisme, modifier la façon dont le cerveau contrôle l'appétit et engendrer une résistance à l'insuline ainsi qu'un gain de poids. Des suppléments de probiotiques (les bonnes bactéries) peuvent contribuer à améliorer la qualité de l'écosystème intestinal et sont des partenaires potentiels de la perte de poids.

1. Qui résident habituellement dans l'intestin.

La façon dont les mauvaises bactéries hébergées dans l'intestin produisent des toxines a été décrite dans une publication de 2007 du *Diabetes Journal* (réf. 4). Les résultats étaient frappants et montraient que *l'endotoxémie métabolique* (la production de toxines par les mauvaises bactéries intestinales) irrite et promeut l'obésité et la résistance à l'insuline.

Chez des rats nourris avec un régime riche en graisses et pauvre en fibres, les mauvaises bactéries prenaient le dessus et libéraient des toxines, les *lipopolysaccharides* (LPS), qui traversaient la paroi intestinale pour parvenir jusque dans la circulation sanguine. Ces toxines se fixaient sur des cellules du système immunitaire (lymphocytes, des globules blancs). Ces globules blancs, « excités » par les toxines bactériennes, produisaient à leur tour une molécule inflammatoire, le facteur de nécrose tumorale alpha (TNF-alpha). Ce TNF-alpha déclenchait alors une cascade inflammatoire bien connue, aboutissant à la résistance à l'insuline. Vous savez ce qui se produit à partir de là. Ce qu'il faut donc retenir, c'est que les mauvaises bactéries intestinales contribuent à votre surpoids et à votre inflammation.

Améliorer votre alimentation avec des produits non transformés, frais, riches en fibres peut réduire de façon significative votre état d'inflammation et le surpoids qui en résulte, tout simplement en favorisant la bonne flore intestinale. Introduire dans le côlon de bonnes bactéries telles que les *Lactobacillus*, les *Bifidobacterium* et le « gentil » type d'*E. coli* aidera à abaisser l'état d'inflammation et à perdre des kilos. Dans l'éventualité où votre état ne s'améliorerait pas, une analyse de selles pourra vous aider. Toutefois, pour la grande majorité des gens, ce que la médecine fonctionnelle nomme le 4R marche très bien : **retirer** les mauvaises bactéries, les médicaments et les allergènes alimentaires ; **remettre** les enzymes nécessaires, les fibres, les prébiotiques ; **réinoculer** l'intestin avec de bonnes bactéries ou probiotiques : et, enfin, **réparer** la paroi intestinale grâce aux oméga-3, au zinc, à la glutamine, à la quercétine et à d'autres nutriments bénéfiques. Je m'y attarderai dans la partie IV.

12. Étape 5: amplifiez la détoxification

Ces dernières années, les chercheurs ont découvert que les toxiques environnementaux font grossir et provoquent du diabète. Cette information aurait dû faire les gros titres. Ce qui n'a pas été le cas. Pour traiter le diabète, tout le monde se focalise sur le mode de vie – calories absorbées et calories brûlées – et sur les médicaments.

Cependant, les données scientifiques révèlent que quelque chose d'autre contribue à cette épidémie. Nous avons découvert que les toxiques de l'environnement interfèrent avec la glycémie et le métabolisme du cholestérol, et peuvent être responsables de la résistance à l'insuline (réf. 1).

» Intoxiquée et grosse: une histoire de patient

Vicky était très vigilante sur sa santé mais pesait 18 kg de trop, qu'elle ne parvenait pas à perdre. Elle avait opté pour des aliments bio non transformés, très peu de sucre, beaucoup de fibres et adorait le thon (plein de mercure). Elle était coach sportif et pratiquait de l'exercice physique 90 minutes par jour.

En plus de ne pouvoir perdre les kilos excédentaires, elle souffrait d'un syndrome prémenstruel sévère, de ballonnements, se sentait très fatiguée et légèrement dépressive. À l'évidence, on ne pouvait rien reprocher à son mode de vie.

Lorsque je ne parviens pas à cerner le problème d'un patient ou lorsqu'il a par ailleurs tout essayé, je me tourne souvent vers l'impact des toxiques environnementaux sur le métabolisme, l'obésité et la résistance à l'insuline. Certains sont aussi des perturbateurs endocriniens et sont liés à beaucoup d'affections féminines.

Nous avons donc vérifié les concentrations de métaux lourds chez Vicky et avons découvert un taux très excessif de mercure (76 µg/g/cr[1], la valeur normale étant inférieure à 3*). Or, les problèmes métaboliques et leur incidence sur l'état général commencent à des concentrations de mercure bien plus faibles. Une fois le problème de Vicky identifié, nous avons entrepris une lente et prudente détoxification en optimisant ses propres systèmes biologiques. Elle a pris des molécules soufrées telles que la N-acétylcystéine (qui stimule le glutathion, le plus efficace « détoxifiant » de l'organisme), des vitamines B méthylantes (vitamine B6, vitamine B9 ou acide folique et vitamine B12) et des minéraux possédant des vertus détoxifiantes, dont le zinc et le sélénium, et consommé en outre massivement des végétaux de la famille des brocolis, qui favorisent la détoxification. Des saunas l'ont aussi aidée à se débarrasser des métaux lourds et autres toxiques – ces soins pouvant aussi devenir un « plus » pour perdre du poids. Vicky a pris également du DMSA[2] – un agent chélateur – par voie orale. Peu à peu, sa concentration de mercure baissa de 76 à 5 et elle perdit 16 kg. Les autres symptômes s'évaporèrent : le syndrome prémenstruel, la fatigue, la dépression et les ballonnements.

Si vous vous êtes bagarré pied à pied pour tenter de maigrir ou contre votre diabète, en dépit d'un régime alimentaire parfait et de séances d'exercice qui vous laissaient sur les

---

1. Normalisé par la créatinine.

* Les tests utilisés pour le dosage des métaux prêtent à la controverse. La plupart des médecins ne s'intéressent qu'aux concentrations sanguines. Néanmoins, elles ne tra-duisent que l'exposition récente, en général après avoir consommé, par exemple, des poissons contaminés avec de hautes teneurs en mercure comme le thon. L'analyse des cheveux ne renseigne que sur une exposition au mercure par le biais de la consom-mation en poisson et donne une image sur plusieurs mois. Un prélèvement d'urine ponctuel traduira une exposition actuelle par le biais de l'environnement, sur un lieu de travail, par exemple. C'est pour cette raison que nous utilisons un agent chélateur qui se fixe au mercure sanguin et le traîne jusqu'au rein, puis dans les urines. Cela permet une meilleure appréciation de la charge totale de l'organisme en métaux lourds.

2. Ou acide dimercaptosuccinique.

rotules, peut-être êtes-vous contaminé par des toxiques qui perturbent votre métabolisme ?

Tentez le test afin de déterminer si vous êtes intoxiqué. Souvenez-vous que le mieux est de faire ce test avant de commencer le programme et ensuite, après ses six semaines, afin d'évaluer les changements de santé selon le mode « avant-après ». Peut-être aurez-vous besoin d'un complément de soutien personnalisé. Je l'expliquerai en semaine 6 du plan.

➽ Le test d'intoxication

Bien souvent, nous ne mettons pas en concordance nos problèmes de santé ou nos symptômes avec les toxiques environnementaux. Ce test peut vous y aider. Si, au cours du dernier mois, vous avez ressenti un des symptômes, notez « 1 » dans la case « Avant » correspondante. Faites le total, puis évaluez la sévérité du problème grâce à la clé de résultats. Lorsque vous aurez suivi le programme de six semaines, refaites le test, et si le symptôme a persisté, notez « 1 » dans la case « Après » et faites le total des points pour déterminer l'importance des améliorations.

	Avant	Après
J'urine peu à la fois, peu souvent au cours de la journée, et mon urine est sombre et sent fort.		
Je ne vais à la selle que tous les deux jours, ou moins souvent.		
Mes selles sont dures, et l'exonération est difficile, chaque jour ou tous les deux jours.		
Je ne transpire presque jamais.		
Je présente les symptômes suivants (comptez 1 point pour chaque symptôme) : • problèmes de concentration ou de mémoire • maux de tête • fatigue • douleurs musculaires		
Je confie la plupart de mes vêtements au pressing (nettoyage à sec).		
Je bois de l'eau minérale en bouteille plastique, ou de l'eau du robinet non filtrée, ou de l'eau d'un puits.		
Un professionnel traite mon logement contre les insectes et/ou j'utilise des substances chimiques comme produits d'entretien ou de jardinage.		
Je vis ou travaille dans un bâtiment mal ventilé ou dont les fenêtres ne s'ouvrent pas.		
Je vis dans une zone urbaine ou industrielle.		
Je mange plus d'une fois par semaine de l'espadon, du thon, du requin, du doré de mer ou autres grands poissons.		
J'ai plus de deux amalgames dentaires à base de mercure.		

	Avant	Après
Ces odeurs me gênent (comptez 1 point en tout si au moins une de ces odeurs vous dérange et non pas 1 point par odeur) : • les parfums • le savon • les fumées de diesel • l'odeur de neuf d'une voiture • la fumée de cigarette • l'eau chlorée • les détergents • l'odeur du nettoyage à sec • les magasins de tissus • la laque à cheveux • d'autres odeurs fortes		
Lorsque je bois de la caféine, je me sens anxieux, j'ai des palpitations, des vertiges, je transpire. Je me sens tendu et j'ai des douleurs ou des gênes dans les articulations ou les muscles.		
J'ai des réactions désagréables lorsque je mange des denrées contenant du glutamate de sodium, des sulfites (vin, fruits secs, etc.), du benzoate de sodium (conservateur), du vin rouge, du chocolat, du fromage, une banane ou même une faible quantité d'alcool, de l'ail, de l'oignon.		
J'ai eu la jaunisse ou suis atteint du syndrome de Gilbert (élévation de la bilirubine).		

	Avant	Après
Je prends régulièrement les substances ou médicaments suivants (comptez 1 point en tout, même si vous prenez plusieurs médicaments) : • acétaminophène • Ibuprofène ou naproxène • antiacides classiques ou IPP • médicaments contre la colite, la maladie de Crohn, les maux de tête récurrents, les symptômes de l'allergie, la nausée, la diarrhée, les indigestions • médicaments à visée hormonale en cachets, crèmes ou patchs (contraception, œstrogènes, progestérone, pour les problèmes de prostate)		
J'ai souffert de l'une (ou de plusieurs) de ces maladies (compte 1 point si vous souffrez d'au moins une de ces maladies, et non pas 1 point par maladie) : • cancer du sein • cancer du poumon (du fumeur) • autres cancers • allergies alimentaires, sensibilités ou intolérances • problèmes de prostate		
Dans ma famille existent des cas de Parkinson, Alzheimer, sclérose latérale amyotrophique, sclérose en plaques ou autres maladies neurodégénératives.		
Je me fais régulièrement vacciner contre la grippe (vaccins contenant du mercure ou thiomérosal).		
Je souffre de fibromyalgie ou du syndrome de fatigue chronique.		
Total		

Résultat	Sévérité	Programme	Que faire ?
0-6	Peut-être un faible niveau de toxicité.	MSS	Pas de personnalisation nécessaire. Suivez le MSS
7-9	Peut-être un niveau modéré de toxicité.	Auto-soins.	Suivez le MSS et optimisez vos résultats en suivant les étapes du chapitre 24.
Plus de 10	Peut-être un important niveau de toxicité.	Prenez l'avis d'un médecin.	Suivez les étapes ci-dessus. Sans amélioration au bout de six semaines, consultez un médecin.

De nouvelles données lient toxiques et diabésité : de gros bébés et de gros rats

L'illustration la plus récente du fait que les toxiques peuvent nous rendre gros se voit dans l'augmentation spectaculaire de l'obésité chez les bébés. En 2006, des chercheurs de la Harvard School of Public Health ont montré que le taux d'obésité chez les bébés de moins de six mois avait bondi de 73 % depuis 1980. À l'évidence, cela n'a rien à voir avec leur régime ou l'exercice puisque les bébés de cet âge boivent du lait maternel ou infantile. Ils ne hurlent pas « Allez, maman, viens m'acheter un petit déjeuner McDonald's à 1 200 kcal ou un énorme seau de pop-corns recouverts de caramel. » Alors quelle en est la cause ? Il semble qu'il pourrait s'agir de la contamination de leurs petits corps par les toxiques environnementaux. Ils les rendent gros.

Le sang ombilical du nouveau-né moyen est d'ores et déjà contaminé par 287 substances chimiques, dont 217 sont des neurotoxiques (toxiques pour les nerfs ou les cellules nerveuses). Parmi ces substances chimiques, on trouve des pesticides, des phtalates, du bisphénol A, des retardateurs de flamme et des métaux lourds tels que le mercure, le plomb et l'arsenic (réf. 2). Ces substances possèdent un large éventail d'effets négatifs sur la biologie humaine ; elles nuisent au système nerveux et augmentent le risque de cancer ; aujourd'hui, on a montré qu'elles pouvaient contribuer à l'obésité.

Une étude publiée dans le *Journal of the American Medical Association* relate que le bisphénol A, un produit de la pétrochimie qui tapisse l'intérieur des bouteilles d'eau et des boîtes de conserve, augmente le risque de diabète, de maladies cardiaques et de perturbations de la fonction hépatique, ou foie gras, dû à la résistance à l'insuline (réf. 3).

Des données regroupées dans le programme gouvernemental de la National Health and Nutrition Examination Survey émerge une corrélation étonnante entre diabète et concentrations dans le sang de six polluants organiques persistants (POP) : dibenzo-p-dioxines polychlorées (PCDD), dibenzofuranes polychlorés (PCDF), biphényls polychlorés (PCB), hexachlorobenzène (HCB) et deux organochlorés utilisés comme pesticides (réf. 4). Les sujets dont les concentrations sanguines en polluants étaient les plus élevées présentaient un risque très accru de diabète. Il ne s'agit pas simplement d'une coïncidence. Des études expérimentales démontrent que l'on peut induire une obésité par l'intermédiaire d'une exposition aux toxiques, quels que soient la valeur calorique de l'aliment ou le niveau d'exercice physique.

Une publication récente parue dans le *Journal of the American Medical Association* souligne que l'exposition à l'arsenic augmente le risque de diabète (réf. 5). Enfin, des études poursuivies sur les vétérans de l'Air Force ayant participé à la guerre du Viêt Nam rapportent que ceux d'entre eux qui avaient été exposés à l'agent orange (dioxine) présentaient un risque très accru de diabète (réf. 6).

Le National Institute of Health (NIH), la Food and Drug Adminstration (FDA), l'Environmental Protection Agency et la National Academy of Sciences ont organisé récemment une conférence afin d'examiner ce nouveau phénomène des *obèsogènes*, les toxiques qui causent l'obésité.

La vieille idée selon laquelle l'obésité résulte d'une soustraction entre calories absorbées et dépensées est en train de s'écrouler. De nouvelles pistes prouvent que ce grand surpoids peut se produire en l'absence d'un excès de calories. Ainsi, une recherche récente a démontré que des rats auxquels on donnait des substances toxiques prenaient du poids et accumulaient davantage de graisse corporelle, sans que leur consommation de calories n'augmente ni que leur niveau d'exercice physique ne baisse. Au bout de six mois, ces rats étaient 20 % plus gros, et leur masse grasse avait augmenté de 36 % par rapport aux rats n'ayant pas reçu de toxiques (réf. 7).

Voici le message à ne pas oublier : **si vous êtes intoxiqué, vous pouvez prendre du poids sans manger davantage ou faire moins d'exercice physique**.

Les toxiques interfèrent avec le métabolisme en l'abaissant et contribuent au surpoids et au diabète. J'ai publié en 2007 un article intitulé « Systems Biology, Toxins, Obesity, and Functionnal Medicine » (« Biologie des systèmes, toxiques, obésité et médecine fonctionnelle »), qui offre une description détaillée d'un grand nombre de mécanismes par lesquels les substances toxiques engendrent l'obésité (réf. 8, consultable sur http://drhyman.com/downloads/Diabetes-and-Toxins.pdf). Un des mécanismes clés qui mènent à l'insulinorésistance et à la diabésité est que les toxiques bloquent le fonctionnement d'une classe de récepteurs très importants sur le noyau des cellules. Ces récepteurs, baptisés proliférateurs de peroxysomes (*peroxisome proliferatoractivated receptors*, ou PPAR), sont nécessaires à l'optimisation de l'action de l'insuline, donc au contrôle de la glycémie (réf. 9). L'utilisation de techniques d'analyse génétique et métabolique a permis aux scientifiques de montrer que les substances toxiques provoquent une augmentation du glucose, du cholestérol et du foie gras et ralentissent la fonction thyroïdienne (réf. 10). Elles peuvent aussi aiguiser l'appétit et amplifier le mauvais fonctionnement des signaux de satiété envoyés par le cerveau. On ne doit plus ignorer ces faits. Les toxiques vous rendent gros et provoquent la diabésité. Ils doivent donc être pris en compte dans le traitement de la diabésité.

Vous apprendrez à optimiser les systèmes de détoxification de votre organisme et à éliminer les substances toxiques de votre environnement et de votre biologie dans la partie IV.

13. Étape 6 : augmentez le métabolisme énergétique

La découverte de l'impact des différences de métabolisme sur le risque de diabésité est l'une des connaissances les plus importantes et passionnantes apportée par cette science récente. Notre métabolisme transforme les calories et l'oxygène en énergie, laquelle sert de fuel à toutes les cellules de notre corps. Cette énergie est produite dans des organites contenus dans les cellules, véritables centrales, les *mitochondries.*

Mais que sont ces mitochondries et en quoi sont-elles impliquées dans le fait d'avoir plus d'énergie, de perdre du poids, d'inverser la diabésité et de vivre sans maladie jusqu'à 120 ans ?

Chaque cellule héberge des centaines voire des milliers de ces petites centrales énergétiques. Elles sont plus nombreuses dans les tissus et organes actifs, comme les muscles, le cœur et le cerveau. Le rôle du métabolisme est d'utiliser l'oxygène inspiré et les aliments ingérés pour les transformer en énergie, le fuel de la vie. Lorsque les mitochondries ne travaillent pas correctement, vous présentez tous les symptômes d'une baisse d'énergie : fatigue, métabolisme ralenti, gain de poids, pertes de mémoire, douleurs, vieillissement accéléré et davantage. Beaucoup de choses peuvent dérailler et entraver votre métabolisme, le rendre moins performant ou franchement le faire caler.

Notre corps compte plus de 100 000 millions de millions de mitochondries et chacune d'entre elles renferme 17 000 petites « chaînes » pour produire de l'ATP, notre principal fuel. Les mitochondries consomment à elles seules 90 % de l'oxygène que nous inspirons et occupent 40 % de l'espace des cellules du cœur, par exemple. Malheureusement, elles sont sensibles aux dégâts occasionnés par une alimentation trop riche en sucres et en produits transformés, et vulnérables aux toxiques environnementaux et à tout ce qui engendre de l'inflammation.

Les mitochondries de sujets atteints de diabésité ne produisent plus aussi bien l'énergie que celles des sujets en bonne santé (réf. 1). Étrangement, les mitochondries de personnes minces et apparemment en bonne santé, parents au premier degré de sujets diabétiques, sont moitié moins actives que celles de gens n'ayant pas de diabétiques dans leur famille. Ces personnes ont donc un risque accru de développer à leur tour un diabète un jour ou l'autre (réf. 2). Bien souvent, l'origine des dommages se trouve dans le fameux stress oxydatif. Certes, nous connaissons bien ce processus : c'est le clou qui rouille ou les rides qui apparaissent sur notre visage. Mais on peut également rider de l'intérieur.

La bonne nouvelle, c'est qu'on peut augmenter et optimiser l'activité des mitochondries, amplifier la production d'énergie et réduire le **stress oxydatif**. Le fait que ces modifications puissent permettre d'inverser la diabésité et l'insulinorésistance est encore une meilleure nouvelle !

➡ DES MITOCHONDRIES FATIGUÉES : UNE HISTOIRE DE PATIENT

Jane, une de mes patientes de 58 ans atteinte de prédiabète, rencontrait les plus grandes peines du monde à contrôler son poids et sa glycémie. Son régime était très correct et elle faisait régulièrement de l'exercice, mais elle ne parvenait pas à maîtriser les choses. Elle fit faire un dosage urinaire des « acides organiques », qui mesure la fonction mitochondriale d'une autre façon que le VO2 max (mesure de la consommation d'oxygène).

Nous avons donc évalué toutes les étapes du métabolisme de Jane impliquées dans la conversion des lipides et des glucides en énergie et nous avons découvert une série de blocages. Jane avait besoin de plus de carnitine, d'acide alphalipoïque et de coenzyme Q10. Après quelques mois de prises de nutriments, d'acides aminés « brûleurs d'énergie » destinés à améliorer l'activité de ses mitochondries, nous avons recommencé le dosage. Son métabolisme avait été optimisé de façon significative, avec pour conséquence une perte de poids de 10 kg, un surcroît d'énergie et une glycémie normalisée.

Dans ma pratique, je vérifie souvent toutes les étapes du métabolisme pour m'assurer que certaines ne sont pas à l'arrêt ou ralenties. Chaque étape nécessite la participation de différents cofacteurs pour fonctionner normalement. Il s'agit le plus souvent de vitamines et de minéraux, ou bien d'acides aminés. En effet, les mitochondries ont besoin d'aide pour transporter et brûler les calories. Certains nutriments sont cruciaux pour ces différentes étapes, notamment la carnitine, l'acide alphalipoïque, la coenzyme Q10, les vitamines du groupe B (surtout la riboflavine, ou vitamine B2, et la niacine, ou vitamine B3) et les acides aminés essentiels à chaîne ramifiée.

Peut-être vous demandez-vous si votre centrale énergétique fonctionne bien ou si vous rouillez de l'intérieur ? Tentez les deux tests suivants pour apprécier si vos mitochondries sont endommagées et si votre stress oxydatif est trop important. Le mieux est de faire ce test avant de commencer le programme, puis une fois celui-ci terminé pour évaluer les changements de santé selon le mode « avant-après ». Peut-être aurez-vous besoin d'un complément de soutien personnalisé. Je l'expliquerai en semaine 6 du plan.

➽ Le test du métabolisme énergétique

Certaines personnes ont un métabolisme lent. Ce test vous permettra de cerner la sévérité de votre problème. Si, au cours du dernier mois, vous avez ressenti un des symptômes, notez « 1 » dans la case « Avant » correspondante. Faites le total, puis évaluez la sévérité du problème grâce à la clé de résultats. Lorsque vous aurez suivi le programme de six semaines, refaites le test, et si le symptôme a persisté, notez « 1 » dans la case « Après » et faites le total des points pour déterminer l'importance des améliorations.

	Avant	Après
J'éprouve une fatigue chronique ou durable.		
Je suis trop fatigué pour faire tout ce que je voudrais.		
La fatigue interfère avec mon travail, ma vie familiale ou sociale.		
Je ne me sens pas reposé au réveil.		
J'ai du mal à m'endormir, à dormir d'un trait ou je me réveille trop tôt.		
J'ai des douleurs musculaires, un inconfort.		
Je ressens des faiblesses musculaires.		
Je ne parviens pas à faire de l'exercice physique longtemps et je me sens très fatigué ensuite.		
Ma concentration et ma mémoire ont baissé.		
Je suis irritable et d'humeur changeante.		
J'ai pris du poids et j'ai eu du diabète après un gros stress, une infection, un traumatisme.		
Je mange souvent trop.		

J'ai été exposé aux pesticides, à de l'eau du robinet non filtrée, aux aliments non bio ou à des substances chimiques environnementales.		
Je souffre du syndrome de fatigue chronique ou de fibromyalgie.		
J'ai souvent des infections chroniques.		
J'ai vécu une longue période de stress.		
Je souffre d'une maladie neurologique (Parkinson, Alzheimer, sclérose latérale amyotrophique, etc.).		
Je souffre d'autisme ou d'un déficit d'attention avec hyperactivité.		
Je souffre de dépression, de trouble bipolaire ou de schizophrénie.		
Total		

Résultat	**Sévérité**	**Programme**	**Que faire ?**
0-6	Peut-être une faible baisse d'énergie	MSS	Pas de personnalisation nécessaire. Suivez le MSS
7-9	Peut-être une baisse modérée d'énergie.	Auto-soins.	Suivez le MSS et optimisez vos résultats en suivant les étapes du chapitre 24.
Plus de 10	Peut-être une importante baisse d'énergie.	Prenez l'avis d'un médecin.	Suivez les étapes ci-dessus. Sans amélioration au bout de six semaines, consultez un médecin.

➽ Le test du stress oxydatif ou de la rouille

Les radicaux libres ou le stress oxydatif ralentissent le métabolisme et provoquent gain de poids, diabète et vieillissement.

Tentez le test suivant afin de déterminer votre risque d'un haut niveau de stress oxydatif. Si, au cours du dernier mois, vous avez ressenti un des symptômes, notez « 1 » dans la case « Avant » correspondante. Faites le total, puis évaluez la sévérité du problème grâce à la clé de résultats. Lorsque vous aurez suivi le programme de six semaines, refaites le test, et si le symptôme a persisté, notez « 1 » dans la case « Après » et faites le total des points pour déterminer l'importance des améliorations.

	Avant	Après
Je n'ai pas l'habitude de faire de l'exercice (ou j'en fait trop – plus de 15 heures par semaine).		
Je suis en surpoids (IMC supérieur à 25).		
Je me sens très souvent fatigué.		
Je dors moins de 8 heures par nuit.		
J'ai régulièrement des douleurs musculaires profondes ou articulaires.		
Je suis très sensible aux parfums, à la fumée ou autres substances chimiques.		
Je suis exposé à un niveau assez important de toxiques environnementaux (polluants ou produits chimiques) chez moi ou au travail.		
Je bois plus de 3 boissons alcoolisées par semaine.		
Je fume des cigarettes ou cigares (ou autres).		
Je suis environné par la fumée des autres.		
Je n'utilise pas d'écran UV, j'adore bronzer ou je vais en cabine.		

Ma vie me semble très stressante.		
Je mange moins de 5 portions de fruits et de légumes très colorés par jour.		
Mon alimentation inclut beaucoup de denrées frites, margarine et de graisses animales.		
Je mange de la farine blanche et du sucre raffiné plus de deux fois par semaine.		
J'ai souvent des rhumes et autres infections (boutons de fièvre, aphtes, etc.).		
Je ne prends ni multivitamine ni antioxydants.		
Je prends des médicaments (en vente libre ou sur ordonnance) et/ou je consomme des drogues récréatives.		
J'ai de l'arthrite ou des allergies.		
J'ai du diabète ou une maladie cardiaque.		
Total		

Résultat	**Sévérité**	**Programme**	**Que faire ?**
0-9	Peut-être un faible niveau de stress oxydatif	MSS	Pas de personnalisation nécessaire. Suivez le MSS
Plus de 10	Peut-être un important niveau de stress oxydatif.	Prenez l'avis d'un médecin.	Suivez les étapes ci-dessus. Sans amélioration au bout de six semaines, consultez un médecin.

Ce qui endommage vos mitochondries

Les mitochondries sont sensibles à nombre d'agressions, notamment les aliments riches en calories et en sucre, mais pauvres en nutriments et en antioxydants. Les substances toxiques, les infections, et tout événement pouvant augmenter l'état d'inflammation endommagent encore plus les mitochondries. Cela conduit au stress oxydatif, ou production de radicaux libres, qui abîme mitochondries, cellules et tissus. Non maîtrisé, le stress oxydatif allume des gènes qui augmentent la résistance à l'insuline et l'inflammation tout en réduisant l'activité des mitochondries, donc la fourniture d'énergie à l'organisme (réf. 3).

Vous pouvez diminuer l'activité des radicaux libres et du stress oxydatif et améliorer la production d'énergie dans vos cellules en combinant une alimentation basée sur des produits non transformés, frais, riches en nutriments, phytonutriments et en antioxydants, en plus d'une supplémentation en antioxydants tels que l'acide alphalipoïque et d'autres stimulants des mitochondries, sans oublier certains types d'exercice physique. Tout cela fait partie des aspects essentiels du programme MSS (voir partie IV).

Si vous avez du diabète, ou une famille présentant cette pathologie, l'exercice est vraiment important. En effet, votre prédisposition génétique à une fonction mitochondriale lente peut être vaincue de cette façon. Je vous recommande d'inclure dans votre pratique habituelle de la musculation et une forme particulière d'aérobic nommée « entraînement de forte intensité par intervalles ». Cette combinaison a montré qu'elle pouvait augmenter de façon spectaculaire le fonctionnement des mitochondries, avec pour résultat une perte de poids et un métabolisme énergétique cellulaire amélioré (réf. 4). J'expliquerai en partie IV de quelle façon vous pouvez introduire ces deux types d'exercice dans votre vie quotidienne.

Le Graal du vieillissement en bonne santé : garder les mitochondries en bonne forme

Le phénomène biologique le plus important à l'origine du vieillissement est la baisse de production d'énergie dans la mitochondrie, dont une conséquence est la résistance à l'insuline. En fait, la « maladie-âge » est véritablement une maladie due à l'accélération de cette résistance. Si nous étions capables d'y remédier, nous pourrions stopper le vieillissement. Des traitements sont en cours de développement pour rectifier le dysfonctionnement mitochondrial, dont un à base de resvératrol, l'antioxydant du raisin rouge. Le resvératrol agit sur une classe très importante de protéines enzymatiques appelée « sirtuine », qui régulent la fonction insuline et la production d'énergie par les mitochondries. Lorsque ces gènes sont allumés, ils sont capables d'inverser le vieillissement dû aux mitochondries et la résistance à l'insuline.

Sans doute avez-vous entendu parler de ces rats auxquels on distribuait des fortes doses de resvératrol. Ils vécurent 30 % de plus que les autres et leur forme s'améliora alors qu'ils consommaient une alimentation médiocre de type américain. Certes, on leur donna l'équivalent de 1 500 bouteilles de vin rouge. Surtout, ne reproduisez pas cette expérience sur vous !

La restriction calorique aide également à améliorer le fonctionnement mitochondrial. Toutefois, elle est difficile à réaliser. De remarquables études sur animaux ont montré que lorsqu'ils consommaient 30 % de calories en moins par jour, leur longévité était accrue de 30 % par rapport aux animaux témoins (réf. 5). Dans l'espoir d'augmenter leur longévité, quelques braves de la Calorie Restriction Society consomment des repas très riches en nutriments mais très pauvres en calories. L'un d'entre eux, que j'ai rencontré, mangeait 2 kg de céleri au petit déjeuner et quelques kilos de tomates et de concombre au déjeuner !

Quoi qu'il en soit, de nouvelles recherches très intéressantes mettent au jour des moyens de prévenir les ravages de la vieillesse sans pour autant avaler 2 kg de céleri par jour. Dans son ouvrage, très documenté d'un point de vue médical, Wulf Dröge explique comment vivre jusqu'à 120 ans. Il suffit juste d'équilibrer, de réparer et de reconstruire les mitochondries. Vous pouvez y parvenir en réduisant la production d'insuline et en optimisant votre consommation d'acides aminés et de protéines, en plus de l'exercice physique. Le principe de base est simple : en plus d'acides aminés et de protéines, ingérez de petites quantités de glucides à faible index glycémique, aisément utilisés et absorbés au cours de la journée. Voilà résumé le programme MSS. Des études montrent que prendre en supplément des acides aminés de base, c'est-à-dire les sous-unités des protéines, pour réparer et se guérir, aide à ralentir les processus du vieillissement et à inverser l'insulinorésistance et le diabète (réf. 6). Dans la partie IV, je vous indiquerai quoi prendre au juste et comment obtenir les nutriments et les acides aminés dont vous avez besoin pour inverser la diabésité et promouvoir une vieillesse en pleine forme.

Ne l'oubliez pas : en modifiant votre mode de vie, en adoptant des exercices physiques et l'entraînement par intervalles, en optant pour une alimentation riche en nutriments et en prenant certains suppléments tels que la carnitine, l'acide alphalipoïque, la coenzyme Q10, les vitamines du groupe B et les acides aminés à chaîne ramifiée, vous pouvez optimiser votre fonction mitochondriale (réf. 7).

14. Étape 7 : vers un esprit apaisé

Le stress vous rend gros et contribue au développement de la diabésité. Lorsque je travaillais dans un service d'urgences, j'ai souvent vu des patients présentant des glycémies trop élevées. Ces gens n'étaient pas des diabétiques. La situation de stress aigu avait fait exploser leur glycémie. Cela fait longtemps que les médecins connaissent ce lien entre le stress et la concentration de glucose dans le sang. Ce que l'on comprend aujourd'hui, c'est que le stress chronique fait également augmenter la sécrétion d'insuline, de cortisol et des composants inflammatoires appelés « cytokines ». Tout cela attise inlassablement le dysfonctionnement métabolique qui mène au gain de poids, à l'insulinorésistance et enfin au diabète.

➡ DES RELATIONS DÉLÉTÈRES PEUVENT FAIRE GROSSIR : UNE HISTOIRE DE PATIENT

Rebecca, une célibataire de 52 ans, s'occupait de sa mère de 84 ans chez qui elle vivait. En dépit d'une grande réussite professionnelle comme travailleuse sociale, elle vivait sous la chape des critiques quotidiennes de sa mère. Ce stress chronique l'empêchait de s'occuper d'elle-même et de faire de bons choix, qu'il s'agisse d'alimentation, d'exercice physique ou même de vie relationnelle. Elle secrétait de hauts niveaux de cortisol, qui nous aide à nous protéger des dangers lors de stress aigus, mais qui engendre un gain de poids, augmente l'appétit, cause le prédiabète et le diabète et contribue à exacerber à peu près toutes les maladies chroniques répertoriées. Rebecca avait donc développé un prédiabète inquiétant. Cependant, ce dont elle avait le plus besoin n'était pas tant un régime plus sain ou davantage d'exercice. Elle avait besoin d'une

« mère-ectomie » et d'aller de l'avant. Grâce à des soutiens et des encouragements, elle récupéra enfin sa vie et sa santé.

Votre niveau de stress contribue-t-il à votre diabésité ? Tentez le test suivant afin de le savoir. Souvenez-vous que le mieux est de faire ce test avant de commencer le programme et ensuite, après ses six semaines afin d'évaluer les changements de santé. Peut-être aurez-vous besoin d'un complément de soutien personnalisé. Je l'expliquerai en semaine 6 du plan.

» Le test du stress et de la fatigue surrénale

Le stress chronique contribue à de nombreuses maladies, dont la diabésité. Si, au cours du dernier mois, vous avez ressenti un des symptômes, notez « 1 » dans la case « Avant » correspondante. Faites le total, puis évaluez la sévérité du problème grâce à la clé de résultats. Lorsque vous aurez suivi le programme de six semaines, refaites le test, et si le symptôme a persisté, notez « 1 » dans la case « Après » et faites le total des points pour déterminer l'importance des améliorations.

	Avant	Après
Ma vie est très stressante.		
Je me sens fatigué mais tendu.		
Quand je suis nerveux, mes paumes et mes pieds transpirent.		
Je sursaute facilement et souffre de crises de panique.		
Je me sens épuisé.		
Je me sens souvent faible et chancelant.		
J'ai des cernes sombres sous les yeux.		

Lorsque je me lève, j'ai un peu la tête qui tourne.		
J'éprouve des compulsions pour les sucreries.		
J'adore le sel.		
Je ne me sens pas régénéré après une nuit de sommeil.		
J'ai du mal à m'endormir et à ne pas me réveiller		
J'ai du mal à me concentrer et j'éprouve une certaine confusion mentale.		
J'ai souvent des maux de tête.		
J'attrape souvent des rhumes et des infections.		
Je ne peux pas commencer ma journée sans caféine.		
Je fais de la rétention d'eau.		
J'ai parfois des palpitations.		
Je tolère mal l'alcool, la caféine et autres drogues.		
Je tolère très mal l'exercice et je suis épuisé quand je m'arrête.		
Je fais de l'hypoglycémie.		
Ma musculature est faible.		
Ma tension est basse.		
Total		

Résultat	**Sévérité**	**Programme**	**Que faire ?**
0-7	Peut-être un faible dysfonctionnement surrénal	MSS	Pas de personnalisation nécessaire. Suivez le MSS

Résultat	Sévérité	Programme	Que faire ?
8-10	Peut-être un niveau modéré de dysfonctionnement surrénal	Auto-soins	Suivez le MSS et optimisez vos résultats en suivant les étapes du chapitre 24.
Plus de 11	Peut-être un niveau important de dysfonctionnement surrénal	Prenez l'avis d'un médecin.	Suivez les étapes ci-dessus. Sans amélioration au bout de six semaines, consultez un médecin.

Une augmentation de la réponse au stress et le haut niveau de cortisol qui en résulte aggravent la diabésité, endommagent votre cerveau, perturbent le contrôle de l'appétit en vous donnant davantage faim et en accroissant vos compulsions pour le sucré.

Les diabétiques ont un risque très majoré d'avoir une dépression (réf. 1). Et les sujets dépressifs ont un risque accru de devenir diabétiques. Dans une étude majeure publiée dans *Archives of Internal Medicine* (réf. 2), les scientifiques ont découvert que les femmes dépressives avaient 17 % de risque en plus de développer un diabète, même après correction des autres facteurs de risque que constituent le régime alimentaire et le manque d'exercice physique régulier. Les femmes qui prenaient des antidépresseurs avaient un risque supérieur de 25 % de développer un diabète que leurs congénères non déprimées. D'un autre côté, les femmes chez qui on avait déjà diagnostiqué un diabète avaient 29 % de risque en plus d'être dépressives, en prenant en compte les autres facteurs de dépression. Celles qui étaient traitées par insuline avaient 53 % de risque en plus d'être dépressives au cours des dix ans que dura l'étude. Davantage d'insuline engendre davantage de dépression.

Si certains paramètres tels que l'inflammation, les toxiques environnementaux, l'absence d'exercice physique et l'obésité peuvent expliquer le lien entre diabète et dépression, cette explication n'est que partielle. Ils peuvent également être liés au stress. Les sujets dépressifs ont des niveaux augmentés de cortisol pouvant conduire à des problèmes avec le glucose, ou son métabolisme sanguin, une aggravation de l'insulinorésistance et l'accumulation de graisse abdominale.

Cependant, bien que cette connexion corps-esprit soit importante, il ne s'agit, là encore, que d'un élément du puzzle. En effet, beaucoup de gens ne se rendent pas compte que ce qu'ils font subir à leur corps affecte aussi leur cerveau. Au fur et à mesure que votre métabolisme, votre résistance à l'insuline et votre diabète s'amenderont, vous vous apercevrez sans doute que votre humeur s'améliorera de façon spectaculaire sans l'aide d'antidépresseurs ni d'autres médicaments. Guérir le corps est une étape essentielle afin de guérir l'esprit. Mon ouvrage *The UltraMind Solution* (www.bloodsugarsolution.com/ ultramind-solution) explique comment le corps affecte le cerveau et comment la diabésité est liée aux problèmes d'humeur, aux troubles cognitifs et au vieillissement cérébral.

Le lien entre stress, gain de poids, désordres mentaux et déséquilibres de la glycémie montre que la prise en charge du stress est un aspect crucial du traitement de l'obésité et du diabète.

Il existe de multiples moyens permettant de réduire son exposition au stress. Vous pourrez ainsi vous tourner vers les techniques de relaxation, la méditation, les exercices de respiration, le yoga, les groupes de soutien, les massages, l'exercice physique, les saunas, la danse, la prière, le rire, et bien d'autres. Se rencontrer et échanger sont également d'excellents moyens de réduire son stress.

Mettre activement sur pied une réponse de relaxation est une étape déterminante dans la guérison de la diabésité. Sélectionnez des choses que vous aimez et pratiquez-les chaque jour. La relaxation est presque aussi importante que respirer, manger, dormir. Passer à côté finira par vous tuer. Dans la partie IV, je partagerai avec vous quelques outils très efficaces pour vous aider à vous y atteler. Vous pourrez les mettre à profit ou alors utiliser mon programme audio *Ultra-Calm* (www.bloodsugarsolution.com/ultracalm).

III
Le programme MSS : la préparation

Les plus longs voyages commencent tous par un premier pas.
Lao Tseu, Tao Te King

15. Entreprendre le voyage

Maintenant que vous connaissez les causes de la diabésité et l'importance cruciale de ce problème, l'étape suivante consiste à trouver une solution : pour nous-mêmes, nos familles, nos groupes sociaux et notre société dans son ensemble.

Manger mieux et faire davantage d'exercice : c'est ce que nous répètent médecins, nutritionnistes et organismes officiels. Comment ce conseil a-t-il fonctionné jusque-là dans votre cas ?

Le programme MSS est basé sur une approche radicalement différente – une approche par systèmes – qui lie entre eux tous vos symptômes et problèmes de santé. En appliquant cette science, nous pouvons corriger les déséquilibres de votre organisme et générer de la santé. **Le secret est qu'il n'est pas nécessaire de traiter la diabésité !**

Générer de la santé

C'est la seule chose que vous deviez faire, tout simplement.

Jusque-là, vous avez progressé à reculons. Au fur et à mesure que vous apprendrez quels obstacles vous arrêtent et les ingrédients dont vous avez besoin afin de générer de la santé, vous balaierez avec aisance lesdits obstacles (toxiques, allergènes, microbes, stress, alimentation médiocre et autres) en ajoutant de bons composants (aliments non transformés et frais, nutriments, hormones, sommeil, mouvement, rythme, relaxation, amour, liens avec les autres, sens à la vie et buts). Lorsque vous y serez parvenu, vos symptômes et vos maladies se traiteront d'eux-mêmes.

La partie IV de cet ouvrage détaille un plan d'action de six semaines pour retrouver la santé et être heureux. Dans la partie III, vous découvrirez une phase de préparation de deux semaines qui vous fournira les bases pour acquérir une santé éclatante et durable. Il s'agit de célébrer, pas de se priver, de profiter des atouts délicieux qu'offrent une alimentation véritable mais également le soin que nous prenons de nos corps et de nos esprits.

Au cours de ce programme, j'introduirai doucement mais systématiquement des changements dans votre alimentation et votre mode de vie. Chemin faisant, je vous fournirai les informations et enseignerai la manière pour réinventer en toute sécurité votre cuisine, négocier avec les linéaires des supermarchés, optimiser votre alimentation, choisir des suppléments, éliminer les substances toxiques, faire de l'exercice, trouver votre touche « pause » et davantage. Vous apprendrez à utiliser les médicaments à bon escient, à leur découvrir des alternatives naturelles. Et vous prendrez le départ de ce voyage avec un plan de menus, des recettes et des listes de courses. N'hésitez pas à en apprendre davantage en consultant le programme en ligne que j'ai développé sur le site www.bloodsugarsolution.com. Il vous servira de guide durant tout le programme.

Nous nous interrogerons également sur la manière dont, tous ensemble, en tant que groupe, nous pouvons créer un mouvement pour contrecarrer cette épidémie qui démolit notre vie comme l'économie de nos pays. Nous pouvons reprendre en main notre santé (partie V) par le biais d'actions collectives.

Changer une vie de mauvaises habitudes, apprendre de nouveaux savoir-faire et corriger les informations erronées prend du temps. Deux semaines pour être précis ! Ne sautez donc pas cette phase cruciale de préparation.

Retrouver la santé ensemble

Lorsque vous progresserez dans votre voyage vers la guérison, n'oubliez pas qu'il est plus facile de parvenir à destination ensemble que seul. Dans le chapitre 16, vous apprendrez comment mettre à profit le pouvoir du groupe et comment créer le vôtre (même s'il s'agit d'un groupe de deux personnes), et vous comprendrez pourquoi obtenir un soutien est si important pour s'assurer sur le long terme succès, santé et bonheur.

Les relations sociales, le soutien et le groupe sont, en effet, cruciaux pour pérenniser un succès et très efficaces à court terme pour adopter et conserver les changements de vie et de comportement. Les amis, le groupe ont de puissantes influences sur nous. Si vos amis sont en surpoids, vous avez plus de risques de l'être que si des membres de votre famille sont obèses. Ce ne sont pas les liens génétiques qui nous connectent mais les liens sociaux. Au final, ce sont eux qui sont les plus efficaces pour infléchir l'obésité, le diabète et l'épidémie de maladies chroniques.

Ce lien avec les autres est un ingrédient nécessaire à la santé, tout comme les aliments, l'eau, l'air ou le mouvement. Le groupe, les interactions sont dans notre schéma profond. Peu importe le groupe dont vous faites partie, votre confession, vos réseaux sociaux. Si Facebook était un pays, ce serait le 3e le plus peuplé après la Chine et l'Inde, et on ne peut guère penser qu'il s'agit d'un phénomène inattendu. Créez ou rejoignez un groupe. Là se trouve le moyen le plus efficace de parvenir à des changements durables.

En route pour les analyses

Dans le chapitre 27, vous apprendrez les dosages qui peuvent être nécessaires. Il vous faudra réunir des informations à votre sujet, votre histoire et vos symptômes afin de dresser un bilan complet de vos déséquilibres et des changements que vous devrez opérer sur le programme. Les tests de questions, les mensurations et les dosages urinaires et sanguins de base précisés dans cette étape vous aideront à déterminer où se situent vos déséquilibres et deviendront une sorte d'étalon qui vous permettra de mesurer vos progrès et vos succès.

En route pour de bon!

Eh bien, allons-y. Cinq étapes sont très importantes pour préparer votre esprit, votre corps et votre cuisine à accueillir le programme MSS.

1. **Préparez votre esprit.** Puisez-y votre motivation afin d'entreprendre et de mener jusqu'au bout le programme avec succès.
2. **Préparez-vous.** Investissez ce programme et décidez d'une date de début.
3. **Préparez votre cuisine.** Débarrassez-la des substances toxiques et remplissez-la d'aliments générateurs de santé, pas de maladies.
4. **Préparez le nouvel acheteur et le nouveau chef qui sommeillent en vous.** Apprenez à naviguer entre les aliments toxiques du supermarché et développez de modestes talents de cuisinier qui vous aideront grandement à reprendre en main votre santé.
5. **Préparez votre corps.** Indiquez à votre corps que le voyage vers la guérison commence en prenant « des vacances détoxification » et en proscrivant sucre, stimulants et sédatifs.

Je vous le demande: ne court-circuitez pas ces étapes. Préparer le terrain pour le succès est essentiel si vous souhaitez tirer le maximum de profit du programme.

Préparez-vous mentalement: trouvez votre motivation

Êtes-vous prêt?

Votre vie va bientôt changer.

Vous avez pris la décision de retrouver la santé.

La deuxième étape consiste à se préparer à l'action.

La troisième se résume à passer véritablement à l'action.

La quatrième se concentre sur la permanence des changements en faveur de votre santé, et elle se comprend à vie.

Lorsque vous prendrez la décision de « créer » de la santé, vous vous retrouverez confronté à nombre d'obstacles. De fait, dans nos sociétés rapides, saturées de médias et d'informations, où l'on travaille trop, où le stress s'accumule, où nous ne bougeons plus assez tout en mangeant trop, opter pour la santé devient un acte révolutionnaire. Il faudra donc une véritable petite révolution pour contrecarrer tous les paramètres qui conduisent à la maladie, à l'obésité et au diabète. Mais les révolutions commencent par de petits changements, spécifiques, mesurables, accessibles, réalistes et opportuns.

➽ Identifier les obstacles et prendre en compte son métabolisme

Tout d'abord, vous devez identifier les obstacles qui se dressent sur votre route et avoir l'esprit clair en ce qui concerne votre motivation vers le changement. Dépasser votre inertie va requérir de la volonté, et une volonté durable. Tenir un journal, créer un groupe de soutien, voire utiliser les outils que je vous propose sur www.bloodsugarsolution.com peuvent vous aider à surmonter ces obstacles. Quels sont-ils ? Ils peuvent inclure :

- Vos croyances personnelles en ce qui est possible ou non (« Je ne peux pas guérir mon diabète ou perdre du poids. »)
- Une mauvaise relation à votre corps ou à l'aliment (« Manger me rend malade et gros, mais j'aime manger »).
- Des pensées ou des comportements défaitistes.
- Une addiction biologique au sucre.
- Un environnement toxique d'aliments transformés, riches en sucres rapides, pauvres en nutriments, riches en calories.

- Des pratiques agressives de marketing alimentaire (« Achetez cela ou cela, c'est bon pour votre santé et vous vous sentirez bien »).
- Un manque d'aliments de haute valeur, riches en nutriments et pauvres en calories.
- Des saboteurs chez vous ou sur votre lieu de travail (les gens qui vous poussent à manger).
- Trop de responsabilités (lorsque vous éprouvez des difficultés à dire « non » aux autres et « oui » à vous-même).
- Des souvenirs d'échecs lorsque vous avez tenté des changements dans le passé.

La croyance la plus ancrée qui entrave notre route vers le succès est que nous ne pouvons pas changer notre état de santé tant que cela. Peut-être pouvons-nous perdre quelques kilos, nous sentir un peu plus en forme, mais nous sommes quand même préprogrammés dans ce domaine. Il suffit pour m'en convaincre que je regarde mon père diabétique, ma grand-mère obèse ou ma sœur qui a eu un infarctus du myocarde à 52 ans. Que pourrais-je véritablement changer à cela ? Tout !

Il peut exister tant de croyances, d'attitudes, de pensées, de schémas, de comportements négatifs qui vous empêchent de vous prendre en charge, d'entreprendre votre voyage vers la santé. Concentrez-vous sur ce qui compte à vos yeux. Vous sentir en forme ? Vivre une longue vie bien remplie ? Contribuer à un groupe ? Passer davantage de temps avec votre famille ? Remplir la liste des choses que vous souhaitez avoir faites avant de mourir ? Emmener vos petits-enfants au zoo ? Monter votre entreprise ? Faire une longue balade en forêt en compagnie de la personne aimée ? Traverser le pays à vélo à l'âge de quatre-vingt-cinq ans ?

Ma définition personnelle de la santé peut se résumer à me lever chaque matin et accomplir ce qui me comble : être avec ma famille, effectuer du bon boulot dans ma pratique, grimper un flanc de montagne en hiver, jouer au basket-ball avec mon fils, apprendre quelque chose de nouveau, avoir assez d'énergie et de force afin d'aider au mieux mon groupe relationnel et mes amis. C'est ce qui me permet d'orienter mes choix chaque jour. Et vous, qu'est-ce qui est important à vos yeux ?

➽ Commencez dès aujourd'hui à tenir un journal

Tenir son journal est un excellent moyen d'appréhender ses motivations profondes, de casser le cycle infernal des actions et des fringales sans raison, d'être honnête, responsable et lucide avec soi-même. Bien souvent, nous sur-mangeons parce que quelque chose nous dévore de l'intérieur. Nous nous bourrons d'aliments dans un vain espoir de repousser hors de nous nos craintes. Nous nous servons des aliments pour contrer nos sentiments, mais on peut également se servir des mots pour contrer les aliments. Écrire, c'est souvent mieux « métaboliser » ses sentiments de sorte à ce qu'ils ne nous poussent plus vers des choix inconsidérés ou des orgies de bouffe. Un régime à base de mots et d'exploration personnelle peut aussi se solder par une perte de kilos. On métabolise alors mieux sa vie et ses calories.

Ce journal vous servira aussi à garder la trace de ce que vous mangez chaque jour, de la façon dont vous faites de l'exercice, dont vous dormez, de vos symptômes, de vos « nombres », dont le poids, le tour de taille sans oublier les résultats des dosages de laboratoire. Être lucide sur ce que l'on ressent, ses sensations alors qu'on commence à modifier son alimentation, à prendre des suppléments et à faire de l'exercice est une sorte d'entraînement intérieur, un renforcement de l'état de conscience dont on a besoin pour s'acheminer vers la forme et une certaine plénitude.

Surtout, soyez honnête vis-à-vis de ce que vous mangez : notez tout ce que vous ingérez et en quelles quantités. Cet acte très simple vous éclairera sur la façon dont vous prenez soin de vous-même et de votre santé. Dans son ouvrage The Writing Diet, Julia Cameron suggère de se poser quatre questions de base lorsqu'on décide de manger quelque chose :

- Ai-je faim ?
- Ai-je vraiment envie de manger cet aliment ?
- Ai-je vraiment envie de manger cet aliment maintenant ?
- Ne pourrais-je pas manger autre chose à la place ?

Je demande aussi à mes patients de répondre à deux autres questions similaires :

- Qu'est-ce que je ressens ?
- De quoi ai-je besoin ?

Peut-être aurez-vous faim et besoin de manger ; ou peut-être vous sentirez-vous esseulé et aurez-vous besoin d'un ami ; ou fatigué avec une envie de sieste ; peut-être serez-vous en colère avec un besoin urgent d'y voir clair ? La plupart de ces sentiments ou états ne se résolvent pas avec des aliments. Pourtant, pour beaucoup d'entre nous, manger sera la solution par défaut que nous adopterons lorsque nous nous sentons mal.

Quant à votre journal, n'oubliez pas l'essentiel : il est là pour vous. Soyez donc totalement honnête et transparent. Certes, cela implique de consigner ce que vous mangez et combien de temps et d'efforts vous consacrez à l'exercice, mais aussi ce que vous ressentez *vraiment* à un moment précis. Souvenez-vous qu'il n'existe pas de bonnes ni de mauvaises réponses en la matière.

➽ Se débarrasser des obstacles mentaux

Sortez votre journal (ou servez-vous des outils en ligne) et répondez aux questions suivantes. Pensez à ce qui entame votre énergie ou, au contraire, à ce qui la renforce en inscrivant les réponses.

- Quelles sont les trois choses déterminantes qui vous empêchent de recouvrer votre santé et de perdre du poids ? Cela peut inclure des habitudes telles que le tabagisme, le manque de sommeil ou de relaxation, une consommation abusive de sucre, des prises d'aliments inconscientes ou émotionnelles, le choix d'aliments de piètre qualité nutritionnelle, manger tard dans la journée, sauter le petit déjeuner et bien plus.
- Quelles sont les trois émotions ou habitudes mentales déterminantes qui vous empêchent de recouvrer votre santé et de perdre du poids ? Est-ce votre habitude de toujours reporter à plus tard, un état dépressif, une faible estime de soi, la peur, la colère, le ressentiment ou autre chose ?
- Souffrez-vous de « relations toxiques » en ce moment dans votre vie ? Ont-elles un intérêt pour vous ? Pourriez-vous vous en défaire ou les modifier ? Si tel est bien le cas, de quelle manière procéderiez-vous ?
- En quoi votre vie serait-elle différente sans ces comportements coutumiers, ces constructions mentales et émotionnelles et ces relations ?
- Êtes-vous véritablement trop occupé pour modifier vos habitudes et changer votre vie ? Passez-vous des heures devant la télévision ou un écran d'ordinateur ? De combien de temps en plus disposeriez-vous pour vos relations amicales, pour acheter et préparer une alimentation saine, faire de l'exercice et vous relaxer si vous faisiez un petit « jeûne média » ?

- Quels sont les comportements, les habitudes, les relations que vous pourriez choisir afin de contribuer à un surcroît d'énergie et de santé physique, mentale et spirituelle ?
- Qu'est-ce qui vous motive dans la vie ? Qu'est-ce qui vous donne envie de vous lever chaque matin ? Quel est votre but dans la vie ?
- En quoi être trop gros ou en mauvaise forme nuit à votre but dans la vie ?
- En quoi suivre ce programme et recouvrer votre forme vous aiderait à atteindre ce but ?

Nous avons tous des raisons personnelles d'aspirer à l'amélioration de notre vie et de notre santé. Là encore, il n'existe ni bonne, ni mauvaise raison, juste ce qui paraît le plus important à vos yeux.

➽ Définir nos propres buts pour parvenir à la santé et au bonheur

Commencez par rédiger une liste de vos buts personnels. Identifiez ce que vous souhaitez et comment y parvenir. Ces questions ont pour objet de vous donner un petit coup de pouce, mais sentez-vous libre d'écrire ce que vous voulez. Consacrez-y quelques heures et soyez précis.

Mes buts en matière de santé

- **Physique** : quels sont les problèmes de santé physique ou de forme, ou d'apparence que je souhaite résoudre et comment vais-je m'y prendre ?
- **Aliments** : quelles sont mes relations à l'aliment et comment voudrais-je me nourrir ?
- **Exercice** : quelle est ma relation à l'exercice et à mon corps ? Comment en changer ?

- **Sommeil** : ma qualité de sommeil est-elle une vraie priorité ? Que vais-je faire pour dormir assez et récupérer chaque jour mon énergie ?
- **Poids** : comment je ressens mon poids ? Quels changements mettre en place pour aimer mon corps au lieu de le combattre ? Quels sont mes buts dans ce cas ?

Mes buts psychologiques et sociaux

- **Santé émotionnelle** : suis-je anxieux, déprimé, en colère ? Suis-je de tempérament plutôt « verre à moitié plein » ou plutôt « verre à moitié vide » ? Quelles pensées ou croyances me coupent les jambes ? Existe-t-il des raisons physiques à mon état émotionnel (aliments, stress, carences nutritionnelles, etc.) ? Comment vais-je procéder pour remonter à la source de mes émotions et devenir la personne que je souhaite être ?
- **Relations** : comment puis-je améliorer mes relations ? Que dois-je faire pour être un meilleur enfant, conjoint, parent, ami, collègue, etc. ?
- **Travail** : quelle est ma relation à mon travail ? À quoi voudrais-je consacrer mon temps, mon énergie, ma concentration, mes aptitudes et mes talents ? Si je ne suis pas satisfait, que puis-je faire pour changer mon comportement vis-à-vis du travail ou franchement opter pour une autre voie ?

Sens et but de ma vie

- **Buts spirituels** : qu'est-ce qui est vraiment important pour moi ? Que voudrais-je comme épitaphe ? Que dois-je faire pour le mériter ?
- **Atteindre dès aujourd'hui ce qui est important** : quels sont mes « Un jour, j'espère que je… » et comment faire pour que « ce jour » soit aujourd'hui ?

Préparez-vous

Si vous partiez en vacances, vous vous organiseriez afin d'être certain que tout est fin prêt et sous contrôle : la maison, le travail, les enfants, les factures à payer et le chien. Vous auriez planifié votre voyage, acheté vos billets, fait vos valises et décidé d'un endroit de vacances et d'une date de départ. Vous auriez donc pris une décision pour entreprendre votre voyage.

Procédez de la même façon avec le voyage le plus important que vous ferez jamais – celui qui mène à la santé. Cochez une date appropriée sur votre calendrier. Reportez-la dans votre journal. Cette date sera celle à laquelle vous commencerez la phase d'élimination du programme, décrite dans le paragraphe intitulé « Préparez votre corps », un peu plus loin. Cette phase durera une semaine. Ensuite vous embarquerez pour le programme en six semaines décrit dans la partie IV. À l'issue de ces six semaines, vous apprendrez comment rester en bonne santé pour la vie. Choisissez dès maintenant la date à laquelle vous désirez entreprendre ce voyage.

Préparez votre cuisine

La cuisine est l'une des pièces les plus importantes de la maison. Elle a été prise d'assaut par l'industrie agroalimentaire. Le moment est venu d'exiger sa restitution, d'y ranger de bons produits sains et de jeter les aliments transformés, de vous réapproprier des habitudes culinaires mais aussi l'idée de partage des repas avec la famille et les amis. Transformez le moment des repas en célébration, en échanges et en nourriture pour le corps et l'esprit. Inutile de concocter des menus compliqués ou élaborés. Il suffit juste de s'organiser. Si vous n'avez pas sous la main un stock de produits délicieux, faciles à préparer, et même des en-cas ou des repas « d'urgence », vous réduisez vos chances de réussite. Ne laissez pas d'obstacles sur votre chemin en conservant quelques aliments générateurs de maladies.

Les hormones qui contrôlent le stockage des graisses dans l'organisme – comme l'insuline et les hormones du stress, dont le cortisol – contrôlent également notre appétit et notre comportement. Si elles explosent pour une raison quelconque et que vous avez gardé une grosse part de gâteau au chocolat au réfrigérateur, jamais vous ne parviendrez à maîtriser votre cerveau reptilien qui gère votre comportement alimentaire. En effet, des centaines de gènes sont destinés à nous protéger de la famine, mais fort peu sont là pour nous empêcher de trop manger !

Voici comment préparer votre cuisine avant d'entreprendre votre voyage.

➽ Débarrasser la cuisine de la Franken-food[1] responsable de maladies et d'obésité

Prenez une après-midi pour tous les réunir et montrez-vous impitoyable. S'il ne s'agit pas d'un aliment sain, jetez-le. Vous remplirez à nouveau placards et réfrigérateur avec de vrais aliments en semaine 12 du programme.

Je vais maintenant décrire mes dix règles les plus importantes pour manger sain toute la vie. Si vous vous dites soudain : « Mais, il ne reste plus rien », c'est que vous avez mangé de la façon la plus efficace pour vous rendre malade et le rester. Étrangement, la bonne nouvelle, c'est que si votre régime n'est constitué que de sucre, de farine et d'aliments transformés, vos gains seront maximaux après le changement.

Ces règles brossent surtout le portrait de ce qu'il ne faut pas manger. Elles devraient être suivies durant toute la vie. Au chapitre 19, vous rencontrerez tous les merveilleux aliments que vous pouvez consommer.

---

1. Franken-food en référence à Frankenstein.

➽ 10 règles pour manger en toute sécurité, pour la vie

1. L'idéal est de n'avoir dans la cuisine **aucun produit alimentaire avec une étiquette,** c'est-à-dire des aliments que vous n'avez pas achetés sous différents emballages ou dans une boîte de conserve. Certains aliments avec étiquettes sont excellents, tels les sardines, les cœurs d'artichaut ou les poivrons rouges grillés, mais il faut alors être très vigilant lorsqu'on lit leurs étiquettes. Il convient de vérifier deux choses : **la liste des ingrédients et les informations nutritionnelles**. Vous pouvez regarder sur www. bloodsugarsolution.com une vidéo dans laquelle est expliqué comment acheter en toute quiétude des aliments transformés et comment interpréter les informations figurant sur les étiquettes. Quel est le premier ingrédient de la liste ? Si l'aliment que vous achetez est dans les derniers et que le sucre et le sel sont placés avant, soyez très prudent. L'ingrédient le plus abondant est placé en premier et les autres suivent par ordre de poids décroissant. Soyez également méfiant lorsqu'il n'existe pas du tout d'étiquette et gardez à l'esprit que certains ingrédients peuvent ne pas être mentionnés. C'est souvent le cas des plats préparés par les magasins eux-mêmes.
2. Si l'aliment est distingué par une étiquette, elle ne doit pas **mentionner plus de cinq ingrédients**. Dans le cas contraire, jetez-le s'il se trouve dans votre placard. Soyez également prudent vis-à-vis des aliments assortis d'arguments rassurants en termes de santé. Si vous voyez un jour un paquet de chips qui proclame « sans cholestérol » et qu'il contient moins de cinq ingrédients, cela n'en fait pas pour autant un aliment-santé.
3. Si **« sucre »** est mentionné sous quelque forme que ce soit (même sirop de sucre de canne bio, miel, agave, etc.), jetez. On trouve 39 cuillerées à café de sucre dans une bouteille de ketchup. Même chose en ce qui concerne

le riz blanc et la farine blanche, qui agissent exactement comme le sucre dans l'organisme. Si vous souffrez de diabésité, les farines ne sont pas idéales pour vous, pas même les farines entières. Jetez.

4. Jetez tous les produits contenant des **sirops de maïs à haute teneur en fructose**. Il s'agit d'un sucre liquide, subventionné aux États-Unis, très sucré, très bon marché et qu'on retrouve aujourd'hui dans la plupart des aliments transformés. Certains de ces sirops renferment aussi du mercure, un produit dérivé du procédé de fabrication (réf. 1). Beaucoup de calories liquides, comme les sodas, les jus et les boissons énergétisantes renferment ce poison métabolique. Il signale toujours des aliments transformés de piètre qualité.
5. Jetez tous les aliments dont l'étiquette porte le mot **« hydrogéné »**. Cette indication signale une présence possible d'acides gras trans[1], des huiles végétales converties en margarine ou en matière grasse solide grâce à un procédé chimique. Ces graisses hydrogénées sont parfaites pour garantir une longue durée de vie des gâteaux par exemple, en évitant le goût et l'odeur de rance. Cependant, des études démontrent que ces acides gras engendrent maladies cardiaques, diabète et cancer. La ville de New York et certains pays d'Europe les ont interdits. Faites de même dans vos placards.
6. Jetez vos **huiles de cuisson très raffinées** comme l'huile de maïs, de soja, etc. (J'expliquerai pour quelles huiles opter en semaine 1 du programme). De plus, évitez les graisses toxiques et les aliments frits.

---

1. Il n'est toujours pas obligatoire de les mentionner en France. Selon l'ANES, on peut soupçonner la présence d'acides gras trans lorsqu'est mentionné sur l'étiquette « huiles (ou graisses) partiellement hydrogénées ».

7. Jetez tous les aliments comprenant des ingrédients dont **vous ne connaissez pas le nom.**

8. Jetez les aliments renfermant **des conservateurs, des additifs, des colorants**, des « arômes naturels » ou des exhausteurs de goût, comme le glutamate monosodique (**GMS**).

9. Jetez les aliments renfermant des édulcorants **artificiels**, tous (aspartame, Splenda, sucralose, et les sucres-alcools – tout ce qui se termine par « ol », comme xylitol ou sorbitol). Ils augmentent votre sensation de faim, ralentissent votre métabolisme, vous donnent des gaz et vous font stocker de la graisse.

10. Si l'aliment provient du champ d'un paysan et pas du labo d'un chimiste de l'agroalimentaire, vous pouvez le consommer en toute tranquillité. Ainsi que le dit Michael Pollan[1] : **« Si ça a poussé sur une plante et pas été conçu dans une usine, gardez-le dans votre cuisine. »** Si votre grand-mère ne considère pas que quelque chose est un véritable aliment, jetez-le. Gardez-vous des « substances qui ressemblent à un aliment ».

Vous trouverez une liste complète d'aliments à éviter et d'autres conseils pour nettoyer vos placards sur le site www.bloodsugarsolution.com. Vous pouvez ainsi regarder la vidéo dans laquelle je montre comment « nettoyer » sa cuisine. N'hésitez pas aussi à flâner sur le site du Center for Science in the Public Interest (www.cspinet.org) pour d'autres informations.

---

1. Journaliste et auteur américain.

➽ Vos ustensiles de cuisine

Avant de commencer à modifier votre régime alimentaire, il faut vous équiper des bons outils pour optimiser votre voyage vers la santé.

Bien souvent, les cuisines sont dépourvues des ustensiles, même les plus classiques, qui permettent de préparer et de cuisiner. J'ai établi une liste des objets que je juge indispensables pour nourrir convenablement un être humain. Mieux vaut investir dans de la très bonne qualité. Ce genre d'équipement peut durer une vie.

Avant donc de commencer, assurez-vous que vous possédez la plupart des ustensiles suivants :

- quelques couteaux de cuisine de bonne qualité ;
- 2 planches à découper en bois : une pour les produits animaux, une autre pour les légumes et les fruits ;
- 1 poêle antiadhésive d'environ 20 cm de diamètre (les ustensiles antiadhésifs varient grandement en qualité, préférez la meilleure afin d'éviter tout risque. Évitez les ustensiles de moindre qualité avec Téflon) ;
- 1 poêle antiadhésive d'environ 28 cm de diamètre ;
- 1 marmite d'une contenance d'environ 8 litres ;
- 1 casserole d'une contenance d'environ 2 litres, munie d'un couvercle ;
- 1 casserole d'une contenance d'environ 4 litres, munie d'un couvercle ;
- 1 tôle de cuisson anti-adhésive (évitez le Téflon) d'environ 70 cm^2 ;
- 1 faitout ;
- 1 poêle spéciale grillades ;
- des feuilles de cuisson ;

- 1 robot de cuisine ;
- 1 mixeur ;
- 1 mixeur plongeant ;
- 1 thermomètre pour aliments ;
- 1 ouvre-boîte ;
- 1 moulin à café pour les graines de lin et les épices ;
- des fouets à main ;
- des pinces pour retourner les aliments ;
- 1 spatule pour le poisson ;
- des spatules en caoutchouc ;
- 1 verre doseur volume/poids, allant de 1 litre à 100 ml et de 1 kg à 100 g ;
- 1 zesteur à agrumes ;
- 1 assortiment de râpes manuelles.

Préparez l'acheteur qui sommeille en vous

Soyons clairs : vous êtes un chasseur-cueilleur. Certes, vous vous promenez armé d'une carte de crédit et non plus d'une lance, mais ne vous y trompez pas : votre mission consiste à survivre ! Malheureusement, notre paysage alimentaire est à l'image d'une terre désertique, et se résume à des supermarchés, des commerces de proximité, des fast-foods, des chaînes de restaurants, des gares, des aéroports, des aires de repos sur les autoroutes et votre cuisine.

Nous n'avons plus de vieux sages capables de nous communiquer leur bon sens accumulé au fil des ans sur ce que nous devons manger ou éviter. Ce champignon se révélera-t-il excellent ou vous tuera-t-il ? Ce poisson vous rassasiera-t-il ou sa toxine vous paralysera-t-elle ? Il est donc temps d'apprendre à chasser et à cueillir dans notre désert alimentaire moderne. De bons aliments sont ensevelis sous des montagnes de sucre, de gras, de sel dans n'importe quel supermarché. Un supermarché peut renfermer des drogues dangereuses qui promeuvent la maladie, le tout déguisé en aliments, et autant de bons aliments créés par la nature et qui sont de véritables médicaments. Bien souvent, les pires comparses sont placés en tête de gondole ou au beau milieu des étagères. Les légumineuses, les graines complètes et les sauces naturelles (épicées ou non) à la tomate sont reléguées tout en bas ou si haut qu'on les devine à peine. Cependant, lorsque vous avez aiguisé vos aptitudes de chasseur-cueilleur, vous pouvez ressortir le chariot plein de bons aliments non transformés, qui vous feront du bien, à vous et votre famille.

Vous entreprendrez ces courses juste avant de commencer le programme. Toutefois, il est important d'apprendre à devenir un acheteur averti durant la phase de préparation, pour être fin prêt le moment venu. J'ai réalisé deux petites vidéos pour vous emmener faire un tour dans le supermarché américain type. Vous pourrez ainsi apprendre à naviguer en toute sérénité dans un environnement qui peut se révéler dangereux. Regardez *Supermarket Savvy: the Bad Stuff and The Good Stuff* (*La Jugeote au supermarché. Le bon grain et l'ivraie*) sur le site www.bloodsugarsolution.com.

Je vous encourage vivement à établir la liste de vos courses avant chaque passage au supermarché et à la suivre point par point. Vous économiserez votre argent et votre santé.

Préparez le chef qui sommeille en vous

Certains n'aiment pas faire la cuisine. Rien de grave. D'autres n'aiment pas l'école ou l'exercice physique. Mais il s'agit d'une aptitude importante sauf si vous disposez d'un cuisinier personnel ou que votre conjoint est ravi de cuisiner pour vous. Lorsque j'étais petit garçon, ma mère me répétait : « Si tu sais lire, tu sais cuisiner. » Inutile d'être Alain Ducasse ou les frères Troisgros, mais vous pouvez apprendre à réaliser des repas délicieux et sains, rapides et peu chers, sans pour autant avoir recours à une formation dans une école de cuisine.

Je me doute que tout cela peut apparaître comme une grosse surcharge lorsqu'on a déjà un emploi du temps bien rempli. Savez-vous cependant que l'Américain moyen passe plus de temps à regarder les émissions culinaires à la télé qu'à cuisiner ? Apprendre à cuisiner vaut vraiment le coup. Tant de gens affirment qu'ils n'ont ni le temps ni l'énergie pour s'y consacrer, je le sais. Je suis quelqu'un de terriblement motivé par ce que je fais et je mène de front plusieurs carrières : médecin, auteur, président d'une organisation à but non lucratif, bénévole pour différentes causes, éducateur mais aussi père, mari, fils, frère, oncle et ami. Comment puis-je trouver autant d'énergie ? Parce que je prends soin de mon corps et de mon mental. Je dors 8 heures par nuit, fais de l'exercice physique quatre à six fois par semaine, et je cuisine et déguste de bons repas. Je suis devenu un véritable expert en matière de plats rapidement exécutés. Je peux passer en revue le contenu d'un placard et d'un réfrigérateur et préparer un délicieux repas chaud, avec des ingrédients frais et non transformés en moins de temps qu'il faudrait pour réchauffer une pizza surgelée ou passer une commande par téléphone au traiteur du coin.

Juste un quart d'heure et je nous nourris, ma famille et moi. Vous pouvez donc y parvenir, vous aussi. Il suffit de s'organiser un peu à l'avance et de mettre votre cuisine en bon ordre de marche pour la semaine. Si vous êtes vraiment réfractaire à l'idée de cuisiner ou si vous êtes convaincu que vous n'aurez pas le temps, je vous propose un petit exercice pour votre journal.

➡ PETIT EXERCICE DANS VOTRE JOURNAL : MAIS POURQUOI JE NE CUISINE PAS ?

Sortez votre journal et répondez aux questions qui suivent.
• Quelles sont les trois raisons principales pouvant expliquer que vous ne cuisiniez pas ? Le manque de temps ? Vous n'êtes vraiment pas doué pour cela ? Vous n'aimez vraiment pas cela ?
• De quelle façon pourriez-vous trouver un peu plus de temps pour vous y mettre ? Pensez-y en prenant en compte les priorités. Vos « responsabilités » sont-elles plus importantes que votre santé, celle de vos enfants et aussi celle du monde ? Comment pourriez-vous vous débrouiller pour dégager 15 à 20 minutes 3 fois par jour pour préparer à manger ?
• Comment faire pour que vous trouviez du plaisir à cuisiner ? Peut-être pouvez-vous écouter de la musique ou profiter de ce moment pour que la famille entière participe au lavage, à l'épluchage ou au découpage des ingrédients ? Préparer les repas est une merveilleuse activité familiale, un moment passé ensemble sans distraction extérieure, une opportunité de se retrouver et de se nourrir les uns des autres. Ou alors, vous pourriez discuter avec des amis, écouteurs aux oreilles, pendant que vous hachez ou émincez.

Car il faut apprendre à créer un repas si vous souhaitez recouvrer la santé. Voici quelques petits conseils pour remplir les assiettes avec des mets simples et délicieux.

➽ Les 3 repas préférés du Dr Hyman, préparés en 30 minutes

Je vous fournis deux semaines de menus, recettes et listes de courses à la fin de cet ouvrage et vous profiterez de mon cours de nutrition de base en semaine 1 du programme. Cela étant, à partir du moment où vous avez acquis quelques principes nutritionnels et appris quelques techniques culinaires simples, nul n'est besoin que vous suiviez à la lettre le plan des menus. Pour le petit déjeuner, vous pourrez opter pour le cocktail de protéines ou pour deux œufs enrichis aux oméga-3 ou pour un bol de riz brun aux légumes et d'autres protéines pour le dîner. Et vous apprendrez à préparer quelques repas rapides, délicieux et à forte valeur nutritionnelle.

Voyons maintenant ce que représente pour moi la préparation d'un bon repas durant une journée professionnelle très chargée et combien de temps cela me prend. J'avoue utiliser *parfois* des aliments provenant de boîtes avec des étiquettes, mais uniquement des produits préparés avec un ou deux ingrédients que je reconnais tels que « cœurs d'artichauts », « saumon sauvage » ou « haricots blancs ». Je peux préparer 3 repas en 30 minutes maximum. Toutefois, j'ai maintenant l'habitude et cela vous prendra peut-être un peu plus de temps. Rien de compliqué, comme vous le verrez, mais le résultat est délicieux et rassasiant.

- **Le « shake » du matin** : poudre de protéines (riz, soja, chanvre, pois ou chia[1]), fruits rouges surgelés, lait de chanvre non sucré, 1 cuillerée à soupe d'huile d'oméga-3 et une petite poignée de noix[2] ou d'amandes. Versez le mélange dans un mixeur et buvez. Temps requis pour la préparation et la consommation : 5 minutes.
- **Déjeuner** : de la roquette ou autres crudités, une petite boîte de haricots blancs rincés, une autre de cœurs d'artichauts, une vinaigrette à base d'huile d'olive extra-vierge et de vinaigre balsamique, un peu de sel et de poivre. Mélangez et dégustez. Temps de préparation : moins de 5 minutes.
- **En-cas** : amandes ou noix de cajou. Temps de préparation : 0 minute.
- **Dîner :** préparez une bonne quantité de riz brun à grains courts à l'avance (se conserve sans problème 3 à 4 jours au réfrigérateur). Prévoir 500 ml d'eau pour environ 120 g de riz. Portez à ébullition, couvrez et laissez cuire à feu doux

1. Voir note page 49.

2. Dans ce cas, les « vraies » noix.

durant 45 minutes. Ensuite, vous versez un peu de riz dans un bol afin de le réchauffer au micro-ondes (ce n'est pas idéal, mais rapide !), ou alors, je le fais un peu revenir à la poêle non-adhésive, avec quelques gouttes d'huile d'olive et une pincée de sel (c'est meilleur de cette façon). Dans ce second cas, j'utilise la même poêle pour faire revenir à feu moyen des pousses d'épinard ou tout autre légume à feuilles vert sombre comme le chou frisé, les blettes, les brocolis ou, mieux, des broccolinis, les asperges vertes ou le chou cavalier. Je verse quelques gouttes d'huile d'olive, j'ajoute un peu d'ail (pré-pressé ou pré-pelé, voire surgelé, ça va plus vite puisque j'ai mentionné qu'il s'agissait d'une grosse journée pour moi !). J'ajoute un peu de sauce tamari (sans adjonction de blé) ou du sel et quelques cuillerées à soupe d'eau afin d'éviter que le mélange n'attache quand même dans la poêle. J'ajoute alors un peu de saumon sauvage en boîte au bol de riz et je verse généreusement la préparation de légumes au-dessus, parce qu'ils « remplissent », sont riches en nutriments et pauvres en calories. Je me retrouve devant un délicieux repas. Temps de préparation : au pire 15 minutes. Avec un peu d'habitude : moins de 10 minutes. Je vous laisse imaginer tout ce que vous pourrez préparer en 1 heure !

Afin d'apporter davantage de variété dans vos repas, vous pouvez bien sûr modifier l'ordre ou les ingrédients. Par exemple, pour composer le « shake » du matin, utilisez un jour des mûres surgelées et des amandes, le lendemain des myrtilles et des noix. Pour le déjeuner, ajoutez des sardines ou du saumon en boîte aux crudités. Réservez les haricots blancs pour le dîner ou faites revenir un blanc de poulet pour l'ajouter au riz brun et aux légumes. Si vous n'avez pas une passion pour le riz, optez pour le quinoa ou le sarrasin. Toutes sont de magnifiques céréales complètes et peuvent être cuites à l'avance.

En effet, il vous faut acquérir quelques talents culinaires de base afin d'avancer sur le chemin de la guérison. Et tout part de ce lieu essentiel : la cuisine. Les établissements de santé du futur dispenseront des cours afin d'enseigner aux patients à se nourrir, à choisir leurs aliments et à les préparer de façon simple. Franchement, ne préférez-vous pas apprendre les moyens de transformer vos repas en médicament puissant plutôt que d'avaler de multiples cachets qui ne marchent pas aussi bien et ont des effets secondaires indésirables ?

Faites des expériences avec les aliments, suivez des cours de cuisine ou demandez à des amis de vous apprendre. Cela vaut vraiment le coup. Vous pouvez aussi vous inspirer de quelques vidéos que j'ai réalisées pour vous et que vous trouverez sur le site www.bloodsugarsolution.com.

Préparez votre corps

Une semaine avant de commencer le programme, vous allez vous mettre en vacances de vos « drogues ». Aux États-Unis, les quatre produits les plus vendus en supermarché sont des drogues : le sucre, la caféine, l'alcool et la nicotine. Ces drogues augmentent notre énergie et améliorent notre humeur, dans la mesure où elles nous apaisent et nous détendent. Pourtant, au bout du compte, ce sont de mauvais amis qui, au contraire, rognent notre énergie et notre santé. Un petit « fix » de sucre ou de caféine apporte un coup de fouet fugace, puis vous vous aplatissez et avez envie d'un autre fix. Pas un cercle vertueux ! L'alcool est du sucre sous une autre forme et il amoindrit vos mécanismes de contrôle, ce qui explique que vous en consommerez davantage. Une fois que vous aurez renoncé à ces drogues, vous vous rendrez compte à quel point elles vous volaient votre énergie et votre santé.

Arrêter de fumer est très difficile. Demandez de l'aide à votre médecin ou explorez l'hypnose, l'acupuncture ou la méditation. En revanche, pour ce qui est des autres drogues, je peux vous en débarrasser sans grande souffrance.

Une semaine avant de commencer le programme, supprimez toutes les substances addictives de votre vie et de votre régime :

- **tous les sucres rapides**, dont les aliments à base de farine, pains divers et variés, pâtes et tous les autres glucides très raffinés qui agissent comme le sucre sucré ;
- **tous les aliments transformés toxiques** mentionnés dans mes « 10 règles pour manger en toute sécurité, pour la vie » (page 211) ;
- **l'alcool durant 7 semaines** (1 semaine de préparation et 6 semaines de programme) ;
- **la caféine durant 7 semaines** (1 semaine de préparation et 6 semaines de programme).

Ne sous-estimez pas l'importance de l'élimination de substances addictives qui engendrent des compulsions alimentaires et des déséquilibres de glycémie. Même s'il s'agissait de la seule chose que vous appliquiez du programme proposé par cet ouvrage, ces étapes peuvent changer votre vie, augmenter votre métabolisme, équilibrer votre glycémie et vous aider à perdre du poids.

➽ À vos marques ! Réduisez vos compulsions envers le sucre et mettez un terme à vos addictions alimentaires

Suivez les étapes décrites afin de minimiser les symptômes de manque durant l'élimination des substances addictives de votre alimentation. Voici en outre 10 conseils pour minimiser les compulsions.

1. **Équilibrez votre glycémie**. Les modifications brutales du taux de sucre dans le sang sont la cause principale des compulsions vers le sucre. Il convient donc de le stabiliser. Éliminez totalement sucre et édulcorants artificiels de votre

régime et vos envies compulsives cesseront. Décrochez! Cela implique de proscrire les sucres raffinés, les sodas, les jus de fruits et donc les édulcorants artificiels qui peuvent engendrer des compulsions alimentaires. Combinez à la place, et à chaque repas, de bonnes protéines (poisson, œufs bio, petites quantité de volaille maigre, des noix, des produits non transformés à base de soja et des légumineuses), de bons lipides (poisson, huile d'olive extra-vierge, de l'huile de noix de coco non raffinée, des olives, des noix autres que les cacahuètes, des graines et des avocats), et de bons glucides (les haricots secs, les légumes, les céréales complètes et les fruits). Ces combinaisons équilibreront votre glycémie.

2. **Ne buvez pas vos calories**. Les calories liquides aiguisent l'appétit et favorisent l'augmentation du tour de taille comme aucune autre. Cela s'appelle se verser des kilos!

3. **Composez chaque matin un petit déjeuner nourrissant et riche en protéines**. Les études le prouvent de façon répétée: consommer un petit déjeuner sain, renfermant des protéines, aide à perdre du poids, réduit les sensations de creux et permet de brûler les calories. On trouve ces bonnes protéines dans les œufs, toutes les noix, les graines, les pâtes à base de noix ou les « shakes » de protéines (voir ma recette de l'UltraShake page 426).

4. **Ne dédaignez pas les collations riches en fibres dans la journée**. Mangez toutes les 3 à 4 heures et consommez des protéines avec chaque collation ou repas (protéines animales de morceaux maigres, noix diverses, graines ou légumineuses).

5. **Évitez de manger moins de 3 heures avant d'aller vous coucher**. Cela provoque une augmentation de l'insuline avant le coucher, ce qui favorise le stockage de la graisse au niveau de l'abdomen. Cette graisse attise les compul-

sions alimentaires par l'intermédiaire de cibles inflammatoires et hormonales.

6. **Contrôlez votre niveau de stress**. Tout ce qui contribue à votre état de stress peut déclencher la sécrétion d'hormones qui, à leur tour, attisent les envies de certains aliments. Si, soudain, l'envie de manger vous saisit, posez-vous deux questions : « Que suis-je en train de ressentir et de quoi ai-je véritablement besoin ? » En dehors de l'aliment, quelle chose pourrait satisfaire votre besoin ? Adoptez une routine quotidienne de management du stress incluant des exercices de respiration profonde, la méditation, et d'autres techniques de relaxation (rendez-vous en semaine 3, page 317, pour plus de précisions).

7. **Cherchez si des allergies alimentaires cachées pourraient attiser vos envies compulsives**. Nous avons souvent envie des aliments qui sont précisément à l'origine de nos allergies (expliquant que je recommande la suppression du gluten et des laitages durant les six premières semaines du programme). L'étape est assez ardue, mais après deux ou trois jours de leur absence dans le régime, vous aurez plus d'énergie et vos envies compulsives, tout comme vos symptômes, s'en trouveront allégées.

8. **Bougez !** L'exercice physique aide au contrôle de l'appétit (voir en semaine 4, page 328, les conseils à ce sujet).

9. **Dormez 7 à 8 heures par nuit.** Le manque de sommeil augmente les envies de sucre et de glucides en altérant les hormones de l'appétit (voir les conseils pour mieux dormir pages 323-327).

10. **Optimisez vos apports en nutriments** :

   – **optimisez les oméga-3**. Ces acides gras sont très importants pour normaliser l'insuline ;

– **optimisez votre concentration sanguine de vitamine D**. Le contrôle de l'appétit est détérioré lorsque la concentration de vitamine D est faible ;

– Envisagez **de prendre des suppléments pour lutter contre les envies compulsives**. La L-glutamine, le PGX (une super-fibre), le chrome, l'acide alphalipoïque, la DL-phénylalanine, la N-acétylcystéine et d'autres suppléments naturels peuvent aider à réduire ces envies.

➽ À vos marques ! Éliminez la caféine en 7 jours

Lorsque je faisais mes études de médecine, tout le monde buvait du café et j'ai suivi le mouvement. J'ai alors remarqué que je me sentais très endormi durant l'après-midi et j'avais besoin d'encore plus de caféine ou d'une boisson sucrée pour me donner un coup de fouet. J'ai compris que le café en était responsable. J'ai donc cessé d'en boire et récupéré mon énergie. Beaucoup de mes patients se font piéger ainsi. De plus, la plupart ne dorment pas assez. Mais la caféine ne peut pas compenser le manque de sommeil.

Lorsque vous aurez éliminé la caféine, vous vous sentirez sans doute plus fatigué durant les premiers jours du sevrage. Peut-être aurez-vous même des maux de tête. Ces symptômes de manque sont le signe évident de l'addiction. Mais lorsque cette étape sera derrière vous, vous regagnerez davantage d'énergie.

Voici comment procéder pour vous défaire de votre addiction de la façon la moins désagréable possible.

1. Commencez un week-end, lorsque vous pouvez récupérer en matière de sommeil.
2. Diminuez votre dose de moitié chaque jour, de sorte à ne plus consommer qu'une demi-tasse de café par jour. Puis arrêtez complètement.

3. Buvez beaucoup d'eau.
4. Prenez 1 000 mg de vitamine C par jour.
5. Si vous avez le mal de tête, allongez-vous ou prenez 2 comprimés d'Advil.

» À vos marques ! Lâchez l'alcool

Un bon verre de vin au cours d'un repas, une bière bien fraîche pendant une chaude journée ou un doigt de tequila lors d'une soirée font partie des plaisirs de la vie. Mais si l'alcool devient une habitude quotidienne, il peut faire beaucoup de mal, surtout lorsque vous souffrez de diabésité. Il peut augmenter les triglycérides et la tension artérielle, perturber la fonction intestinale, gâcher le sommeil, augmenter le risque de cancer, endommager le foie et apporter d'autres calories en vous empêchant de parvenir à la perte de poids espérée. Aussi est-il préférable que vous évitiez l'alcool en suivant ce programme. Songez-y : 2 verres de vin rouge par jour représentent 72 000 kcal supplémentaires sur l'année. Si vous ne réduisez pas votre apport alimentaire par ailleurs (et ce sera difficile parce que l'alcool lève les inhibitions vis-à-vis de la nourriture), cela pourrait se traduire par 9 kg de plus. Et ces calories liquides filent tout droit vers la ceinture !

Arrêtez durant 6 semaines et constatez les résultats. Ensuite, si vous le désirez, vous pourrez déguster 1 à 3 verres de vin ou d'alcool par semaine (1 verre de vin représente environ 150 ml, 1 verre d'alcool fort environ 45 ml et 1 verre de bière environ 350 ml).

Même si vous ne suivez que quelques-uns des conseils donnés dans cet ouvrage, éliminer le sucre, les glucides raffinés, les aliments transformés, les acides gras trans, la caféine et l'alcool sera suivi d'effets majeurs sur votre poids, votre énergie, votre humeur et votre santé en quelques semaines seulement. En avant donc, pour ces vacances « détoxification », les meilleures de votre vie !

16. Exploiter la force du groupe

À l'automne 2010, j'ai dîné avec Rick Warren, le pasteur de l'Église Saddleback en Californie du Sud, riche de 30 000 ouailles. Autour d'un bon repas sain composé d'une soupe de bœuf et de chou puis d'une salade, il m'a relaté son expérience pour promouvoir le développement personnel et son remarquable succès. Rick a encouragé sa congrégation à créer 5 000 petits groupes qui se rencontrent chaque semaine afin d'étudier, d'apprendre et de grandir dans leur communauté.

Pendant qu'il parlait, j'ai songé que cette expérience pouvait être élargie en montant des groupes de personnes décidées à changer de mode de vie pour plus de santé. Grâce à l'aide des docteurs Mehmet Oz et Daniel Amen, nous avons créé le Plan Daniel, un programme d'études sur 52 semaines dédié à la santé physique et spirituelle, au renouvellement, qui formerait le socle de ces groupes. Rick l'a baptisé le Plan Daniel en référence au Livre de Daniel, qui conte l'histoire de Nabuchodonosor et des Juifs qu'il avait emprisonnés.

Le premier groupe de soutien : Daniel et ses amis

Dans le premier chapitre du Livre de Daniel (Daniel 1, 3-16) de l'Ancien Testament, Daniel et ses trois amis réduits en esclavage, Shadrach, Meshach et Abednego, reçoivent l'ordre de manger dans les cuisines du roi qui regorgent d'aliments riches et de vin. Les quatre compagnons refusent de se souiller de la sorte. Daniel demande donc à Melzar, le chef des eunuques, la permission de refuser. Mais Melzar implore Daniel d'obéir à l'ordre du roi pour que lui, pauvre eunuque, ne soit pas décapité en punition de la rébellion des prisonniers. Il ajoute que le roi saurait s'ils avaient refusé de manger les mets proposés parce qu'ils auraient l'air émacié.

Daniel lui proposa alors : « De grâce, mets tes serviteurs à l'épreuve dix jours : qu'on nous donne des légumes à manger et de l'eau à boire. Tu verras notre mine et la mine des enfants qui mangent les mets du roi et tu feras de tes serviteurs selon ce que tu auras vu. »

Melzar accepta la proposition et patienta dix jours. À l'issue de cette période, Daniel et ses amis semblaient en bien meilleure santé et mieux nourris que les jeunes gens qui avaient consommé les mets très riches offerts par le roi. Melzar ne leur apporta ensuite que des légumes et de l'eau au lieu des repas distribués aux autres, en plus du vin. À l'évidence, ces quatre hommes avaient un don peu habituel pour comprendre tous les aspects de la littérature et de la sagesse.

Le 15 janvier 2011, le jour choisi pour le lancement du Plan Daniel par l'intermédiaire de l'Église Saddleback, plus de 8 000 personnes se sont inscrites pour participer à de petits groupes, consigner leurs efforts et leurs progrès, bref faire partie d'une étude scientifique. Deux mois plus tard, nous avions 15 000 adhérents. Le plan incluait un programme hebdomadaire, des objectifs d'apprentissage, des vidéos, des webinars[1], des séminaires et un soutien en ligne. Une vue d'ensemble réalisée au bout des six semaines nous apprit que la congrégation avait perdu en tout 72 000 kg (à peu près 4 % de poids corporel pour chaque membre). Après dix mois, la perte de poids moyenne de ceux qui suivaient le programme était de 8,30 kg et nombre d'entre eux ont fondu de 20 à 40 kg. Toutefois, ceux qui suivaient le programme en groupe avaient perdu deux fois plus de poids que les isolés. Beaucoup rapportaient des améliorations très nettes de leurs symptômes chroniques, notamment les migraines, l'asthme, les reflux, le côlon irritable, les maladies auto-immunes, la

1. Ou webinaires, contraction de « web » et de « séminaire ».

dépression, l'insomnie, les compulsions alimentaires, les douleurs articulaires, la goutte, l'acné, les problèmes de peau et autres.

Le Plan Daniel changea donc la « culture » de cette Église en quelques mois à peine. Les supermarchés locaux et les restaurants se sont mis à proposer des « menus compatibles avec le Plan Daniel ». Ce plan a fonctionné à la manière d'un traitement. Les maladies ont disparu tandis que la santé revenait. L'un des ingrédients majeurs du traitement est le pouvoir guérisseur du groupe. J'ai alors compris que le groupe est le médicament, et la communauté le traitement.

Le groupe : le traitement social d'une maladie sociale

Le germe de cette idée fut planté dans mon esprit lorsque j'accompagnai Paul Farmer en Haïti, après le tremblement de terre de janvier 2010. Son organisation à but non lucratif, Partners in Health, a mis sur pied un modèle très efficace et puissant pour traiter la tuberculose et le sida résistants aux médicaments dans les pays les plus pauvres de la planète. Son approche géniale ne consistait pas à arriver avec un nouveau cocktail de molécules thérapeutiques ni à construire de grands centres médicaux, mais à travailler à partir d'une idée très simple. La composante qui faisait cruellement défaut pour parvenir à soigner ces malades consistait à s'assurer qu'ils recevaient bien les médicaments dont ils avaient besoin et qu'ils les prenaient. Ces gens avaient besoin de quelqu'un pour les « accompagner » vers le retour à la santé. En recrutant et en formant plus de 11 000 intervenants sociaux dans le domaine de la santé, et ce dans le monde entier, Farmer démontra que les plus pauvres, les plus malades, atteints des maladies les plus difficiles à soigner, pouvaient être sauvés. Le groupe était le traitement.

Cette même vision peut être appliquée à l'épidémie de diabésité. Un système d'aide par le biais du groupe est un moyen efficace de guider les gens vers des changements de mode de vie et de comportement durables.

Ce que nous dit la recherche : le soutien du groupe fonctionne mieux que les médicaments

Bien que les données engrangées grâce au Plan Daniel soient beaucoup plus complètes que cela, nous savons déjà à quel point l'impact du groupe, de la communauté, est crucial sur les changements de mode de vie. Les recherches existantes dans ce domaine prouvent que le recours à de petits groupes de soutien est plus efficace pour traiter l'obésité et le diabète que les médicaments. D'autres affluent chaque jour pour souligner que les petits groupes de toute sorte – animés par des « profanes » en matière de science ou des « pairs », ou des intervenants sociaux dans le domaine de la santé, ou des infirmiers, ou des coachs en santé, ou d'autres professionnels de santé ou des écoles, etc. – fonctionnent mieux que les traitements classiques pour traiter la diabésité et les maladies chroniques liées (réf. 1).

Une importante étude de 2002, issue du Diabetes Prevention Program (réf. 2), suivie d'une étude de surveillance sur 10 ans (réf. 3), financée par les National Institutes of Health, a montré que les interventions de groupe portant sur les changements de mode de vie étaient plus performantes que tous les autres traitements (dont les médicaments) pour prévenir l'émergence du diabète chez des prédiabétiques. Une participation régulière à ces groupes, assortie d'une éducation au sujet de cette maladie, se solda par une diminution de 5 % du poids corporel des prédiabétiques et une réduction de 58 % de leur risque de développer un diabète. Cet impact du groupe de soutien fut corroboré pas une autre étude de grande ampleur réalisée en Finlande par un programme de prévention du diabète (réf. 4).

J'ai rencontré, il y a peu de temps, une des premières participantes à l'étude conduite par le Diabetes Prevention Program. Son histoire m'a sidéré. Le programme consacré aux habitudes de mode de vie était anémique et basé sur des connaissances obsolètes de la nutrition. Les participants se réunissaient de temps en temps pour partager leurs progrès et leurs difficultés. Ils recevaient des conseils nutritionnels minimes, dont la plupart étaient erronés (adopter un régime pauvre en lipides, la pire recommandation nutritionnelle pour les diabétiques, comme nous le savons maintenant). On avait demandé à tous les participants de consigner dans un journal ce qu'ils mangeaient, leurs efforts en termes d'exercice physique, leur poids et ils se rencontraient une fois par semaine pour faire un peu de sport ensemble. Pourtant, ce programme marchait même mieux que les médicaments habituels. D'ailleurs, l'étude concernant le groupe témoin, ne recevant que les médicaments, avait été arrêtée prématurément. Le comité d'éthique avait jugé qu'il n'était pas acceptable de continuer le traitement médicamenteux sans permettre à ce groupe de bénéficier du programme de changement de mode de vie.

La femme que j'ai rencontrée m'a confié que les outils les plus importants du programme étaient les sessions de groupe et le fait de suivre ses progrès individuels grâce à son journal. À l'issue de cette étude, lorsqu'elle n'a plus eu à tenir ce journal et n'a plus bénéficié du soutien du groupe, sa santé a décliné.

L'étude Look AHEAD, menée durant 13 ans sur 5 000 personnes, toujours en cours et financée par les National Institutes of Health, a comparé un programme intensif de groupe axé sur le changement de mode de vie pour la prévention du diabète à des sujets se rendant régulièrement et seuls chez le médecin, le nutritionniste et l'éducateur formé au diabète. À ce jour, le groupe s'est montré beaucoup plus efficace concernant la perte de poids, la baisse de cholestérol, de la glycémie et de la tension artérielle que les sujets suivant un traitement classique, de façon isolée (réf. 5). Lorsque cette étude aura rendu ses conclusions définitives, elle changera radicalement notre façon d'envisager et de traiter cette maladie.

Mais ces interventions de groupe ne sont pas efficaces seulement vis-à-vis du diabète. Le Dr Dean Ornish a lui aussi mis sur pied des groupes de ce genre pour lutter contre les MCV et le cancer de la prostate. Ce genre de programme est plus performant et sauvera plus de vies humaines en permettant des économies d'argent sur les traitements par médicaments ou actes chirurgicaux pour des maladies engendrées par nos habitudes de vie et des facteurs environnementaux.

➡ PETIT EXERCICE DANS VOTRE JOURNAL : POURQUOI NE PAS ME JOINDRE À UN GROUPE ?

Beaucoup d'entre nous songent : « Je ne suis pas très groupe. » Nous éprouvons des difficultés à nous joindre à une communauté de gens. Demandez-vous pour quelles raisons vous pensez de cette façon et écrivez-le. Surtout, souvenez-vous que vous pouvez créer votre propre groupe, même si vous n'êtes que deux. Jetez sur le papier les noms de vos amis, collègues, membres de la famille et invitez-les à lancer un mini-groupe avec vous.

Permettez-moi d'insister sur le fait que tous les programmes qui ont été passés au crible de la recherche reposaient sur des connaissances nutritionnelles datées ou donnaient des conseils de changement de mode de vie loin d'être parfaits. Pourtant, ils marchaient quand même mieux qu'un traitement classique à base de molécules. Cela nous ramène au pouvoir du groupe social, à ce traitement social, le pouvoir du groupe comme médicament. Les bonnes informations délivrées par l'intermédiaire d'un programme de groupe plein d'entrain possèdent la capacité d'inverser l'épidémie de diabète et d'obésité.

Alors, imaginez la puissance d'un programme encore plus intensif, basé sur des réunions hebdomadaires de groupe, avec des échanges d'expériences, avec des diffusions des plus récentes avancées de la science de la nutrition, avec des recommandations afin d'optimiser l'exercice physique, le tout soutenu par un suivi dans un journal et une éducation interactive, du coaching pour aider les participants à améliorer et personnaliser leur régime, leurs suppléments et des recommandations de traitement. Eh bien, c'est ce que j'ai créé pour vous avec ce MSS et son compagnon en ligne, le www.bloodsugarsolution.com. Rendez-vous sur ce site pour en apprendre davantage sur notre communauté, monter un groupe et utiliser dès aujourd'hui les outils mis à votre disposition.

Un mouvement de fond en faveur des groupes de soutien

Deux médecins de Portland m'ont approché à l'issue d'une de mes conférences. Ils m'ont raconté leurs efforts afin de créer un programme pour les femmes hispaniques de faibles moyens et manquant d'informations mais présentant des symptômes de maladies chroniques, d'obésité et de diabète. Pour très peu d'argent (environ 15 dollars par personne par session), ils ont réussi à remettre ces femmes sur le chemin de la santé grâce à un programme qu'ils avaient baptisé « Reclamado Su Salud » (« Réclamez votre santé »). Ils ont eu recours à un programme inspiré du MSS (que j'ai enseigné lors d'innombrables conférences). Leur petit groupe de 20 femmes se rencontrait une fois par semaine, pour 5 séances, puis ensuite toutes les deux semaines, soit, au total, 8 « classes » de 3 heures. La perte de poids varia de 2 à 9 kg, la tension artérielle chuta en moyenne d'une à deux unités et le taux de dépression et d'inflammation baissa aussi très significativement.

On peut beaucoup avec « un peu d'aide de nos amis ». Tous ces exemples ne représentent que le début de ce qui est possible lorsque nous mettons nos efforts en commun. Nous sommes des êtres sociaux et nous nous épanouissons grâce à nos liens avec les autres. J'ai rencontré les ressources humaines et les chargés des aspects sociaux et médicaux de Google pour les conseiller sur la santé de leur force de travail. Une petite étude menée sur leurs employés avait mis en lumière que la plupart souhaitaient davantage de relations avec les autres.

Des réseaux sociaux et des groupes émergent de façon spontanée pour se concentrer sur les changements de mode de vie. Non seulement des réseaux tels que Facebook et Twitter peuvent aider aux processus démocratiques dans certains pays, mais ils peuvent permettre d'établir des liens entre des communautés dont le but commun est de récupérer leur santé.

Des applications de smartphone du type FitDay, DailyBurn, Gain Fitness, LoseIt, MyFitnessPal et SocialWorkout vous encouragent à garder la trace de vos progrès et à les partager avec vos amis et votre propre groupe. Certes, ces outils sont très récents en termes de développement, mais ils traduisent le besoin de construire des liens afin de concourir à un regain de santé.

Avec le changement de politique en matière de couverture santé qui interdit aux assureurs américains d'exclure les gens malades ou de mettre un terme à leur assurance et la volonté d'instituer une couverture médicale universelle dans notre pays, les assureurs ne peuvent plus rejeter la responsabilité de la prévention et de la promotion de la santé. De très gros assureurs comme United Healthcare (réf. 6) ou CIGNA se mettent à créer des programmes innovants adossés au groupe ou à la communauté pour tenter de répondre au tsunami de la maladie et à ses coûts considérables. Dans d'autres pays, les grandes assurances ou mutuelles privées se sont lancées dans des programmes de sensibilisation axés sur la prévention.

Cette approche collective résout nombre d'énormes problèmes auxquels fait face le système de santé. Actuellement, les médecins sont le premier recours grâce auquel les gens atteints de diabésité ont accès aux soins. Malheureusement, ces médecins n'ont pas de formation qui leur permette d'intervenir en matière de changements de mode de vie et de comportement ; manque de temps, de moyens et d'équipes de soutien pour accompagner ce genre de changements. De plus, ils ne sont pas rémunérés pour aider leurs patients à mettre en place un nouveau mode de vie durable. De fait, les médecins et les organisations chargées de la santé ne savent pas où orienter leurs patients et ne peuvent pas leur communiquer de solution claire et bien documentée. Dire à ses patients : « Il faut manger mieux et faire plus d'exercice » est simplement insuffisant.

Nous pouvons devenir le maillon d'un vaste mouvement dont le but serait de créer une nation en bonne santé – vous saurez comment vous y joindre au chapitre 27 –, mais tout commence à la maison, avec nos familles, nos amis, nos réseaux professionnels et sociaux, et même nos lieux de culte.

Vous devez construire votre propre système de soutien si vous souhaitez réussir durablement. Rien ne vaut un travail d'équipe, où tous associent leurs forces, pour atteindre des buts communs. Il peut s'agir d'une seule personne – un coach de santé, un spécialiste de la forme, un professionnel de santé, ou autre – ou une communauté en ligne qui vous soutiendra, vous encouragera et vous guidera.

Essayez de trouver des gens désireux de suivre le programme avec vous. Créez un petit groupe, même avec un seul ami ; vous vous soutiendrez mutuellement durant le processus. Demandez à vos amis, votre famille, vos collègues, etc. de se joindre à vous. Utilisez le cours en ligne et le programme de soutien du site www.bloodsugarsolution.com qui vous aideront semaine après semaine et trouvez des gens qui peuvent devenir votre groupe. Certes, vous pouvez parfaitement réussir ce programme sans avoir recours à d'autres personnes, mais il sera plus amusant, efficace et durable si vous vous y mettez à plusieurs.

➽ À vos marques ! Rejoignez ou créez un groupe

Apprenez-en davantage au sujet de notre communauté de soutien en ligne sur le site www.bloodsugarsolution.com, où vous trouverez des outils personnalisés pour vous aider et où vous pourrez également créer votre propre groupe de soutien. Sur ce site, je m'adresse aussi aux représentants des institutions sociales, des professions médicales, et aux professionnels de toutes origines pour les aider à démarrer leurs groupes de soutien. Ces outils peuvent vraiment vous aider. Voici ce qui est à votre disposition pour contribuer à votre voyage vers la santé.

- Un cours complet de 12 semaines : 2 semaines de préparation, 6 semaines de programme et 4 semaines de transition pour le programme de stabilisation « Restez en forme ». Vous pouvez également accéder à un autre programme suivi si votre souhait est une éducation sur le long terme, maîtriser le coaching pour vous-même ou trouver un soutien pour votre groupe.
- Des informations dispensées chaque semaine dont : des objectifs spécifiques, des articles sur ce qui se passe et les mesures prises, des vidéos pédagogiques, des conseils pour l'exercice physique et la relaxation, des stratégies afin de dépasser barrages et obstacles, et bien davantage.
- Des outils pour suivre vos progrès – mesures de poids, de tension artérielle, résultats de laboratoire, symptômes, modifications du régime et de l'exercice physique et tant

d'autres, en plus d'un journal en ligne recensant tous les exercices et questions de l'ouvrage.

- Du coaching en ligne sur la nutrition et la santé par des nutritionnistes confirmés et des éducateurs spécialisés dans le domaine des changements de mode de vie qui répondront à vos questions et vous guideront.
- Des webinars et des ateliers pour vous aider au cours de votre voyage.

➽ À vos marques ! Demandez aux autres de vous aider

Vous pouvez demander l'aide de vos amis, votre famille et vos collègues qui ne font pas partie de votre « groupe ». Cependant, établissez avec eux des limites claires. Ne les laissez pas saboter vos efforts pour recouvrer votre santé. Apprenez à gérer les « tentateurs » de votre entourage. Ce sont ces personnes qui vous disent : « Ce n'est pas un petit soda qui peut faire du mal. » Pour certains d'entre nous, ce petit soda peut nous renvoyer à une spirale néfaste de suralimentation, avec sa cohorte d'effets délétères en termes de santé. Soyez donc ferme et clair et expliquez à ces personnes pourquoi vous procédez à ce changement de vos habitudes et en quoi il est important pour vous de retrouver votre santé. S'il s'agit de véritables amis, ils le comprendront.

17. Prendre la mesure de soi-même

Le MSS traduit les recherches scientifiques en recommandations pratiques pour tous ceux qui veulent recouvrer leur santé et la conserver. Bientôt, vous emprunterez ce chemin qui vous permettra d'équilibrer votre taux d'insuline et votre glycémie. Mais, d'abord, il faut prendre quelques mensurations de base, vous livrer à un test et faire réaliser quelques dosages pour savoir quelle version du programme est adaptée à votre cas.

Le programme de base et sa version avancée

En effet, ce programme se décline sous deux versions. Le programme de base peut être suivi par tous. Il permet d'équilibrer la glycémie, de réduire les pics d'insuline, rétablit de bons niveaux d'hormones, apaise l'inflammation, favorise une bonne digestion, optimise le métabolisme, augmente la détoxification et pacifie l'esprit et le système nerveux. Quatre-vingts pour cent d'entre vous y trouveront les outils nécessaires pour guérir de la diabésité et reprendre le contrôle de leur santé.

La version avancée s'adresse à des gens souffrant de cas plus sévères de diabésité, dont ceux à qui on a diagnostiqué un diabète. La révolution génomique et notre compréhension des différents facteurs qui créent les déséquilibres du métabolisme nous contraignent à dépasser le modèle du traitement « taille unique » et à aller vers une médecine personnalisée. Certains d'entre nous sont, génétiquement, davantage programmés pour devenir résistants à l'insuline, donc déverser plus de cette hormone en réponse à l'arrivée d'une certaine quantité de sucre, même lorsqu'ils sont minces. Certains d'entre nous sont plus prompts à accumuler des toxiques dans l'organisme ou à répondre à l'ingestion de gluten par une inflammation, ou à avoir des mitochondries paresseuses, ou à héberger dans leur côlon des populations bactériennes suspectes ou à souffrir de problèmes hormonaux.

Cette version avancée aidera donc ceux parmi vous qui manifestent les déséquilibres biochimiques et métaboliques les plus marqués. Si vous deviez opter pour cette formule, il vous faudrait alors prendre des suppléments en plus et ajouter quelques changements alimentaires à la version de base.

Afin de déterminer quelle version du programme est la plus appropriée dans votre cas et pour bien suivre vos progrès, il vous faudra suivre trois étapes : prendre vos mensurations, remplir un test et faire réaliser quelques dosages de laboratoire d'analyse.

➽ À vos marques ! Prenez plusieurs mesures

Vous pouvez d'ores et déjà recueillir, et conserver, des informations cruciales au sujet de votre santé grâce à quatre mesures très faciles. Elles vous en disent des choses au sujet de votre métabolisme et de votre état de santé ! Passons donc en revue ce qu'il faut mesurer et comment (vous trouverez des outils de suivi spéciaux et leurs versions en ligne sur le site www.bloodsugarsolution. com).

- **Votre poids** : pesez-vous le matin, dénudé et après avoir vidé votre vessie. Reportez chaque semaine votre poids dans votre journal.
- **Votre taille** : mesurez-vous et consignez également ce nombre.
- **Votre tour de taille** : chaque semaine, prenez-le au niveau du nombril et à l'endroit de plus large. Consignez.

- **Votre tension artérielle**: achetez un tensiomètre ou alors demandez à votre pharmacien de prendre votre tension. Relevez la mesure chaque semaine et consignez-la. Il faut mesurer la tension dès le lever, avant quelque activité que ce soit. La tension idéale doit être inférieure à 11,5/7,5. Si elle dépasse 14/9, elle est un peu élevée.

Je recommande d'acheter une balance et un moniteur de tension artérielle Wi-Fi. Ils permettent de télécharger les données concernant vos poids, IMC, masses grasse et maigre, et tension artérielle sur un smartphone ou sur nos outils de soutien et nos trackers. Nous pouvons vous aider et réagir à la manière dont vous progressez dans le programme. Des études montrent que le fait de consigner ses progrès et d'en être quelque part responsable double les résultats obtenus. Vous pouvez aussi partager vos progrès avec vos amis et vos collègues, ce qui aura le même effet amplificateur.

Une fois ces premières mesures en main, vous allez en déterminer d'autres, tout aussi importantes.

Votre indice de masse corporelle (IMC)

Il s'agit de diviser votre poids en kilos par le carré de votre taille en mètre (vous pouvez utiliser notre calculateur sur le site www.bloodsugarsolution. com/tracking-tools).

Par exemple, vous mesurez 1,75 m et vous pesez 70 kg. Votre taille au carré = 1,75 x 1, 75 = 3,062. Votre IMC se calcule ainsi: 70 / 3,062 = 22,8. L'IMC est un bon moyen de savoir si votre poids est normal, si vous êtes en surpoids ou obèse. La normale se situe en dessous de 25, le surpoids entre 26 et 29, et l'obésité commence à 30. Toutefois, il convient de prendre aussi en considération le tour de taille. Si vous êtes un adepte du bodybuilding, avec un corps très musclé et un petit tour de taille, il se peut parfaitement que vous soyez en bonne santé malgré un IMC au-dessus de la normale. Si vos membres et vos fessiers sont plutôt maigres mais que vous avez un ventre très généreux, votre risque de diabésité est sans doute très élevé malgré un IMC normal. De plus, l'origine ethnique est également un facteur à prendre en compte : Asiatiques, Hispaniques, Indiens d'Amérique, originaires des îles du Pacifique, Inuits, Indiens et personnes du Moyen-Orient peuvent présenter une diabésité pour des IMC bien plus faibles.

Calculez toutes les semaines votre IMC et consignez-le dans votre journal, avec vos autres mesures.

Le ratio tour de taille/hauteur

Pour le calculer, divisez votre tour de taille par votre taille (en centimètres pour ces deux mesures). Reculez la virgule des décimales de deux crans vers la droite. Reportez-vous à la page suivante pour interpréter le résultat en fonction de votre sexe ou rendez-vous sur le site www.bloodsugarsolution. com, qui le calculera pour vous.

Par exemple, vous mesurez 1,70 m, soit 170 cm, et votre tour de taille est de 70 cm. Le ratio se calcule ainsi : 70 / 170 = 0,41, soit 41.

Ce nombre est très important. Il vous indique si vous êtes trop gras au niveau du milieu du corps. C'est un bien meilleur indice de diabésité que presque tous les autres, notamment le ratio entre le tour des hanches et le tour de taille (réf. 1). Il est, de surcroît, plus simple à calculer.

Faites cette division chaque semaine et consignez-la dans votre journal. Lorsque vous aurez achevé le programme, une fois par mois sera suffisant.

Interprétation du ratio tour de taille/hauteur pour les femmes

Moins de 35 : anormalement mince à maigre.

Entre 35 et 42 : extrêmement mince.

Entre 42 et 46 : mince et en bonne santé.

Entre 46 et 49 : en bonne santé.

Entre 49 et 54 : en surpoids.

Entre 54 et 58 : en grand surpoids limite obésité.

Supérieur à 58 : vraiment obèse.

Interprétation du ratio taille/hauteur pour les hommes

Moins de 35 : anormalement mince à maigre.

Entre 35 et 43 : extrêmement mince.

Entre 43 et 46 : mince et en bonne santé.

Entre 46 et 53 : en bonne santé, poids normal.

Entre 53 et 58 : en surpoids.

Entre 58 et 63 : en grand surpoids limite obésité. Supérieur à 63 : vraiment obèse.

À l'issue de chaque semaine du programme, je vous recommande de revenir à cette section pour passer en revue toutes ces mesures et constater à quel point votre corps s'est modifié. Voir s'afficher de bons résultats est essentiel et très motivant.

Consignez vos mesures

Rendez-vous sur le site www.bloodsugarsolution.com afin d'en apprendre davantage sur les outils mis à votre disposition pour conserver les résultats de vos tests, vos mensurations, vos résultats d'analyses, vos expériences quotidiennes, vos pensées et sensations qui vous permettront de suivre vos avancées au fil du temps. Vous pourrez également participer de façon anonyme à notre programme de recherche en ligne pour nous aider à démontrer le bénéfice de cette approche.

Plus de recherches devraient être entreprises sous la responsabilité des citoyens plutôt que sous celle des institutions et des laboratoires pharmaceutiques, dont les priorités sont différentes. Le partage des données recueillies peut bouleverser le système de soins de fond en comble. Gardez le déroulé de vos progrès vous aidera assurément ; le partager peut aussi donner un coup de pouce à d'autres pour recouvrer leur santé. Je vous en prie, devenez un maillon du programme de recherches par et pour les patients mis en place par le MSS en vous rendant sur le site www.bloodsugarsolution.com et en y enregistrant vos données et vos nombres au fur et à mesure.

➽ À vos marques ! Tentez le test complet de la diabésité

Maintenant que vous avez consigné votre IMC et votre ratio tour de taille/hauteur, vous allez devoir déterminer si vous devez plutôt opter pour le programme de base ou pour sa version avancée. Au début de cet ouvrage, vous avez passé un test simple, une sorte de filtre pour savoir si vous étiez ou non atteint de diabésité. Vous pouvez maintenant évaluer la sévérité de votre état en passant ce second test (vous pouvez le retrouver sur le site www. bloodsugarsolution.com).

Attribuez **1 point** à chaque question à laquelle vous aurez répondu par l'affirmative.

Questions	Oui	Non
Est-ce qu'il vous arrive d'éprouver soudain une envie de quelque chose de sucré, de succomber à cette envie, d'éprouver un bref épisode de réveil énergétique pour retomber ensuite dans le « blues du sucre » ?		

Questions	Oui	Non
Votre médecin vous a-t-il dit que votre glycémie était « un peu élevée » ?		
Pensez-vous être une personne plutôt inactive ?		
Si vous restez sans manger plusieurs heures entre les repas, devenez-vous irritable, anxieux, fatigué, nerveux, avec des maux de tête intermittents, pour vous sentir aussitôt mieux après avoir mangé ?		
Vous sentez-vous un peu chancelant 2 à 3 heures après le repas ?		
Perdez-vous difficilement du poids en suivant un régime pauvre en graisses ?		
Si vous sautez un repas, vous sentez-vous grincheux, irritable, faible ou fatigué ?		
Si vous prenez une viennoiserie, des céréales, du pain blanc ou autres au petit déjeuner, éprouvez-vous des difficultés à contrôler votre appétit durant la journée ?		
Avez-vous l'impression que vous ne pouvez plus arrêter lorsque vous mangez des sucreries ou d'autres glucides ?		
Est-ce qu'une assiette de pâtes ou de pommes de terre vous endort alors qu'un repas de poisson ou de viande avec légumes vous met en forme ?		
Prenez-vous votre petit déjeuner dans un bistrot ?		
Avez-vous des palpitations lorsque vous mangez des sucreries ?		
Avez-vous tendance à la rétention d'eau lorsque vous mangez salé ?		
Si vous sautez le petit déjeuner, avez-vous parfois des attaques de panique dans l'après-midi ?		
Vous faut-il impérativement une tasse de café le matin pour vous mettre en forme ?		

Questions	Oui	Non
Avez-vous tendance à devenir lunatique, impatient, anxieux ?		
Avez-vous récemment remarqué des pertes de concentration ou de mémoire ?		
Vous sentez-vous plus calme après avoir mangé ?		
Vous sentez-vous fatigué quelques heures après le repas ?		
Avez-vous des suées nocturnes (même les hommes) ?		
Avez-vous besoin de boire beaucoup ?		
Avez-vous l'impression d'attraper des rhumes ou des infections plus souvent que les autres ?		
Vous sentez-vous fatigué la majeure partie du temps ?		
Avez-vous des problèmes d'infertilité ou ressentezvous les symptômes du syndrome des ovaires polykystiques (cycles irréguliers, pilosité du visage, acné) ?		
Souffrez-vous d'impuissance ou de troubles de l'érection ?		
Avez-vous un eczéma marginé de Hébra, des infections vaginales à levures, des démangeaisons anales, des mycoses aux doigts de pied, des zones de peau sèche et écailleuses, ou autres symptômes de mycoses chroniques ?		
Sous-total A		

Pour la suite du test, attribuez **3 points** à chaque réponse affirmative.

Question	Oui	Non
Votre IMC est-il supérieur à 30 ?		
Votre ratio tour de taille/hauteur est-il supérieur à 48 (femme) ou à 52 (homme).		

Vous a-t-on diagnostiqué un prédiabète, un diabète ou un diabète gestationnel ?		
Un membre de votre famille est-il diabétique, hypoglycémique ou alcoolique ?		
Avez-vous des ancêtres africains, asiatiques, Indiens, originaires d'Amérique du Sud, du Moyen-Orient, etc. ?		
Votre tension artérielle est-elle élevée ?		
Avez-vous eu un infarctus du myocarde, une angine de poitrine, un AVC, un accident ischémique transitoire ?		
Avez-vous une cataracte ou avez-vous eu une rétinopathie (dommages des yeux dus au diabète) ?		
Votre concentration de triglycérides est-elle supérieure à 1 g/l, ou votre HDL (bon cholestérol) est-il inférieur à 0,5 g/l, ou avez-vous une glycémie supérieure à 1,1 g/l ?		
Avez-vous des dommages rénaux ou des protéines dans les urines ?		
Éprouvez-vous une perte de sensation au niveau des pieds ou des jambes ?		
Sous-total B		
Total général (A + B)		

Le résultat

Une fois le test complété, déterminez la sévérité de votre cas grâce à la clé de lecture ci-dessous afin de savoir si vous devez suivre le programme de base ou sa version avancée.

Résultat	Gravité	Quel programme ?
1-7	Diabésité modérée	Le programme de base

Plus de 8	Diabésité modérée à sévère	La version avancée

➽ À vos marques ! Faites réaliser des dosages sanguins et urinaires

Le test que vous venez de faire vous donne une bonne vue d'ensemble de votre état et de sa gravité et constitue une façon appropriée de vous diriger vers le programme de base ou sa version personnalisée. Cependant, je vous encourage fortement à faire réaliser certains dosages par un laboratoire d'analyses. Il existe deux niveaux afin d'évaluer correctement la diabésité, ses complications et ses causes. Quel que soit le résultat auquel vous êtes parvenu avec le test, si les dosages montrent que vous souffrez d'une diabésité avancée (voir ensuite pour l'interprétation), vous devriez alors adopter la version avancée.

Les dosages de base de la diabésité : comment diagnostiquer sa présence

Je recommande ces dosages à toute personne désireuse de suivre ce programme, ou en surpoids, ou ayant le diabète de type 2, ou des membres de sa famille atteints de cette maladie. Mieux vaut les faire réaliser durant la phase de préparation du programme, et des informations sur le « comment s'y prendre » suivront sous peu.

> **➽ Remarque**
>
> Les taux anormaux mentionnés concernent des personnes qui ne prennent pas de médicaments contre le cholestérol ou le diabète. Si vous suivez un traitement, vos résultats paraîtront meilleurs, alors que vous pouvez toujours souffrir d'une diabésité sévère non-traitée.

J'ai réalisé un guide en ligne pour interagir avec votre médecin (sur le site www.bloodsugarsolution.com, à la rubrique « How to Work with Your Doctor to Get What You Need », onglet « Tools and Resources »), dans lequel je fournis des explications détaillées pour chaque dosage et pour l'interprétation des résultats. Selon moi, les gens se sentent responsabilisés en apprenant à connaître leur organisme, à suivre les résultats de leurs dosages biologiques afin de s'en servir pour suivre l'évolution de leur état de santé et de leurs progrès. Je vous encourage donc à devenir des partenaires actifs de votre santé, ce qui sous-entend de connaître tous les paramètres médicaux et corporels (IMC, ratio tour de taille/hauteur, etc.) qui vous concernent et de les suivre sur la durée.

- **Test de tolérance au glucose couplé à la réponse insulinémique**. Ce test mesure le glucose et l'insuline sanguins à jeun, 30 minutes, 1 heure et 2 heures après l'ingestion d'une boisson contenant 75 g de glucose. Il s'agit donc d'un test classique de la tolérance au glucose, à cela près que l'on mesure la glycémie et l'insulinémie. En effet, votre glycémie peut être normale, mais votre insuline crever le plafond. L'insuline à jeun doit être < 5 mU/l, et en dessous de 30 mU/l après 1 et 2 heures. La glycémie à jeun doit être < 0,9 g/l et en dessous de 1,2 g/l à 1 et 2 heures. **Exigez ce dosage**. Il s'agit de l'indicateur le plus important de la présence et de la sévérité de la diabésité, mais on le pratique rarement aujourd'hui. Pour cette raison, la diabésité passe inaperçue dans 90 % des cas. Une alternative consiste à mesurer seulement ces deux paramètres à jeun, puis 30 minutes après l'ingestion de la boisson au glucose. Si on vous a déjà diagnostiqué un diabète, il est inutile de faire ce dosage sur 2 heures.
- **Hémoglobine A1c**. Ce dosage permet d'obtenir une image de la glycémie au cours des six dernières semaines.

Le résultat est anormal lorsqu'il est > 5,5 % de l'hémoglobine totale.

- **Profil des lipides par RMN (résonance magnétique nucléaire)**. Ce dosage permet de déterminer la taille et le nombre de particules de LDL, HDL et des triglycérides. Les petites particules denses sont dangereuses ; c'est un indicateur de la diabésité, même si votre cholestérol semble en général normal. L'idéal est d'avoir moins de 1 000 LDL particules au total et moins de 500 petites particules de LDL (les particules denses qui sont dangereuses). Malheureusement, peu de laboratoires font ce type de dosage.
- **Profil des lipides**. Ce profil indique le taux de cholestérol total (idéalement < 1,8 g/l), le LDL (idéalement < 0,7 g/l), le HDL (idéalement > 0,6 g/l) et les triglycérides (idéalement < 1 g/l).
- **Le ratio triglycérides/HDL**. Il est anormal lorsque > 4.
- **Le ratio cholestérol total/HDL**. Il est anormal lorsque > 3[1].

Si vos dosages ressemblent à ceux présentés ci-après, il vous faut opter pour la version avancée du programme MSS. Si vous prenez des hypocholestérolémiants, il vous faudra vous fier seulement aux résultats obtenus pour le test de réponse insulinémique et celui de l'hémoglobine A1c pour déterminer si vous devez choisir le programme de base ou la formule particulière.

---

1. Normes en France pour ces différents dosages : glycémie à jeun : 0,82-1,15 g/l; Hb1Ac : < 6 % chez le sujet ne présentant pas de diabète 1 ou 2; profil lipidique classique : cholestérol total : 0,9-2 g/l; LdL : < 1,60g/l; HdL : > 0,65 g/l; triglycérides : 0,3-2 g/l; protéine C-réactive (par immunoturbidimétrie) : < 5mg/l; acide urique : 24-57 mg/l; créatinine :5-9 mg/l; insulinémie à jeun : 5-15 mU/l..

Optez pour la version avancée du programme si vous présentez les résultats suivants :

- glycémie à jeun > 1,1 g/l
- insulinémie à jeun > 12 mU/l
- glycémie à 1 ou 2 heures > 1,5 g/l
- hémoglobine A1c > 6 %
- triglycérides > 2 g/l
- HDL < 0,4 g/l
- ratio triglycérides/HDL > 5
- ratio cholestérol total/HDL > 6

Dosages additionnels pour la diabésité : pour évaluer sa sévérité ou ses complications

Ces dosages devraient faire partie d'un bilan normal si vous pensez que vous êtes à risque ou déjà atteint de diabésité. Si on a diagnostiqué chez vous un diabète de type 2, que votre résultat au test proposé plus haut indique que vous devez plutôt suivre la version avancée du programme MSS ou que les résultats des dosages de laboratoire d'analyse énumérés vous orientent vers ce choix, il est important de subir d'autres analyses de laboratoire. Je pense également qu'elles sont très intéressantes pour tous dans le cadre d'un bilan de santé annuel[1].

- La protéine C-réactive ultra-sensible pour évaluer l'état d'inflammation (> 1 mg/l : anormal).
- Le fibrinogène pour évaluer le risque de caillot et de sang trop épais (> 3,5 g/l : anormal).

---

1. Je reviens sur tous ces dosages sur le site www.bloodsugarsolution.com, à la ru-brique « How to Work with Your doctor to Get What You Need », onglet « Tools and Resources). [Note de l'auteur.]

- La lipoprotéine (a) pour évaluer un marqueur génétique du cholestérol traitable (> 30 nmol/l : anormal).
- L'acide urique pour évaluer le risque de goutte causée par la diabésité (> 70 mg/l : anormal).
- Les dosages permettant d'évaluer la fonction hépatique (concentration en ASAT, ALAT et GGT) pour cerner un foie gras.
- Les dosages permettant d'évaluer la fonction rénale (azote uréique du sang > 0,2 g/l et créatinine > 12 mg/l : anormal).
- La micro-albumine (> 0,2 g/l : anormal). Ce dosage permet d'évaluer la concentration de protéines dans l'urine et est un marqueur précoce d'un dysfonctionnement rénal.
- La 25 OH vitamine D (< 45-60 µg/l : anormal) pour évaluer le statut en vitamine D.
- L'homocystéine, un marqueur sensible de la déficience en vitamine B9 ou folates (> 8 micromole/l : anormal).
- La ferritine afin d'évaluer l'inflammation et le statut en fer (> 200 µg/l : anormal).
- Les hormones thyroïdiennes (TSH, T4 libre, T3 libre et anticorps anti-TPO), afin d'évaluer la fonction thyroïdienne.
- Les hormones sexuelles (testostérone totale et libre chez l'homme, FSH, LH, DHEA-S, estradiol, progestérone, testostérone libre et SHBG – la globuline liée aux hormones sexuelles chez la femme), pour avoir un panorama de ces hormones.

Votre médecin peut vous prescrire bon nombre de ces dosages, réalisés dans la plupart des laboratoires.

Il serait également souhaitable de pratiquer un bilan de suivi après trois mois, six mois et un an. Cela vous permettra, ainsi qu'à votre médecin, de suivre vos progrès. Le mieux consiste à entrer vos résultats sur www.bloodsugarsolution.

com pour obtenir une vue d'ensemble chronologique de vos avancées, en toute sécurité et en toute discrétion. Vous pourrez aussi participer à notre recherche par et pour les patients afin de nous aider à révolutionner la santé.

La check-list pour se préparer au programme MSS

SEMAINE 1 : POSEZ LES FONDATIONS	
Commencez votre journal	✔
Rendez-vous sur le site www.bloodsugarsolution.com pour accéder à nos outils de soutien et à nos cours en ligne.	❐
Prenez la mesure de votre motivation en vous tenant un journal de bord comme proposé pages 204-205.	❐
Identifiez et dépassez les obstacles en reprenant les exercices écrits proposés pages 204-206.	❐
Identifiez vos buts en matière de santé et de perte de poids en reprenant les exercices écrits proposés pages 206-208.	❐
Décidez d'une date pour commencer officiellement le programme de six semaines.	❐
Préparez votre cuisine	✔
Débarrassez votre cuisine des Franken-foods en vous aidant de la liste pages 209-213.	❐
Regardez ma vidéo Supermarket Savvy: The Bad Stuff and The Good Stuff (La Jugeote au supermarché. Le bon grain et l'ivraie) sur www.bloodsugarsolution.com.	❐
Procurez-vous les ustensiles culinaires nécessaires en vous aidant de la liste pages 214-215.	❐
Préparez le nouvel acheteur qui sommeille en vous	✔
Regardez ma vidéo How to read labels (Comment lire les étiquettes) sur www.bloodsugarsolution.com.	❐

Regardez ma vidéo How to understand basic nutrition facts (Comprendre les informations nutritionnelles de base) sur www. bloodsugarsolution.com.	❒
Préparez le chef qui sommeille en vous	✔
Maîtrisez quelques talents culinaires de base. Utilisez les idées proposées pages 216-221, passez en revue les menus donnés dans la partie VI ou suivez un cours de cuisine.	❒
Si vous n'aimez pas cuisiner ou que vous manquez de temps, complétez le petit exercice de rédaction proposé page 218 afin de cerner où se niche le problème et comment y remédier.	❒
Préparez votre groupe	✔
Rendez-vous sur www.bloodsugarsolution.com pour apprendre comment constituer un groupe ou rejoignez-en un en ligne afin de doubler vos succès durant ce programme.	❒
Créez un groupe de soutien en demandant à votre famille, vos amis, vos collègues de vous rejoindre dans cette démarche.	❒
Demandez à vos proches de vous soutenir durant ce voyage, même s'ils ne font pas partie de votre groupe.	❒
Posez des limites claires vis-à-vis des tentateurs. Assurez-vous qu'ils savent que vous suivez le programme et que vous n'en démordrez pas.	❒
Prenez différentes mesures et suivez vos progrès	✔
Mesurez-vous. Utilisez les outils de suivi du www. bloodsugarsolution.com pour vous aider.	❒
Prenez votre tour de taille. Utilisez les outils de suivi du www. bloodsugarsolution.com pour vous aider.	❒
Consignez votre tension artérielle. Utilisez les outils de suivi du www.bloodsugarsolution.com pour vous aider.	❒
Consignez votre IMC. Utilisez les outils de suivi du www. bloodsugarsolution.com pour vous aider.	❒

Consignez votre ratio tour de taille/hauteur. Utilisez les outils de suivi du www.bloodsugarsolution.com pour vous aider.	❐
Complétez le test de la diabésité et déterminez si vous devez suivre le plan de base ou sa version avancée. Remplissez le test et obtenez votre résultat en ligne sur le site www.bloodsugarsolution.com.	❐
Faites le test sur la diabésité donné page 21.	❐
Si vous avez des risques ou si vous pensez que vous êtes déjà atteint de diabésité, complétez aussi le test plus détaillé donné page 244.	❐

SEMAINE 2 : PRÉPAREZ LE TERRAIN	
Dès le 1er jour de la semaine 2, renoncez à tout ce qui suit.	✔
La farine et le sucre sucré.	❐
Les aliments transformés toxiques, dont les sirops de maïs à haute teneur en fructose, les acides gras trans, les additifs et les conservateurs (bref, presque tous les produits transformés).	❐
L'alcool.	❐
La caféine. Mon programme étape par étape des pages 225-226 rendra cette privation moins difficile.	❐
Les addictions alimentaires. Suivez autant d'étapes que possible pour briser ces addictions (décrites pages 222-225 durant la semaine 2 de la phase de préparation). Elles vous permettront d'atténuer les symptômes de manque qui surviennent lorsqu'on se débarrasse d'une addiction alimentaire.	❐
Saisissez en ligne sur le site www.bloodsugarsolution.com toutes vos mensurations, ainsi que les résultats des dosages de laboratoire. Cet outil contribuera à changer votre vie et aidera des millions d'autres patients grâce à la recherche par et pour le patient que nous avons lancée.	❐

IV
Le plan d'action en 6 semaines

N'attendez pas d'être dans le bon état d'esprit pour commencer quelque chose ni que ce soit l'état d'esprit qui vous mette en branle. Construisez votre état d'esprit. Comment ? Agissez. Faites quelque chose. L'inspiration ne génère que très rarement l'action. L'action génère toujours l'inspiration.
ANONYME.

L'ingrédient critique consiste à lever vos fesses et à faire quelque chose. C'est aussi simple que cela. Beaucoup de gens ont des idées, mais fort peu décident d'en faire quelque chose, dès maintenant. Pas demain. Pas la semaine prochaine. Aujourd'hui.
ROBERT BROWNING.

18. À vos marques. Prêt. Partez !

Dans cette partie IV, vous engrangerez les outils et les connaissances nécessaires à votre voyage vers la santé, étape par étape, semaine après semaine. Si vous suivez ce plan d'action, votre santé et la qualité de votre vie en seront radicalement transformées.

Je doute fort que votre mère vous ait acheté dans un rayon de grand magasin, donc qu'on lui ait également fourni votre mode d'emploi. De fait, nous savons mieux entretenir nos voitures pour qu'elles durent 300 000 km qu'entretenir nos corps, nos esprits et nos âmes pour qu'ils nous durent 120 ans. Le savoir ancestral, qui nous indiquait comment préserver notre santé, est perdu, les écoles ne l'enseignent pas, les médecins et les nutritionnistes ne l'apprennent pas sur les bancs de l'université, les politiques se fient à une science datée ou erronée au mieux, à l'influence de l'industrie au pire, pour nous guider. Puisque nous n'avons pas de corps de rechange, je vous encourage vivement à apprendre comment celui dont vous disposez fonctionne et les ingrédients de base pour le conserver en bonne santé et heureux. Le programme en six semaines vous offre la connaissance dont vous avez besoin pour vous aventurer en toute sérénité dans un supermarché, sans endommager votre capital-santé, sans oublier les outils et les techniques pour guérir corps, esprit et mental.

Chaque semaine, nous nous focaliserons sur certains aspects de la santé : aliments, remise en forme, résistance mentale, comment apprendre à rechercher des soutiens auprès des amis, des groupes sociaux ou des communautés en ligne pour amplifier nos progrès. Si vous tenez un journal de vos découvertes, de vos progrès, de vos succès, des obstacles rencontrés, de ce que vous ingérez, de votre sommeil, des exercices physiques, vous renforcerez votre capacité à créer un bien-être et une plénitude personnelle étonnants. Les menus, les listes de courses, les recettes, les idées de collations et le pack de « survie nutritionnelle » présentés à la fin de l'ouvrage vous donneront les derniers outils dont vous avez besoin afin de mettre ce programme en action.

Puisque vous avez suivi les étapes de préparation, entrepris de rédiger un journal, créé votre groupe de soutien, subi des dosages en laboratoire et que vous savez si vous devez suivre le plan de base ou plutôt opter pour la version avancée, il est temps de passer au programme.

Avant de plonger dans la semaine 1, je souhaite vous donner quelques explications sur la façon dont il convient d'utiliser cette partie de l'ouvrage. Dans chacun des six chapitres qui suivent, vous trouverez des indications spécifiques sur la façon d'agir à chaque étape. Au chapitre 25, je propose un résumé du programme dans son entier ainsi que plusieurs listes pour vous guider dans vos progrès. Ces listes sont également à votre disposition sur le site www.bloodsugarsolution.com.

Vous pouvez aussi y trouver d'autres outils, en apprendre davantage au sujet de notre communauté et accéder à un programme hebdomadaire pour vous aider pendant tout votre voyage.

Beaucoup de gens sont un peu assommés avec la masse d'informations qu'ils doivent digérer et le nombre d'étapes qu'ils doivent franchir. Mieux vaut procéder par petites touches et c'est ainsi que j'ai conçu le programme.

Chaque semaine, nous nous focaliserons sur un des aspects du programme.

- **Semaine 1** : des médicaments dans votre assiette ou les bases de la nutrition pour tous.

- **Semaine 2**: optimisez votre métabolisme grâce aux suppléments.
- **Semaine 3**: calmez votre esprit, soignez votre corps.
- **Semaine 4**: faites de l'exercice de façon intelligente et en vous amusant.
- **Semaine 5**: adoptez une vie saine et verte.
- **Semaine 6**: personnalisez votre programme.

Le programme de base et sa version avancée: où est la différence?

Vous savez maintenant quel plan vous devez choisir. Il n'y a que deux grandes différences entre le programme de base et sa version avancée.

1. **Un régime plus restrictif durant 6 semaines**. Si vous optez pour la version avancée ou que l'on vous a diagnostiqué un diabète, vous procéderez à tous les changements alimentaires recommandés dans le programme de base et **vous éviterez les céréales, les fruits, les légumes à amidon durant 6 semaines**. Ces aménagements permettront de relancer votre métabolisme et aideront à résoudre plus vite votre diabésité.
2. **Un plan de supplémentation plus complet**. Ainsi que vous l'apprendrez durant la semaine 2, les suppléments sont d'une très grande aide dans le traitement de la diabésité. Certes, dans le programme de base, existent aussi des suppléments dont je recommande la prise à vie. Ceux qui passeront à la version avancée devraient en ajouter quelques autres durant un certain laps de temps.

Il faut intégrer que beaucoup des étapes que vous allez franchir s'entendent comme des changements à long terme. Le programme de 6 semaines devrait jeter les bases d'une vie pleine de santé. Il s'agit d'un remaniement de fond en comble de la façon dont vous vivez et mangez, fractionné en petits morceaux plus faciles à digérer une semaine après l'autre. À l'issue du programme de 6 semaines, vous continuerez très simplement à faire ce que vous avez appris dans cet ouvrage, du moins une bonne part.

Dans le but de vous aider à appliquer plus facilement ces changements, vous trouverez un résumé des étapes des différentes semaines et une sorte de liste de contrôle à la fin du chapitre 25. Cela constituera un rappel quotidien de ce que vous devez faire afin de parvenir au succès.

19. Semaine 1 : des médicaments dans votre assiette ou les bases de la nutrition pour tous

Une bonne nutrition, voilà le fondement de ce programme. Vous avez eu un aperçu de cette semaine 1 grâce à la phase de préparation. Voici ce que vous allez éviter durant les 6 semaines qui vont suivre. Il s'agit des aliments clés de notre régime moderne et qui sont en train de nous tuer. Vous allez découvrir, je vous le promets, un tout autre univers, un splendide garde-manger offert par dame Nature, des aliments qui satisferont pleinement vos sens, stimuleront votre palais et vous laisseront rassasié, léger et en bonne santé, sans même parler du fait que vous maigrirez sans y penser.

Voici les aliments que vous allez éviter.

1. **Le sucre sous toutes leurs formes.** Cela inclut l'agave, le sirop d'érable, la stévia et le futur édulcorant le plus extraordinaire de tous les temps. Vous avez déjà commencé lors de la phase de préparation. Continuez. Si vous devez vous demander : « Est-ce que c'est permis ? », c'est que ça ne l'est pas.
2. **Tous les produits contenant de la farine (même ceux sans gluten).** Sont inclus les bagels, les pains, les papillotes, les viennoiseries, les pâtes, etc. Ils sont rapidement absorbés et font monter l'insuline en flèche.
3. **Tous les aliments transformés.** Sont inclus tous ceux contenant des acides gras trans ou du sirop de maïs à haute teneur en fructose. Là encore, vous avez déjà commencé durant la phase de préparation.

4. **Tout ce qui contient du gluten ainsi que les laitages.** Il s'agit des aliments les plus inflammatoires de notre régime moderne. Vous apprendrez comment les éliminer dans ce chapitre.

5. **Si vous suivez la version avancée, toutes les céréales et végétaux contenant de l'amidon ainsi que les fruits.** Cela concerne les légumineuses telles que les pois cassés, les pommes de terre, le maïs et les légumes-racines (rutabagas, navets, panais, etc.), ainsi que tous les fruits. Seule exception : vous pouvez prendre le matin une demi-tasse de baies rouges pour donner un coup de fouet à votre métabolisme.

Dans 6 semaines, vous pourrez réintroduire le gluten et les laitages en notant comment ils affectent votre poids, votre glycémie, votre métabolisme et comment vous vous sentez. Peut-être découvrirez-vous qu'ils ne sont pas bénéfiques pour vous. Dans ce cas, cessez de les consommer sur le long terme. J'expliquerai la meilleure façon de les réintroduire au chapitre 26. Si vous avez suivi la version avancée, ajoutez progressivement à votre régime alimentaire des céréales complètes et de petites quantités de légumes contenant de l'amidon ainsi que des fruits (les quantités sont données plus loin) et notez de quelle façon ils affectent votre glycémie, votre énergie et votre poids.

Concentrez-vous sur la qualité des aliments

La chose la plus importante que vous puissiez faire pour guérir consiste à rester très vigilant sur la qualité alimentaire. Les Américains dépensent moins de 10 % de leurs revenus pour l'alimentation, contrairement aux Européens qui déboursent un peu moins de 20 %[1]. La qualité compte plus que la quantité

1. Les dépenses alimentaires (hors boissons et restauration) représentaient 12,5 % du budget des ménages en France en 2009.

lorsqu'on en vient à parler calories. Si vous vous concentrez sur la qualité, pas la quantité, vous en tirerez une sensation de satisfaction et de satiété en évitant très naturellement les envies compulsives et les attirances pour des aliments qui ne vous nourrissent pas. Avouons-le : la qualité est ce qui nous procure le plus de plaisir dans la vie – qualité de nos relations, de nos occupations professionnelles, de nos repas. Il ne s'agit pas de se bloquer sur ce que l'on ne peut pas avoir, mais d'explorer tous les goûts, merveilleux, tous les arômes, les textures et tous les aliments que l'ont *peut* déguster.

Il existe un concept très simple que l'on doit retenir au sujet de la nutrition, l'idée la plus importante de cet ouvrage et qui vous sauvera la vie : **toutes les calories ne se valent pas**.

Cinq cents kilocalories de gâteaux n'ont rien à voir avec 500 kcal de brocoli, une idée que même Weight Watchers et l'American Diabetic Association finissent par accepter. Ces deux organismes ont en effet modifié leur système à points. Pour la même valeur calorique, si vous mangez des brocolis en abandonnant les gâteaux, vous perdrez du poids.

L'aliment est une information et contrôle l'expression de nos gènes, de nos hormones et de notre métabolisme. L'origine des calories (et l'information qu'elles véhiculent) se solde par une gigantesque différence qui influence grandement la façon dont nos gènes, hormones, enzymes et métabolisme vont répondre. Si vous consommez des aliments qui déclenchent des pics d'insuline, vous prendrez du poids. Si, au contraire, vous ingérez des aliments qui maintiennent votre insuline à des niveaux bas, vous perdrez du poids. Cela reste exact même si les deux types d'aliments renferment la même valeur calorique ou la même quantité, en grammes, de protéines, de lipides, de glucides et de fibres.

➽ La taille des portions compte aussi

Mais la quantité d'aliments ingérés compte également. Voici quelques portions pour des aliments usuels.

- **Fruits** : 1 moyen ou 150 g de fruits rouges ou bleu foncé ou 75 g de salade de fruits fraîche, ou 40 g de fruits secs.
- **Légumes à amidon** : 150 g de courges ou ½ patate douce.
- **Légumes verts** : 300 g de crudités, mais il s'agit en général d'aliments permis. Vous pouvez donc vous lâcher complètement sur les brocolis ou les asperges !
- **Viande et volaille** : 120 g.
- **Céréales complètes** : 60 g.
- **Haricots secs** : 60 g cuits ou en conserve.
- **Noix diverses ou graines** : 1 petite poignée.

Voir le site www.bloodsugarsolution.com pour une liste complète des portions de différents aliments.

Lorsque je voyage en Europe, je remarque toujours que tout est plus petit, notamment les tours de taille. Les sandwichs dans les aéroports sont confectionnés dans une baguette, avec une tranche de jambon, et non pas avec une énorme quantité de pain bourré de viande, de fromages et de sauce comme aux États-Unis. Le volume des sodas avoisine les 200 ml et pas 500 ml comme ici. Le café est servi dans une petite tasse et pas dans un gobelet de 500 ml encore, au lait et sucré à l'extrême. Une assiette de pâtes doit frôler les 100-120 g et n'arrive pas sous la forme d'une montagne débordant de tous côtés.

Maîtriser la charge glycémique (CG) est plus important que compter les calories

Les régimes dont la CG est basse sont les seuls qui ont prouvé leur efficacité et ces régimes ne font pas monter votre glycémie, donc votre insuline, en flèche (réf. 1).

Seul un régime a prouvé son efficacité sur la durée en termes de perte de poids, à l'issue d'une recherche de grande ampleur qui a fait date. Elle a été publiée dans le *New England Journal of Medicine* et a révélé que seul le régime à basse charge glycémique, avec davantage de protéines (réf. 2), le plus facile à suivre à long terme, avait eu le plus gros impact pour aider les gens à perdre du poids. Après avoir passé en revue toutes les études publiées sur les régimes, la Cochrane Database, un groupe de scientifiques indépendants qui épluche toute la littérature scientifique disponible, a affirmé que seuls les régimes alimentaires à basse charge glycémique aidaient à perdre du poids plus vite sans le reprendre ensuite.

Une des choses les plus importantes que vous apprendrez dans cet ouvrage est de composer un repas à charge glycémique basse. La charge glycémique vous indique de combien et à quelle vitesse un repas augmente votre glycémie et votre sécrétion d'insuline. Moins ces niveaux montent, plus lentement ils le font et meilleur est le résultat.

Prenons un exemple concret : si vous ajoutiez 2 cuillerées à soupe de graines de lin et 2 cuillerées à soupe d'huile de poisson à votre soda, la boisson ainsi obtenue augmenterait bien plus lentement la concentration de sucre dans le sang que le soda « nature ». Surtout, ne croyez pas que je vous donne un truc pour continuer à boire des sodas !

Sans doute vous faudra-t-il un peu d'expérience pour réduire parfaitement la charge glycémique de vos repas. Pour certains, une mesure de glycémie 1 heure après avoir mangé peut s'avérer utile. Toutefois, contrôler la charge glycémique d'un repas n'est pas si compliqué que cela. Vous devez associer des protéines, des lipides et des aliments sains, riches en fibres, pauvres en amidon, bref des légumes verts, des légumineuses, des noix de toutes sortes, des graines et une faible quantité de fruits peu sucrés et de céréales complètes.

Une autre façon d'y parvenir consiste à ne jamais consommer de glucides seuls. Combinez-les avec des protéines ou des aliments gras à chaque repas ou collation. Vous mangez une pomme ? Prenez des noix avec. Vous voulez manger une petite tranche de pain complet ? Faites-le au cours d'un repas composé de poisson ou de poulet, avec un peu de matière grasse et des légumes riches en fibres.

Si vous suivez les **10 règles pour manger en toute sécurité, pour la vie** (pages 211-213) et les **10 conseils pour minimiser les compulsions** (pages 222-225), vous adopterez automatiquement une alimentation à basse charge glycémique. De la même façon, c'est le régime que vous respecterez si vous suivez le plan donné en partie VI. Au fil du temps, cela deviendra comme une seconde nature chez vous. La clé réside dans le fait de brûler lentement et régulièrement les aliments ingérés au cours de la journée de façon à ce que vos niveaux de glycémie et d'insulinémie restent stables.

➽ Prêt, partez ! Nourrissez correctement votre organisme

La qualité, plutôt que la quantité, des calories consommées détermine l'état de santé et l'aptitude à ne pas prendre du poids. La question qui en découle est donc : quels aliments enverront la bonne information à mon organisme ?

Quatre principes simples vous permettent de choisir des aliments de qualité qui guériront votre corps et la planète en même temps. Vous découvrirez d'autres informations à ce sujet sur le site www.bloodsugarsolution.com.

Les quatre principes pour un corps sain et une planète en bonne santé

1. **Consommez des aliments non transformés**. Évitez les Franken-foods industriels. Optez pour des fruits et des légumes frais, des céréales complètes, des légumineuses, des noix diverses et des graines ainsi que du poulet, du poisson et des œufs, sources de protéines maigres.
2. **Assainissez votre alimentation.** Privilégiez les protéines animales issues d'élevages au pré, d'animaux qui mangent de l'herbe, dépourvus d'antibiotiques et d'hormones[1]. Diminuez votre exposition au mercure en optant pour des petits poissons, sauvages ou en provenance d'élevage répondant aux critères du développement durable.
3. **Passez au bio**. Les pesticides et engrais chimiques empoisonnent votre métabolisme, votre thyroïde, vos hormones sexuelles et notre planète. Achetez autant que faire se peut des aliments bio, en fonction de votre budget.
4. **Achetez local**. Les aliments de saison, de production locale qu'on achète sur les marchés ou via des circuits de distribution du type AMAP (Associations pour le maintien d'une agriculture paysanne) sont plus sains, possèdent meilleur goût, sont produits le plus généralement selon des méthodes plus respectueuses de l'environnement, et concourent à nous faire prendre conscience du lien qui existe entre l'écosystème qu'est notre organisme et celui, plus vaste, dans lequel nous vivons. Il est, de plus, important de voir les visages de ceux qui nous nourrissent. Vous découvrirez s'il existe une AMAP dans votre région en consultant www.reseau-amap.org.

---

1. Rappelons que les traitements par hormones et substances bêta-agonistes sont interdits par l'Union européenne et que les viandes d'importation sont soumises à notre législation en la matière.

Si vous avez rejoint ou constitué un groupe de soutien, vous pouvez acheter vos produits en plus grande quantité, par exemple un demi-agneau nourri au pré. C'est une très bonne façon de manger des aliments de meilleure qualité à moindre coût. Si vous n'avez ni marché ni ferme ni AMAP dans votre région, la plupart des supermarchés proposent désormais des gammes de produits bio qui satisferont vos exigences.

Guérir notre planète et notre santé grâce à une même action est possible. Ce que vous piquez du bout de la fourchette a de grosses conséquences sur l'agriculture, la consommation d'énergie, l'environnement, la politique, l'économie et votre biologie !

Glucides : des médicaments à manger

Peut-être serez-vous surpris d'apprendre qu'il n'existe pas de glucides essentiels. Il existe en revanche, des lipides (les oméga-3) et des acides aminés (des protéines) essentiels, mais si vous ne consommiez plus aucun glucide, vous pourriez survivre.

Toutefois, quelques excellentes choses accompagnent les bons glucides provenant des végétaux (légumes verts, légumineuses, céréales complètes, fruits, noix diverses et graines) et on ne les trouve presque qu'en leur compagnie. Du coup, à moins que vous ne vous mettiez à consommer les abats (dont le cerveau) et tous les organes, sans oublier les os des animaux, ainsi que le firent les tribus presque carnivores des temps préhistoriques, les bons glucides sont essentiels à une bonne santé. Pourquoi ? Parce qu'ils apportent aussi de grandes quantités de vitamines et de minéraux, des fibres, des composés, les phytonutriments, et des éléments phytochimiques, dont certains ont des vertus protectrices. Les composés phytochimiques ont des propriétés médicamenteuses, tels la curcumine du curcuma, les glucosinolates des choux, notamment du brocoli, les antocyanidines des fruits rouges ou du riz noir, etc. (voir le site www.bloodsugarsolution.com pour une liste complète des propriétés médicinales des différents composés phytochimiques apportés par une alimentation riche en végétaux).

Portez votre choix sur des végétaux à basse charge glycémique. Ce sont les fameux glucides lents, pas nécessairement des aliments « pauvres en glucides ». Souvenez-vous de toujours associer ces glucides lents avec des protéines, des lipides et des fibres lors des repas ou des collations pour abaisser encore leur charge glycémique.

➽ Prêt, partez! Misez sur les glucides lents

La liste qui suit vous indiquera quels glucides vous pouvez consommer en quantité illimitée, ceux dont il faut au contraire limiter la quantité et ceux à éviter complètement. Je les appelle les « verts », « jaunes » et « rouges », sur le modèle de la signalisation routière. Rien à voir, donc, avec la couleur de ces aliments, mais tout à voir avec la façon dont ils affectent votre glycémie et votre insulinémie.

Les glucides verts: à volonté

- **Les végétaux à digestion lente et basse charge glycémique.** Ils doivent devenir la base de votre alimentation. Remplissez votre assiette de brocolis, asperges, épinards, blettes, chou frisé, choux divers, bok choy et plein d'autres. La liste complète est donnée sur le site www.bloodsugarsolution. com.
- **Les algues.** Certaines d'entre elles sont bonnes pour vous et les algues marines sont mes préférées. Si vous êtes tenté, montrez-vous aventureux. Les kombu, nori, hijiki et wakame contiennent d'impressionnantes quantités de minéraux, protéines et de composés phytochimiques.

Les glucides jaunes: avec modération

- **Les céréales complètes.** Les riz complets, noir ou rouge, le quinoa, l'amarante, le sarrasin et le teff[1] sont de délicieuses céréales complètes sans gluten. Le riz noir, aussi appelé « riz interdit » (seuls les empereurs de Chine avaient jadis le droit d'en manger), renferme autant d'anthocyanidines que la myrtille et possède une charge glycémique basse. Si vous suivez le programme MSS de base, vous pouvez en consommer environ 110 g par jour. Si vous avez choisi la version avancée, évitez-les durant les 6 premières semaines.
- **Les légumineuses.** Riches en fibres, en phytonutriments, les légumineuses sont très sous-utilisées dans nos cultures. Elles ralentissent la libération du sucre dans la circulation sanguine et aident à prévenir les sécrétions excessives d'insuline qui mènent à l'insulinorésistance. Essayez les lentilles rouges, vertes ou marron, les pois cassés, les pois chiches, les haricots de soja (l'edamame constitue une magnifique collation), le haricot blanc ou pinto (rosé), les haricots rouges, tous les autres dont l'adzuki.
- **Les fruits foncés, rouges ou bleu-noir:** les myrtilles, cerises, mûres et les framboises sont bourrées de phytonutriments. Plus leur couleur est intense et plus vous obtenez de « médicaments ». Mangez-en environ 70 g par jour (les fruits rouges ou noirs font partie de la version avancée du plan). Leur version surgelée peut fournir une variante savoureuse à vos « shakes » de protéines.
- **Les fruits à noyau.** Les prunes, pèches, nectarines et leurs déclinaisons, dites fruits à noyau. Limitez-vous à 1 ou 2 fruits par jour.
- **Les fibres.** Elles stabilisent la glycémie en ralentissant l'absorption des glucides. Elles nourrissent également

1. Une petite céréale d'origine éthiopienne.

les bonnes bactéries de la flore du côlon et nettoient les intestins, contribuant ainsi à la bonne santé du tractus digestif. Augmentez progressivement votre apport de fibres jusqu'à 50 g par jour. Faites la part belle aux fibres visqueuses trouvées dans les légumineuses, les noix diverses, les graines, les céréales complètes, les légumes verts et les fruits à basse charge glycémique.

Les glucides rouges : avec parcimonie

- **Les féculents cuits à index glycémique élevé.** On trouve parmi eux les pommes de terre, les pois, le maïs, les betteraves, les courges d'hiver (du type buttercup ou potiron). Les féculents font augmenter plus rapidement votre glycémie et doivent donc être consommés en plus petites quantités (pas plus de 100 g par jour) et de préférence en compagnie d'autres aliments qui abaissent la charge glycémique de l'ensemble du repas. À éviter si vous suivez la version avancée du plan.
- **Les fruits riches en sucre.** Le melon, la raison et l'ananas renferment plus de sucre que tous les autres fruits que nous venons de passer en revue. Il vous faudra donc les garder en petit plaisir occasionnel, une fois par semaine et dans la limite de 100 à 120 g.

Les glucides à proscrire

- **Les glucides transformés.** Je sais, je n'arrête pas de le répéter. Mais on ne le dira jamais assez. Ils sont *verboten* !
- **Les céréales complètes renfermant du gluten.** Évitez le blé, le seigle, l'avoine, l'orge, l'épeautre, le kamut et le triticale[1] durant les 6 semaines du programme.
- **Les fruits secs.** Ils possèdent une forte charge glycémique.

---

1. Céréale obtenue par croisement du blé et du seigle.

- **Les amidons résistants.** Certains régimes recommandent la consommation d'amidons résistants (ceux qui échappent à la digestion dans l'intestin grêle). Pas moi, sauf lorsqu'ils proviennent d'aliments non transformés tels les légumineuses, les céréales complètes ou les légumes verts. Pourquoi ? Parce que lorsqu'une étiquette précise qu'un aliment contient des amidons résistants, vous ignorez sa nature.

➽ Prêt, partez ! Optimisez votre apport en phytonutriments

Un point remporte les suffrages de tous dans le domaine de la nutrition : le fait de consommer 5 fruits et légumes par jour réduit le risque de survenue des maladies chroniques. Une des raisons expliquant les bienfaits de ces aliments n'est autre que leur teneur en phytonutriments.

Les propriétés favorables de ces phytonutriments varient en fonction de leur nature. Certains sont des anti-inflammatoires naturels, d'autres des antioxydants et d'autres encore permettent d'optimiser les processus de détoxification. Chacun possède son importance propre et lorsque nous les ingérons dans les bonnes proportions, leurs effets sur la santé sont sidérants. Gardez cette image à l'esprit : votre supermarché devient votre pharmacie et vos aliments sont vos médicaments.

Voici quelques conseils pour optimiser votre apport en phytonutriments et pour « manger vos médicaments ».

- **Foncez sur les anti-inflammatoires.** Mère Nature distille de nombreuses sources de médicaments. Les fruits rouges, bleu foncé ou violets riches en polyphénols, les légumes à feuilles vert sombre, les patates douces orange et les noix de toutes sortes réduisent l'inflammation. Ou alors, vous pouvez avaler l'Advil que vous propose la nature : la curcumine du curcuma, un inhibiteur du COX-2, la même classe d'anti-inflammatoires que l'ibuprofène.

- **Mangez des antioxydants**. Ces constituants qui dopent les mitochondries augmentent la production d'énergie cellulaire et réduisent l'oxydation. Essayez donc les anthocyanidines des fruits rouges, bleu foncé ou violets, le riz noir, la grenade, les végétaux orange ou jaunes comme les courges d'hiver, les végétaux à feuilles vert foncé tels que les épinards, le chou frisé, le chou cavalier. N'oubliez pas non plus les fruits contenant du resvératrol comme les raisins violets, les myrtilles, les canneberges, les cerises. Pensez « couleur ». Plus la couleur est foncée et intense, plus il y a d'antioxydants.
- **Détoxifiez votre alimentation**. Les végétaux de la famille des crucifères sont très importants en matière de détoxification. On trouve dans leurs rangs : le brocoli, le chou frisé, le chou cavalier, le broccolini, le chou de Bruxelles, le chou-fleur, le bok choy, le chou chinois et le brocoli chinois. D'autres végétaux augmentent aussi les processus de détoxification : le thé vert, le cresson, le pissenlit, l'artichaut, l'ail, les écorces d'agrumes, la grenade, la coriandre et même le cacao.
- **Composez des menus rééquilibrage d'hormones**. Vous y parviendrez en ayant recours à des aliments tels que le miso, le tempeh et le tofu (tous dérivés du soja), des graines de lin moulues.
- **Utilisez les herbes aromatiques et les épices**. Elles contiennent de puissants antioxydants, anti-inflammatoires et détoxifiants. Essayez le curcuma, le romarin, le gingembre, la coriandre et bien d'autres.
- **Passez au thé vert**. Ce breuvage très ancien contient des phytonutriments antioxydants, anti-inflammatoires et détoxifiants. La petite concentration de caféine qu'il

renferme est en général bien tolérée par le plus grand nombre.

- **Un peu de chocolat noir?** D'accord… vous pouvez manger un peu de chocolat, mais le plus noir possible. Il devra contenir au moins 70 % de cacao. Et pas plus de 40 à 50 g par jour. Idéalement, mieux vaut réserver cette douceur pour la fin du plan de 6 semaines.

Les lipides ne vous font pas grossir

Alors que les glucides ne sont pas « essentiels », tel n'est pas le cas des lipides. Privée d'une quantité suffisante des bons lipides, votre biologie s'arrête. Les lipides sont un constituant crucial des membranes cellulaires. Si votre apport est insuffisant ou que vous mangez trop de mauvais lipides, vous ne trouverez pas les constituants de base qui vous permettent d'avoir des membranes cellulaires en bonne forme, qui sont cruciales entre autres pour une action optimale de l'insuline et la régulation de la glycémie. Les oméga-3 sont la star des bons lipides. Réparer ou resynthétiser toutes les cellules ou les tissus avec les bons lipides peut prendre un an. Autant commencer aussitôt.

➽ Prêt, partez! Procédez à une vidange complète

- **Consommez des poissons sauvages des mers froides ou provenant d'élevages certifiés**. Sont inclus : le saumon sauvage, les sardines, les harengs, les petits flétans et la morue noire. Vous pouvez stocker des conserves de saumon sauvage, de sardines, etc., pour composer des en-cas rapides.
- **Mangez des avocats et des olives**. Ils sont source de bons lipides monosaturés.
- **Utilisez de l'huile d'olive extra-vierge**. Cette huile renferme des composés phytochimiques antioxydants et

anti-inflammatoires. Elle devrait devenir votre huile principale, hormis pour les cuissons intenses. Privilégiez la meilleure huile d'olive extra-vierge que vous permet votre budget. L'huile de noix, très goûteuse, est excellente pour vous mais à réserver à l'assaisonnement. Les huiles de sésame ou de tournesol sont aussi de bonnes huiles et peuvent être utilisées pour des cuissons à très haute température. Tentez de choisir les versions extraites à froid dans ces deux cas. L'huile de coco et le beurre contiennent de l'acide laurique, un lipide très anti-inflammatoire ; l'huile de coco peut être utilisée pour des cuissons très intenses ou en remplacement du beurre.

- **Privilégiez les viandes d'animaux nourris à l'herbe**. Les animaux nourris à l'herbe, mangeant ce que la nature leur avait réservé, ont des profils lipidiques plus sains que les animaux en parc d'engraissement.

L'importance des protéines

Beaucoup d'études, dont la *China Study* (réf. 3-4) de T. Colin Campbell, soulignent les risques d'une consommation excessive de protéines animales, bien que la plupart d'entre elles prennent en compte des protéines animales « industrielles » et pas celles des animaux sauvages qui représentaient la grande part de l'alimentation de nos ancêtres chasseurs-cueilleurs. Les quartiers d'élan sauvage ou de daim que m'offraient mes patients lorsque j'étais médecin dans une petite ville de l'Idaho possédaient des caractéristiques nutritionnelles et des lipides bien différents de ceux d'un morceau de bœuf nourri en parc d'engraissement.

Certaines personnes rayonnent en étant végétaliennes, d'autres dépérissent. Certaines se sentent en pleine forme en mangeant des protéines animales, d'autres se traînent, mal dans leur peau. Il vous faut donc découvrir ce qui est idéal dans votre cas et cela nécessitera quelques expérimentations. Mon expérience avec des patients atteints de diabésité est claire : ils ont besoin de davantage de bonnes protéines animales (animaux nourris à l'herbe, œufs, poissons sauvages à basse teneur en mercure ou élevés dans des conditions certifiées et si possible durables).

Que vous optiez pour des sources végétales ou animales de protéines, il est essentiel que vous consommiez des protéines lors de chaque repas et collation. Manger des protéines amplifie votre machinerie métabolique et donc votre capacité à brûler les calories, en plus de réduire votre appétit.

➽ Prêt, partez! Consommez des protéines de grande qualité

Pour l'équilibre de votre insuline et de votre glycémie ainsi que le contrôle de votre appétit, privilégiez ces sources de protéines de grande qualité et sans danger.

Les protéines d'origine végétale

- **Les légumineuses**. Elles sont riches en protéines et bourrées de fibres, de minéraux et de vitamines qui contribuent à l'équilibre de la glycémie. Revenez à la page 271 pour trouver des idées de délicieuses légumineuses dans la section réservée aux « glucides jaunes ».
- **Les dérivés du soja**. On y trouve le tempeh, le tofu, le miso, le natto. Ces protéines végétales sont aussi riches en antioxydants qui pourraient réduire le risque de cancer, abaisser le cholestérol, améliorer l'insuline et le métabolisme du glucose sanguin. Évitez les dérivés de soja industriels et transformés comme ceux que l'on trouve dans les préparations de substitution de viande, le fromage de soja ou dans certaines barres de substituts de repas, ils ne sont pas à recommander.

- **Les noix diverses**. Bonne idée que de garder une provision de noix diverses dans un placard ! Elles ont prouvé qu'elles étaient capables de contribuer à la perte de poids et à la réduction du risque de diabète (réf. 5). Elles peuvent aussi devenir un en-cas santé, contenant beaucoup de protéines, des fibres, des minéraux et de bons lipides. Achetez des noix nature (crues) ou légèrement grillées et sans sel ajouté. Évitez celles qui sont frites dans l'huile. Les meilleures sont les amandes, les noix, les noix de macadamia, les noisettes et les noix de pécan. Offrez-vous une à deux poignées en guise d'en-cas une à deux fois par semaine. Car elles ont tendance à augmenter la glycémie si vous les enfournez sans modération. Une portion représente 10 à 12 noix ou une bonne poignée.
- **Les graines**. Les graines de citrouille, de tournesol et de sésame sont toutes riches en fibres, protéines, vitamines et minéraux. Elles offrent de magnifiques collations, en plus d'être de judicieuses additions sur des légumes, légumineuses, céréales ou des salades.

Les protéines d'origine animale saines

- **Les œufs enrichis en oméga-3 ou de volailles élevées en plein air**. Il s'agit d'une des quelques sources de protéines animales qui renferment peu de toxiques et une bonne teneur en nutriments. Ils renferment normalement une bonne quantité de DHA et n'augmentent donc pas le cholestérol. Vous pouvez manger jusqu'à 8 de ces œufs par semaine. Consommez-les non transformés, sans vous contenter du seul blanc. Le jaune d'œuf renferme d'importantes vitamines et des graisses bénéfiques au cerveau et à nos humeurs.
- **Du poisson non contaminé par le mercure, des crevettes et des coquilles Saint-Jacques**. De bonnes sources de protéines d'excellente qualité et d'oméga-3.

- **Des volailles bio**. Ôtez la peau avant la cuisson. Conservez des blancs désossés et sans peau au congélateur pour préparer un repas rapide.
- **De petites quantités d'agneau et de bœuf (morceaux maigres) nourris à l'herbe, si possible bio**. Privilégiez autant que faire se peut les animaux nourris au pré, en version bio si votre budget vous le permet. Pourquoi ne pas acheter dans un élevage un animal entier ou une moitié avec des amis, avant de le partager et de le conserver au congélateur ? Retirez tout le gras visible avant cuisson. Souvenez-vous que la viande rouge est un extra. L'agneau est le meilleur choix. Le porc le moins bon. Vous pouvez également essayer le bison, le chevreuil et l'autruche, plus maigres. Ne mangez pas plus de 110-170 g de viande rouge (un morceau de la taille de votre paume) et pas plus d'une ou deux fois par semaine. Une consommation excessive de viande est associée à la diabésité (réf. 6), bien que des viandes d'animaux sauvages comme l'élan, le chevreuil et même le kangourou puissent l'inverser (réf. 7).
- **Lorsque vous achetez de la viande, prenez en compte vos choix et leur impact sur votre santé et la planète**. Si vous mangez de la viande tout en conduisant une Prius, vous consommez plus d'énergie – avec les conséquences en termes d'écologie – que lorsque vous êtes végétalien et propriétaire d'un Hummer ! Consultez le *Meat Eater's Guide* sur Internet (www.bloodsugarsolution.com/meateatersguite).

Herbes, épices, condiments et quelques conserves

Nombre d'herbes aromatiques, d'épices et d'assaisonnements ont des vertus médicinales. N'hésitez pas à les utiliser largement dans vos réalisations culinaires et à les stocker dans vos placards.

➽ Prêt, partez! Incluez des herbes aromatiques, des épices et des assaisonnements pleins de santé

Voici une liste de mes favoris.

- Tamari sans adjonction de blé (sauce au soja).
- Pâte de chili rouge.
- Sauces pimentées pour relever les plats.
- Tahini, une pâte faite de graines de sésame écrasées.
- Gros sel dont je me sers pour tout.
- Poivre noir frais moulu.
- Épices. Constituez-vous un échantillonnage pour ajouter du goût à vos plats : curcuma, coriandre, cumin, et des piments non transformés sont un bon début, mais il existe des dizaines de splendides saveurs, et d'épices plus exotiques, que vous pourrez essayer.
- Herbes aromatiques fraîches : romarin, basilic, thym, origan.
- Bouillons ou fonds de sauce. Préparez-les vous-même ou optez pour les versions toutes prêtes sans gluten et à basse teneur en sodium.
- Conserves. Certains aliments comme les tomates, les artichauts, les haricots secs, les sardines peuvent être achetés en conserve. Optez le plus possible pour le bio, allégé en sodium.
- Jus frais de citron ou de citron vert.

➡ PETIT EXERCICE DANS VOTRE JOURNAL : APPORTER DES MODIFICATIONS ALIMENTAIRES

Comment considérez-vous les modifications d'alimentation que je viens de recommander ? Vous sentez-vous récalcitrant ou êtes-vous décidé à les appliquer dès que possible ? Le vivez-vous comme une privation ou une rénovation ? Prenez quelques instants afin de réfléchir à ce que vous venez d'apprendre et répondez aux questions suivantes en consignant vos réflexions dans votre journal.

– Si vous éprouvez des résistances aux changements proposés, quelles sont-elles ? Êtes-vous inquiet à l'idée de ne plus consommer vos aliments préférés ? Dans ce cas, se pourrait-il que vous en soyez devenu dépendant ?

– Faites-vous partie des nombreuses personnes qui « détestent » les légumes ? Dans ce cas, ne pensez-vous pas que vous pourriez apprendre à les apprécier en vous mettant à la cuisine pour les préparer d'une façon qui vous plaise et en reprogrammant votre palais ?

Comment dois-je manger et quand ?

Il s'agit des deux thèmes les plus importants que je souhaite aborder : comment et quand manger. La qualité des calories ingérées n'est pas le seul aspect crucial. S'intéresser au moment et à la composition des repas peut permettre de reprogrammer votre métabolisme.

➽ L'assiette parfaite

Réaliser le parfait repas (ou la parfaite collation) est un outil essentiel de vie, mais la pyramide alimentaire classique ne vous guidera pas correctement. Il est fondamental de ne pas avaler les glucides rapides seuls puisqu'ils augmentent votre insuline et votre glycémie. De plus, tous les repas plantureux provoquent une augmentation de cette glycémie. Mieux vaut donc fractionner ses repas.

Lorsque vous remplissez votre assiette, voici à quoi elle devrait ressembler :

- Une moitié de l'assiette doit être remplie de légumes contenant très peu d'amidon. Vous pouvez les consommer à satiété. Mangez une livre ou un kilo d'asperges ou de brocolis si cela vous chante !
- Un quart doit contenir les protéines (poisson, poulet, œufs, crevettes, viande, noix ou légumineuses).
- Le quart restant est réservé aux céréales complètes (environ 110 g ; préférez le riz complet ou noir ou le quinoa) et aux féculents du type patate douce ou courges d'hiver (également 110 g environ).

Si vous présentez une diabésité à un stade avancé, mieux vaut éviter toutes les céréales, les légumes farineux et les fruits jusqu'au rétablissement de votre métabolisme et au moment où vous redeviendrez plus sensible à l'action de l'insuline. Cela peut prendre entre 6 semaines à 12 mois. Dans ce cas, garnissez votre assiette d'un quart de protéines et de trois quarts de légumes verts.

➽ Mangez au bon moment

Nous nous focalisons le plus souvent sur ce que nous allons manger et pas sur le moment que nous choisirons pour passer à table. La meilleure façon de prendre du poids et de promouvoir une diabésité consiste à sauter le petit déjeuner et à engouffrer un repas important avant le coucher. J'appelle cela le régime sumo. D'autres études montrent au contraire que les personnes qui fractionnent leurs apports alimentaires quotidiens (3 repas et 2 ou 3 collations) perdent du poids par rapport à celles qui ingèrent la même quantité de calories en un repas. Mangez tôt et souvent. Entretenez la chaudière de votre organisme toute la journée plutôt que de la ralentir durant des périodes de « mini-famine ». Ne négligez jamais le petit déjeuner, restaurez-vous toutes les 3 ou 4 heures et essayez de manger à des heures régulières tous les jours. Votre métabolisme fonctionnera plus vite et de façon plus efficace. Vous perdrez du poids, vous aurez davantage d'énergie et vous vous sentirez mieux.

Allergies et sensibilités alimentaires : traiter et inverser la diabésité

Nous avons passé plus haut en revue les allergies et les sensibilités alimentaires qui déclenchent aussi l'inflammation et la diabésité. Certains aliments délivrent la mauvaise information à certaines personnes.

Pour cette raison, je vous conseille donc d'éviter deux groupes alimentaires clés durant le programme : le gluten et les produits laitiers, les deux allergènes alimentaires principaux qui contribuent aux déséquilibres de l'insuline. Vous pourrez les réintroduire dans votre alimentation après les 6 semaines de programme. Toutefois, je vous recommande vivement de passer par cette étape d'exclusion à 100 %, sans exception, pas même une goutte de lait ou une miette de gluten. Vous constaterez sans doute des effets spectaculaires, pas seulement sur votre poids et votre diabésité, mais également sur votre état de santé et votre forme en général. Se passer de gluten et de produits laitiers peut s'avérer un bouleversement bénéfique chez les sujets atteints de diabésité. C'est également vrai pour les gens souffrant de diabète de type 1, puisqu'il existe une forte corrélation entre le développement de la maladie et la consommation de caséine du lait (réf. 8) et de gluten du blé (réf. 9).

De nouvelles études pointent aujourd'hui en direction du diabète de type 2 et un intestin perméable, déclenché par des modifications de la flore intestinale et des protéines irritantes trouvées dans les produits laitiers et les céréales contenant du gluten. Restaurer un intestin perméable en évitant les allergènes et en rééquilibrant la flore peut contribuer à la perte de poids, à inverser la diabésité et, dans l'ensemble, à aller dans le sens de la guérison pour beaucoup (réf. 10).

Les laitages sont un cas à part, puisque les hormones de croissance présentes dans le lait stimulent la production d'insuline (réf. 11). De façon parfaitement naturelle, il existe plus de 60 anabolisants ou hormones de croissance dans le lait. Ils sont destinés à favoriser la croissance du jeune animal. Boire un verre de lait peut faire augmenter le niveau d'insuline de 300 % (réf. 12) et contribuer à l'obésité et au prédiabète. Ces résultats sont exacts en dépit des études financées par le Dairy Council[1] qui montrent que le lait aide à mincir. Cependant, la question demeure : le lait par rapport à quoi ? Par rapport à une alimentation de viennoiseries et de sodas ? Ou par rapport à une alimentation basée sur des végétaux pleins de phytonutriments bénéfiques et d'antioxydants ?

Éliminer le gluten et les produits laitiers peut sembler difficile dans un premier temps. Toutefois, après environ 3 jours sans produits laitiers, vous n'en aurez probablement même plus envie. Ne rusez pas avec vous-même. Vous pourrez les réintroduire après les 6 semaines et surveiller la façon dont cela vous affectera. Votre corps sera le plus sûr indicateur et vous dira si vous pouvez les consommer sur le long terme.

➽ Prêt, partez ! Mangez mieux pour moins cher

Beaucoup de gens éprouvent des difficultés financières face au coût que peuvent représenter de bons aliments. La pauvreté est un facteur d'aggravation de l'obésité et du diabète, parce que les calories sucrées et grasses sont bon marché. Cela étant, je vous invite à regarder avec soin la façon dont vous dépensez votre budget alimentaire et à chercher si, en le réorganisant ainsi que vos priorités, vous ne pourriez pas

1. Organisation américaine à but non lucratif dont la mission est de communiquer sur les bienfaits du lait en finançant notamment des études scientifiques.

dégager un petit surplus pour acheter des aliments non transformés et sains.

Traquez chaque centime dépensé durant une semaine et reportez-le dans votre journal. Portez-y également à quoi vous consacrez chaque heure de la journée. Si vous comprenez avec précision comment vous dépensez votre argent et votre temps, vous pourrez choisir ce qui vous paraît le plus important, plutôt que faire des choix automatiques qui ne servent ni votre santé ni vos buts dans l'existence. Ce que vous y apprendrez risque même de vous surprendre.

Combien dépensez-vous en café pris à l'extérieur, en petites sucreries, en sodas, en sandwichs ou même en cigarettes ? Combien dépensez-vous en restaurants, en fast-foods ou en traiteurs ?

Pensez à la façon dont se déroule une de vos journées. Perdez-vous du temps à lire des périodiques sans grand intérêt, devant la télévision, en surfs sur internet, en jeux vidéo ou en vous dispersant en courses diverses parce que vous n'avez pas assez planifié ? Consignez ces points grâce à votre journal.

Demandez-vous ensuite si votre temps et votre argent ne pourraient pas être mieux employés. Imaginez l'argent à la manière d'une énergie. Il s'agit de temps matérialisé par de l'argent. À quoi voulez-vous consacrer cette énergie ? Souhaitez-vous en dépenser davantage afin de générer de la santé et de la vitalité ? Prenez quelques instants afin d'écrire vos réponses à ces questions dans votre journal.

Là encore, il n'existe ni bonnes ni mauvaises réponses. Il ne s'agit que d'un élément qui vaut le coup qu'on y réfléchisse. Vous découvrirez que vous disposez peut-être de bien plus de temps et d'argent à investir en vous-même – et donc dans la qualité de vie et la santé que vous méritez – que vous ne le supposiez.

Lorsque vous aurez mené à terme votre réflexion sur ces questions, sélectionnez trois points que vous pouvez modifier afin de dégager plus d'argent et de temps. Inscrivez-les aussi dans votre journal. Par exemple, économiser 3 euros par jour en café ou autres représente un gain de presque 1100 euros à la fin de l'année. Raccourcir d'une demi-heure le temps passé devant la télévision chaque jour vous offre un extra de 7,6 jours complets pour préparer de bons repas sains. Certes, nous sommes tous débordés de travail, trop stressés et trop taxés. Mais, quoi qu'il en soit, nous avons des moyens pour trouver d'autres ressources.

Tant que vous réfléchissez à ces points, j'aimerais partager quelques petits secrets afin de manger sain, peu cher et… en un claquement de doigt, ou presque.

- **Cherchez des sources d'approvisionnement moins onéreuses pour vos aliments de qualité**. Les supermarchés proposent de plus en plus des gammes bio à des prix intéressants. Il existe également des supermarchés entièrement tournés vers ces produits[1].
- **N'hésitez pas à rejoindre un groupement local**[2]. Ils mettent en relation producteurs et acheteurs fidèles en sautant les intermédiaires. Tous ne proposent pas du bio, mais vous êtes certain d'acheter local et de saison. On ne choisit pas toujours la composition du panier hebdomadaire mais, du coup, on devient un « chef » plus créatif !

---

1. Par exemple, en France, les magasins Biocoop (www.biocoop.fr), Naturalia (www.naturalia.fr) ou La Vie claire (www.lavieclaire.com) disposent de points de vente dans plusieurs grandes villes. On trouve également d'autres magasins par l'intermédiaire des Pages jaunes.

2. Nous avons en France les aMaP pour les fruits et légumes, mais également, parfois, les œufs, produits laitiers et viande. Plus de détails sur le site www.reseau-amap.org.

- **Constituez un catalogue de repas peu chers, rapides à préparer**. Ayez en permanence leurs ingrédients chez vous, de sorte à ne pas vous retrouver obligé de manger des choses qui ne vous conviennent pas ou qui ne procurent pas un surcroît de santé. Cela nécessite un peu d'organisation mais le résultat le vaut. Le chapitre 28 vous donnera des idées de collations rapides, économiques et délicieuses et je vous explique mes trois repas préférés en 30 minutes page 218.
- **Créez une mini-bourse d'échange au travail**. Vos collègues et vous pouvez partager la préparation du repas, chacun son tour, toutes les semaines ou tous les quinze jours. Finis les repas pris à l'extérieur et vous pourrez manger bon, sain et frais en ne vous consacrant à la cuisine que quelques fois dans le mois. Ou alors montez un « super-club » avec des amis. Plutôt que de sortir au restaurant, alternez les invitations en allant dîner chez les uns et les autres une fois par semaine ou une fois par mois. Vous renforcerez du même coup votre santé et vos liens amicaux.

➽ Prêt, partez ! Concoctez un plan pour survivre au restaurant

Si vous prenez des repas à l'extérieur, restez vigilant. Je vous recommande, bien sûr, d'éviter les repas à l'extérieur pour la durée du programme, bien que je comprenne que la chose peut s'avérer impossible. Certains d'entre vous peuvent avoir des obligations professionnelles ou sociales, par exemple. En pareil cas, je vous conseille quelques petits trucs.

1. **Soyez intransigeant**. Vous devez vous montrer très clair sur vos besoins. En effet, si vous souffriez d'une allergie à l'arachide, au risque de mourir si une quantité infirme se trouvait dans un plat, vous vous assureriez que votre serveur le comprend bien. Certes, il s'agit dans notre cas d'une mort très lente, mais accepter des aliments qui ne

ous nourrissent pas correctement et ne vous conviennent pas ce n'est plus de la politesse. C'est de la bêtise !

Autant que faire se peut, choisissez vous-même le restaurant. Il existe pléthore d'endroits où l'on peut bien manger. Établissez la liste de ceux qui se trouvent non loin de chez vous ou lors de vos déplacements. Cet effort vaut le coup. La cuisine ethnique est presque toujours un bon choix. Les restaurants indiens, thaïs, méditerranéens (italiens, grecs, espagnols) et du Moyen-Orient offrent de bonnes options. En revanche, évitez les chaînes de fast-foods. Détendez-vous dans un restaurant qui propose de la « slow-food », avec des produits locaux, frais, de saison.

3. **Indiquez au serveur que vous ne voulez ni pain ni boisson alcoolisée**. Dédaignez les mises en bouche que l'on vous offre en début de repas, sauf s'il s'agit de crudités.
4. **Demandez de l'eau**. Buvez-en un verre ou deux avant le repas, ce qui réduira votre appétit.
5. **Dites au serveur que vous risquez de mourir si vous consommez du gluten ou du lait sous toutes ses formes.** Il ne s'agit pas vraiment d'un mensonge, même si, dans votre cas, cette mort sera très lente.
6. **Optez pour les préparations simples**. Choisissez vos viandes ou poissons grillés, accompagnés d'une grande assiette de légumes à la vapeur ou revenus dans un peu d'huile d'olive et agrémentés d'une rondelle de citron. Si vous souhaitez une salade, demandez le vinaigre (ou le citron) et l'huile d'olive à part.
7. **Sautez les amidons**. Demandez double ration de légumes vers et dédaignez les pommes de terre, le riz, les pâtes ou nouilles.
8. **Boudez sauces, assaisonnements et autres**. Ils sont souvent préparés avec du sucre, des farines riches en gluten ou des produits laitiers.

9. **Suivez la voie du Hari Hachi Bu**. Les habitants d'Okinawa sont parmi les peuples présentant la plus grande longévité. Leur devise est Hari Hachi Bu : signifiant « rempli à 80 % ». Ils cessent de manger lorsqu'ils sont tout juste rassasiés. Il y aura toujours un prochain repas. Trop engouffrer d'aliments, même des bons, peut également augmenter l'insuline.
10. **Commandez des fruits rouges en dessert**. Légèrement sucrés et bourrés de nutriments, leur sucre ingéré après un repas ne fera pas augmenter votre glycémie ou votre insulinémie.

➽ Prêt, partez ! Pensez à votre pack de survie nutritionnelle

Si vous étiez traité à l'insuline, vous ne sortiriez pas de chez vous sans votre insuline et votre seringue. Si vous étiez asthmatique, jamais vous ne partiriez sans votre inhalateur. Si vous avez un corps, vous avez besoin d'un pack de survie nutritionnelle – un petit sac discret, isotherme, qui renferme vos besoins quotidiens, des choses simples à préparer et que vous ne devez pas oublier. Il vous suivra en voiture, au travail, en déplacement.

Peu à peu, vous définirez votre version favorite de pack de survie nutritionnelle, mais voici un exemple de ce qu'il pourrait contenir :

- 1 sachet d'amandes nature, de noix ou de noix de pécan.
- 1 sachet de carottes en bâtonnets ou de tranches de concombre.
- 1 boîte de saumon sauvage.
- 1 boîte de sardines.
- 1 petite portion de pois chiches avec de l'huile d'olive, du jus de citron, un peu de sel et poivre.

- 1 barre aux protéines choisie avec soin.
- 1 bouteille d'eau.

➽ Prêt, partez! Préparez-vous pour les vacances ou les événements

Parfois, vous devez prendre un repas dans un endroit sur lequel vous ne pouvez exercer aucun contrôle: une fête, une circonstance sociale ou professionnelle, un dîner chez des amis. Vous pouvez alors prévenir à l'avance que vous avez modifié votre alimentation, ce qui ne pose en général pas de problème. Dans le cas contraire, quelques petits trucs peuvent contribuer à réduire votre stress et à préserver votre santé.

- **Mangez avant de vous rendre quelque part**. C'est ce que je fais le plus souvent. Je me sens plus heureux et j'éprouve encore plus de plaisir puisque je peux alors discuter sans avoir à me préoccuper de ce que je vais manger.
- **Emportez votre pack de survie nutritionnelle**. Si vous ignorez à quel type de nourriture vous serez confronté, avoir un pack de survie nutritionnelle peut se révéler très rassurant. Vous pourrez ainsi vous caler un peu avant de vous rendre à l'invitation ou en sortant si vous avez toujours faim.
- **Détendez-vous et restaurez-vous**. Choisissez des mets qui vous nourrissent tels que la viande, le poisson ou le poulet. Demandez une seconde portion de légumes ou de salade. Ou alors détendez-vous, profitez du moment et retrouvez votre routine dès le lendemain.

➽ Prêt, partez! Avant de manger, respirez et soyez reconnaissant

Être conscient de ce que l'on ingère consiste en peu de chose: apprécier ce à quoi ressemble notre plat, quels sont ses odeurs, texture et goût, s'arrêter sur ce que nous ressentons lorsque nous avons terminé de manger. C'est toute la différence entre engloutir de la junk-food ou savourer un morceau de chocolat noir.

Lorsque nous mangeons sans en prendre conscience, nous mangeons plus. Des études poursuivies avec des gens installés devant leur télévision, un sac de chips ou de pop-corns ouvert sur les genoux, montrent que le sac est toujours vidé, quelle qu'en ait été la taille. Sitôt la première bouchée, vous plongez dans une voracité inconsciente qui ne vous procure pas une sensation de rassasiement. Il faut 20 minutes à votre cerveau pour comprendre que votre estomac est plein. La pratique des repas lents, en conscience, est un outil très puissant pour apprécier davantage le contenu de votre assiette, perdre du poids et améliorer votre métabolisme.

- **Voici une petite technique qui vous prendra 1 minute et vous aidera à baisser le niveau des hormones du stress,** lesquelles vous font stocker de la graisse quand vous mangez et préparent votre tractus digestif à digérer les aliments. Inspirez 5 fois par le nez et expirez par la bouche. Comptez lentement jusqu'à 5 sur chaque inspiration et expiration.
- **Montrez-vous reconnaissant à chaque repas**. Choisissez ce qui vous correspond et vous émeut le plus : remercier votre famille, vos amis, la Terre qui vous offre à manger. Il s'agit d'une pratique ancestrale : chrétienne, juive, musulmane, bouddhiste, indienne d'Amérique et même païenne. Cependant, vous pouvez parfaitement la personnaliser. Remercier est une « médecine » très efficace qui changera votre relation à la nourriture. Utilisez-la pour reprogrammer les associations négatives que vous avez formées vis-à-vis des aliments (ça va me faire grossir, me rendre malade, me fatiguer, etc.).
- **Concentrez-vous sur ce que vous mangez**. Cessez de lire votre journal ou un livre, éteignez la télévision ou votre

smartphone. Dès que vous vous installez pour prendre votre repas, que vous soyez seul, en famille ou avec des amis, concentrez-vous sur le contenu de votre assiette. Détaillez-le, humez-le. Savourez la première bouchée. Analysez son goût et les sensations qu'elle éveille en vous. Ce modeste changement d'attitude modifiera de façon surprenante votre repas.

➡ PETIT EXERCICE DANS VOTRE JOURNAL : NOTEZ TOUS LES JOURS VOS REPAS ET VOS SENSATIONS

Durant tout le programme et chaque jour, consignez tout ce que vous mangez et vos sensations à ce sujet, en plus de vos mensurations, poids et autres. Vous y puiserez des informations précieuses qui vous orienteront sur les choix santé à faire dans l'avenir. Vous serez alors en phase avec la sagesse de votre corps. Cet aliment précis me permet-il de me sentir bien, physiquement ou mentalement ?

Après chaque repas ou collation, voici ce qu'il convient de faire :

• **Consignez tout ce que vous avez mangé sans omettre le moindre détail.** Faites la liste des légumes, céréales complètes, légumineuses, noix diverses, protéines consommés, mais également des herbes aromatiques, épices et huile de cuisson ou autre utilisées.

• **Réfléchissez aux sensations procurées par le repas ou la collation.** Inscrivez dans votre journal comment votre corps a réagi. Les symptômes dont vous souffrez se sont-ils améliorés ou aggravés ? L'aliment a-t-il modifié votre humeur, votre mémoire, votre digestion, etc. ?

• **Chaque soir, demandez-vous en quoi le fait d'avoir mangé a altéré votre journée.** Remarquez-vous des améliorations en termes d'énergie, de capacité de concentration ? Votre corps semble-t-il différent ? Quels changements avez-vous repérés ? Comment les ressentez-vous ?

Rendez-vous sur le site www.bloodsugarsolution.com pour télécharger une version imprimable de « Eat your Medicine: Nutrition Basics for Everyone ». Vous trouverez aussi des outils en ligne pour garder des traces de vos repas et de vos sensations au quotidien.

20. Semaine 2: optimisez votre métabolisme grâce aux suppléments nutritionnels

Les suppléments nutritionnels sont un pan efficace et essentiel du traitement de la diabésité. Une diabésité légère ne demande qu'un soutien nutritionnel modéré. En revanche, les cas plus avancés, dont le diabète, requièrent souvent une thérapie nutritionnelle plus intensive. J'expliquerai en quoi ces suppléments sont si importants. Je passerai aussi en revue les traitements classiques de la diabésité et ses complications, tels une importante tension artérielle, une hypercholestérolémie et le sang épais, en même temps que les alternatives naturelles à ces médicaments.

Ce dont vous avez vraiment besoin: la vérité sur les suppléments

Les médecins ont longtemps pensé que l'on trouvait tous les minéraux et vitamines dont on avait besoin dans l'alimentation. Les surplus étaient éliminés par les voies naturelles ou, pire, devenaient toxiques. Mais le vent tourne. Les médecins américains prescrivent maintenant tous les ans pour 1 milliard de dollars en suppléments à base d'huile de poisson. La plupart des cardiologues recommandent une supplémentation en folates (acide folique ou vitamine B9), en huiles de poisson et en coenzyme Q10 tandis que les gastro-entérologues préconisent les probiotiques. Les obstétriciens, enfin, ont toujours conseillé les vitamines prénatales.

Des recherches ont démontré l'importance des nutriments, qui sont des aides essentielles pour notre biochimie et notre métabolisme. On pourrait les comparer au lubrifiant qui permet de faire tourner les roues d'une machine. Et les carences à grande échelle de notre population, en particulier en oméga-3, en vitamine D, en folates, en zinc, en magnésium et en fer sont maintenant bien documentées grâce, notamment, à de vastes études financées par le gouvernement. Peut-être y verrez-vous un paradoxe, mais l'obésité et la malnutrition vont souvent de pair. Les aliments très transformés, riches en sucre et en calories, ne contiennent presque pas de nutriments mais exigent d'autres vitamines et minéraux pour assurer leur métabolisation. C'est la double mauvaise nouvelle !

Nous sommes déficients en nutriments pour quatre raisons. Tout d'abord, l'évolution humaine a été assurée par la consommation de denrées sauvages beaucoup plus riches en vitamines, minéraux et acides gras essentiels. Deuxièmement, parce que les sols appauvris, l'agriculture intensive, les techniques d'hybridation, les végétaux et les animaux que nous mangeons aujourd'hui nous apportent moins de nutriments. Troisièmement, les aliments transformés, produits dans des usines, n'ont *pas* de nutriments. Quatrièmement, l'impact conjugué des contaminations par des toxiques environnementaux, le manque de soleil et le stress chronique exigent des apports accrus de nutriments.

Pour toutes ces raisons, *tout le monde* a besoin d'une bonne multivitamine, d'huile de poisson et de vitamine D. Je recommande également les probiotiques parce que la vie moderne, l'utilisation d'antibiotiques et autres médicaments endommagent notre écosystème intestinal, si important pour nous garder en bonne santé et minces. Les sujets souffrant de diabésité ont besoin de supplémentations en nutriments pour corriger et rééquilibrer leur métabolisme, améliorer la fonction de leur insuline, réguler leur glycémie et réduire leur état d'inflammation.

Je suis certain que diverses études contradictoires défilent en ce moment dans votre esprit. Un jour, on affirme que l'acide folique est une bonne chose ; le lendemain, on le soupçonne de favoriser le cancer. Lundi, la vitamine D est le secours ultime ; mardi, elle n'aurait aucun avantage. Ces affirmations médiatiques à l'emporte-pièce ont de quoi vous pousser à la résignation. Le problème de ces études est qu'elles ont tendance à évaluer les suppléments à la manière de médicaments. On donne à des gens un supplément isolé et on attend de voir son effet. Mais les nutriments fonctionnent en équipe. Ainsi, le brocoli est un légume excellent qui peut aider à la prévention voire à la guérison de nombreuses maladies. Mais si vous ne mangiez que du brocoli, vous finiriez par tomber malade et mourir. Les nutriments travaillent ensemble dans le but de maintenir le bon équilibre de l'organisme.

Dans ce chapitre, je me concentrerai sur les suppléments de base dont nous avons tous besoin pour nous aider à prévenir et à inverser la diabésité et la résistance à l'insuline. Puis, j'aborderai les suppléments additionnels dont vous avez besoin si vous avez établi que la version avancée du programme vous était mieux adaptée.

➽ Prêt, partez ! Devenez un acheteur avisé de suppléments

Les médicaments sont très encadrés. Vous savez précisément ce que l'on vous donne lorsque votre médecin délivre votre ordonnance. Les instances officielles et les contrôles y veillent. Tel n'est pas tout à fait le cas des suppléments. Leurs producteurs biaisent parfois un peu. Et l'acheteur moyen a le sentiment de partir en expédition dans la jungle. Voici quelques problèmes potentiels que j'évite lorsque je prescris des suppléments à mes patients.

- La forme chimique de la molécule peut être mal absorbée ou mal utilisée par l'organisme.
- Le dosage porté sur l'étiquette peut ne pas correspondre à celui du produit.
- Le comprimé peut renfermer des additifs, des colorants ou des allergènes.
- Le constituant de base (surtout pour les herbes) peut ne pas avoir été testé pour des toxiques tels que le mercure ou le plomb, ou peut varier d'un lot à un autre.
- Le producteur peut ne pas suivre de bonnes pratiques de fabrication et la qualité des produits variera alors en conséquence.

Les suppléments sont la pierre angulaire de ma pratique. J'ai donc testé les gammes de divers producteurs, visité des sites de fabrication et étudié des analyses indépendantes de leurs produits finis. Mon expérience m'a appris que je ne pouvais faire confiance qu'à certains d'entre eux. Certes, il existe d'autres bons suppléments sur le marché. Cependant, pour vous rendre la tâche plus simple, j'ai créé une liste détaillée (que je compléterai et modifierai régulièrement en prenant en compte les avancées de la recherche) des préparations que je recommande aussi bien pour le programme de base que pour sa version avancée.

Que vous suiviez ou non mes conseils, assurez-vous de choisir les suppléments de la meilleure qualité possible et ceux qui contiennent des nutriments et des composés dont l'efficacité a été validée par la recherche dans le traitement de la diabésité et de l'insulinorésistance (réf. 1). L'avis d'un diététicien sensibilisé à cet aspect, d'un nutritionniste, d'un médecin spécialisé dans le domaine de la nutrition peut s'avérer utile afin de sélectionner les bonnes préparations.

➻ Remarque

Beaucoup de suppléments possèdent des effets et des bénéfices multiples et pourront, de ce fait, être mentionnés en divers endroits du programme. Ainsi, l'acide alphalipoïque aide à équilibrer la glycémie, mais il est également important pour les mitochondries et la détoxification. Si vous le voyez donc recommandé à plusieurs endroits du programme en 6 semaines, lorsque nous aborderons la personnalisation, cela ne signifie aucunement que vous devriez doubler la dose. Vous obtiendrez tous ses effets favorables, à différents niveaux du métabolisme avec la dose recommandée.

Les suppléments nutritionnels du programme de base

Paradoxalement, l'obésité et le diabète dissimulent souvent des états de malnutrition. On a même dit que le diabète était une situation de famine en pleine abondance. Le sucre ne parvient plus à pénétrer dans les cellules. Votre métabolisme se traîne et les cellules ne parviennent pas à communiquer entre elles à la manière d'un orchestre parfaitement accordé. Les nutriments sont un pendant essentiel pour revenir au bon équilibre et corriger le problème de fond – la résistance à l'insuline. L'action des suppléments est double : ils rendent les cellules plus sensibles à l'insuline et plus performantes afin de métaboliser le sucre et les lipides. De plus, les fibres spéciales peuvent ralentir l'absorption des sucres et des lipides dans la circulation sanguine. Tout cela concourt à un métabolisme plus rapide, une glycémie mieux normalisée, une amélioration de la cholestérolémie, une réduction de l'inflammation, moins de fringales et de compulsions, une accélération de la perte de poids et un surcroît d'énergie.

Les lecteurs de cet ouvrage devraient adopter le plan général de supplémentation et s'y tenir toute leur vie. Même lorsque vous serez « guéri » de votre diabésité, vous aurez toujours besoin de ces compléments, parce que vous avez besoin de vitamines spéciales, de minéraux et d'herbes médicinales qui vous aideront à contrer votre tendance génétique à l'insulinorésistance.

La bonne nouvelle est que nombre des composés préconisés pour ce programme peuvent être obtenus en combinant certains suppléments. Je vous suggère de trouver des suppléments qui se rapprochent le plus possible de ceux que je recommande. Il convient de se procurer ces ingrédients dans les fourchettes de dosage indiquées.

Tous les suppléments, à l'exception des fibres, doivent être pris avec un repas, petit déjeuner ou dîner, par exemple.

- Une multivitamine-multiminéraux de très bonne qualité.
- 1000 à 2000 UI de vitamine D3 par jour, avec le petit déjeuner.
- 1 à 2 g d'oméga-3 par jour (le ratio EPA/DHA devant être 300/200 mg), 1 gélule avec le petit déjeuner, 1 autre avec le dîner.
- 100 à 200 mg de magnésium par jour, 1 gélule avec le petit déjeuner, 1 autre avec le dîner.
- 300 à 600 mg d'acide alphalipoïque deux fois par jour, 1 gélule avec le petit déjeuner, 1 autre avec le dîner.
- 200 à 600 µg de polynicotinate de chrome par jour (parfois, des doses jusqu'à 1200 µg peuvent être utiles).
- 1 à 2 mg de biotine par jour, 1 gélule avec le petit déjeuner, 1 autre avec le dîner.
- 150 à 250 mg de cannelle par jour, 1 gélule avec le petit déjeuner, 1 autre avec le dîner.
- 25 à 50 mg de catéchines de thé vert par jour, 1 gélule avec le petit déjeuner, 1 autre avec le dîner.

- 2,5 g de PGX (une super-fibre) trois fois par jour, 15 minutes avant chaque repas, avec ¼ de litre d'eau.
- Vous pouvez également utiliser des poudres de protéines hypoallergéniques dans votre « shake » du matin (1 à 2 mesures de protéines de riz, de soja, de pois, de chia ou de chanvre).
- En plus de cette liste, la plupart d'entre vous pourraient avoir recours aux probiotiques, mais cet ajout est optionnel.

» Quelques précisions sur les suppléments du programme de base

Prenons quelques instants pour passer en revue ces suppléments ou ingrédients et les raisons pour lesquelles ils sont si importants dans le traitement de la diabésité.

Une multivitamine de haute qualité et véritablement efficace

La bonne multivitamine doit contenir à la fois toutes les vitamines et tous les minéraux de base. Je passe en revue tous les constituants dans la bonne forme moléculaire et leurs doses idéales sur le site www.bloodsugarsolution.com. Je mentionne également les moyens de vérifier leur concentration dans votre organisme; vous pourrez en discuter avec votre médecin.

Souvenez-vous qu'il faut ingérer 2 à 6 comprimés ou gélules par jour pour parvenir à la dose optimale. Certaines personnes présentent des besoins particuliers qui seront satisfaits par des doses plus importantes, qui devront alors être prescrites par un nutritionniste ou un médecin fonctionnel.

Gardez à l'esprit que les vitamines du groupe B sont particulièrement cruciales pour les sujets atteints de diabésité, puisqu'elles aident à protéger contre la neuropathie diabétique ou les dommages nerveux, et améliorent le métabolisme et l'activité mitochondriale.

Les antioxydants tels que les vitamines E, C et le sélénium sont également importants puisqu'ils peuvent aider à réduire le stress oxydatif, une cause non négligeable de diabésité.

La vitamine D3

Nous assistons à une véritable épidémie de déficience en vitamine D3[1]. 80 % de l'humanité moderne est carencée ou à la limite inférieure de la fourchette de concentration sanguine recommandée. La même situation vaut pour notre apport alimentaire de vitamine D3, d'ailleurs. Je vous recommande donc de prendre des suppléments de cette vitamine, en fonction de la composition de votre multivitamine.

La vitamine D3 améliore le métabolisme en influençant plus de 200 gènes qui peuvent prévenir ou guérir le diabète (réf. 2) ou le syndrome métabolique (réf. 3). Mais restez vigilant sur quelques points.

- Optez pour la bonne forme de vitamine D, la D3 (cholécalciférol) et non pas la D2. Certains médecins prescrivent de la D2, mais elle n'est pas aussi efficace et pas très active biologiquement.
- Si votre déficience est vraiment sévère, peut-être aurez-vous besoin d'une dose plus forte : 5 000 à 10 000 UI par jour durant 3 mois ou plus. Le cas échéant, recherchez la supervision de votre médecin (les suppléments renfermant de très fortes doses de vitamine D3 sont délivrés sur ordonnance).

---

1. Une étude réalisée en France entre 2006 et 2007 donne des résultats similaires : 80 % des personnes présentent une insuffisance en vitamine D et 42,5 % sont en déficit modéré à sévère.

- Vérifiez votre statut sanguin en vitamine D en demandant le dosage du 25 OH vitamine D à votre médecin. Il devrait se situer entre 45 et 60 µg/l[1].
- Prenez le temps de vous constituer des « réserves », ce qui peut nécessiter entre 6 et 12 mois de supplémentation selon les personnes. La dose de stabilisation se situe en général entre 1 000 et 2 000 UI par jour[2].

Les acides gras oméga-3 (EPA et DHA)

Ces lipides très importants améliorent la sensibilité à l'insuline, abaissent le cholestérol en réduisant les triglycérides et en augmentant le HDL, réduisent l'inflammation, préviennent les caillots sanguins et diminuent les risques d'infarctus du myocarde (réf. 4). L'huile de poisson améliore aussi la fonction nerveuse et pourrait contribuer à la prévention des dommages nerveux, fréquents chez les diabétiques (réf. 5).

Le magnésium

Les régimes pauvres en magnésium sont associés à des concentrations plus élevées d'insuline et les diabétiques sont souvent déficients en ce minéral.

Le magnésium facilite l'entrée du glucose dans la cellule, donc la transformation de ces calories en énergie cellulaire.

Certains, présentant une carence sévère, pourront avoir besoin d'une supplémentation plus importante que celle que

---

1. Les normes françaises sont 30 à 60 µg/l.
2. En France, la dose recommandée est de 200 à 400 IU/j. Cette recommandation date d'il y a 90 ans. devant l'étendue de la sub-carence parmi la population, l'académie de médecine envisagerait d'autres études pour augmenter cette recommandation entre 1000 et 2000 IU/J. Cette dose avait été évaluée en partant de l'hypothèse que nous fabriquions 70-80 % de notre vitamine d grâce au soleil. Or, tel n'est plus le cas.

j'ai mentionnée[1]. Une plus faible suffira à d'autres. Si vous vous inquiétez d'être dans la première catégorie, discutez-en avec votre médecin. L'apparition de diarrhées est souvent le signe que vous prenez trop de magnésium. Dans ce cas, diminuez la dose que j'ai recommandée.

Évitez le carbonate, le sulfate, le gluconate ou l'oxyde de magnésium. Il s'agit des formes chimiques de suppléments les plus fréquentes et les moins coûteuses, mais elles sont mal absorbées par l'organisme. Préférez le glycinate de magnésium. Si, au contraire, vous souffrez de constipation, optez pour le citrate de magnésium.

Les sujets atteints de maladies rénales ou cardiaques ne doivent prendre un supplément de magnésium que sous la surveillance de leur médecin.

L'acide alphalipoïque

L'acide alphalipoïque est un puissant antioxydant qui donne un coup de fouet aux mitochondries[2]. Il a été montré qu'il réduisait la glycémie et pouvait concourir au rétablissement d'un foie intoxiqué. Peut-être est-il également une aide dans la prévention de la neuropathie diabétique. Il peut améliorer de 50 % la clearance[3] du glucose sanguin (réf. 6).

Le chrome et la biotine

Le chrome est très important pour un bon métabolisme du glucose et dans le but de maintenir une bonne sensibilité cel-

1. Les apports conseillés en France sont de 400 à 500 mg par jour.
2. Il est approuvé en allemagne pour le traitement de la neuropathie diabétique. Ce supplément peut occasionner des baisses de la glycémie (hypoglycémie). Les diabé-tiques doivent prendre conseil auprès de leur médecin.
3. Cet anglicisme désigne la capacité d'un tissu quelconque à se débarrasser d'une molécule donnée.

lulaire à l'insuline. Il peut même vous aider à créer davantage de récepteurs à cette hormone (réf. 7).

On a montré par ailleurs que la biotine augmentait la sensibilité à l'insuline, abaissait le taux de triglycérides, réduisait l'expression des gènes producteurs de cholestérol et améliorait le métabolisme du glucose (réf. 8).

La cannelle et les catéchines du thé vert (ECGC)

Certaines herbes et épices, dont la cannelle (réf. 9) et les catéchines du thé vert (réf. 10), aident à contrôler la glycémie et à améliorer la sensibilité à l'insuline. Le thé vert pourrait favoriser le brûlage des graisses et le métabolisme. Les meilleurs suppléments proposent une combinaison de ces différents principes dans une gélule.

Le PGX (polyglycoplex)

Le PGX est une fibre visqueuse extraite du konjac, un tubercule japonais, une racine, qui, combinée avec des algues, forme une super-fibre. Elle a des effets majeurs sur l'insuline, le glucose et l'hémoglobine 1Ac (réf. 11). Elle réduit l'absorption des sucres et des graisses par la circulation sanguine et aide à contrôler l'appétit, la perte de poids, la glycémie et le cholestérol (réf. 12).

Lorsqu'on la prend avant les repas avec un verre d'eau, elle peut devenir un atout de taille pour juguler la diabésité. Elle peut abaisser de 50 % la réponse l'insuline après un repas, tout en abaissant de 20 % le cholestérol LDL et de 23 % la glycémie. Certains de mes patients ont perdu jusqu'à 20 kg simplement en ayant recours à cette super-fibre.

Les poudres de protéines

Je vous encourage vivement à utiliser des poudres de protéines de riz, pois, épeautre, chia ou soja de très bonne qualité et hypoallergéniques. Certaines sont anti-inflammatoires et aident à la détoxification. Les protéines de soja entier de certains aliments possèdent des isoflavones qui peuvent réduire la glycémie (réf. 13) et le cholestérol (réf. 14).

Ces « shakes » de protéines peuvent constituer une bonne option pour le petit déjeuner ou en collation, en contribuant à équilibrer votre glycémie et à guérir votre foie. Vous trouverez des recettes pages 426.

Les suppléments nutritionnels pour la version avancée

Si votre évaluation personnelle, par l'intermédiaire des tests, vous oriente vers la version avancée, vous adopterez la routine de supplémentation proposée pour le programme de base, en y ajoutant d'autres suppléments. Ces herbes vous aideront à améliorer votre glycémie et votre sensibilité à l'insuline.

Les suppléments de la version avancée devraient idéalement être pris durant au moins 1 an. Après cette durée de 12 mois, il conviendrait de refaire des dosages de laboratoire grâce à votre médecin, recommencer les tests d'évaluation donnés au début de l'ouvrage afin de contrôler vos progrès. Si tous vos paramètres se trouvent dans la bonne fourchette de concentration et si vos symptômes ont bien régressé, vous pouvez alors revenir au strict plan de supplémentation du programme de base.

- 180 à 360 mg d'une combinaison d'acacia (extrait de bois de cœur) et d'extrait de houblon, deux fois par jour (une prise au petit déjeuner, l'autre au dîner).
- 1 g d'extrait de graines de fenugrec renfermant un minimum de 70 % de fibres solubles, deux fois par jour (une prise au petit déjeuner, l'autre au dîner).
- 150 mg d'extrait de melon amer, deux fois par jour (une prise au petit déjeuner, l'autre au dîner).

- 100 mg d'extrait de feuille de gymnéma standardisée, contenant 25 % d'acide gymnémique, deux fois par jour (une prise au petit déjeuner, l'autre au dîner).

➽ Quelques précisions sur les suppléments nutritionnels de la version avancée

Acacia et houblon

Une nouvelle classe de suppléments à base de houblon régule des facteurs de signalisation essentiels dans le contrôle des gènes. On les appelle des protéines kinases. Les iso-acides alpha du houblon (RIAA, ou iso-acides alpha réduits) et de l'acacia, connus également sous le nom de modulateurs de la réponse sélective kinase (SKRMs), ont prouvé cliniquement qu'ils amélioraient la sensibilité à l'insuline et le métabolisme des graisses (réf. 15).

Fenugrec, melon amer et feuille de gymnéma

Dans les cas de diabésité avancée, je recommande le fenugrec, le melon amer (réf. 16) et la feuille de gymnéma (réf. 17). Utilisé en Inde et au Moyen-Orient, le fenugrec contient de la 4-hydroxyisoleucine, qui assiste la fonction de l'insuline, aide à abaisser les triglycérides et à augmenter le HDL. Les phytonutriments du melon amer aident à réduire la glycémie des diabétiques. La gymnéma est une plante ayurvédique qui réduit le taux de sucre dans le sang et pourrait aider à la réparation et à la guérison du pancréas.

D'autres suppléments nutritionnels pour les conditions associées à la diabésité

Certains suppléments peuvent s'avérer utiles pour améliorer des conditions associées à la diabésité. Alors que je vous décourage avec véhémence de lâcher un traitement sans prendre au préalable l'avis de votre médecin, vous pouvez intégrer ces suppléments dans votre vie pour vous aider à surmonter certaines conditions décrites plus loin. Vous en apprendrez davantage sur les produits particuliers que je recommande et que j'utilise avec mes patients en vous rendant sur le site www.bloodsugarsolution.com.

➽ Cholestérol trop élevé (alternatives aux statines)

Levure de riz rouge

La poudre de levure de riz rouge est dérivée de *Monascus purpureus*, un organisme qui pousse sur le riz. Utilisée depuis des siècles en médecine traditionnelle chinoise, on a ensuite découvert que cette levure contribue à maintenir un bon équilibre du cholestérol et des lipides associés (réf. 18).

Prendre 1,2 g deux fois par jour (une prise au petit déjeuner, l'autre au dîner)[1].

Les stérols de plantes

Les stérols naturels de plantes peuvent être un appui dans le maintien d'un cholestérol sain (réf. 19). Les stérols de plantes forment une des classes des phytonutriments. Les prendre en forte concentration peut augmenter leurs effets.

Prendre une gélule de 500 à 700 mg de mélange de stérols deux fois par jour (une prise au petit déjeuner, l'autre au dîner).

---

1. En France, prendre un avis compétent au sujet des doses. aux États-Unis, seule la le-vure de riz rouge ne contenant plus que des traces de la substance qui abaisse le choles-térol est autorisée à la vente par la Food and drug administration. Il se peut donc que les doses recommandées en France soient inférieures à celles citées dans cet ouvrage.

Hypertension

Les meilleurs suppléments pour faire baisser la tension artérielle sont les huiles de poisson et le magnésium, que nous avons déjà passé en revue, ainsi que la coenzyme Q10 (réf. 20; voir aussi l'étape 6 au chapitre 24, page 367). Ces molécules sont de précieux outils pour traiter la diabésité. Vous pouvez leur adjoindre :

Extrait de feuilles d'aubépine

On a montré que ce remède phytothérapique jouait un rôle important dans la fonction cardiaque musculaire et dans le flux sanguin des artères coronariennes. On a également trouvé qu'il abaissait la tension chez les diabétiques (réf. 21).

Prendre 200 à 300 mg deux fois par jour (une prise au petit déjeuner, l'autre au dîner).

Fluidifiants sanguins (anticoagulants)

L'aspirine est souvent recommandée afin de fluidifier le sang des patients diabétiques et peut se révéler utile pour certains, mais n'oubliez jamais qu'elle engendre aussi un risque accru d'AVC et de saignement gastro-intestinal. Pour cette raison, je recommande en général des anticoagulants naturels qui ne présentent pas ce genre de risques.

Nattokinase[1]

Cette enzyme, que l'on trouve dans une préparation japonaise de soja fermenté, le natto, aide à maintenir un débit

1. La nattokinase et la lumbrokinase n'ont fait l'objet que de relativement peu de publications scientifiques. Ces suppléments augmentant la fluidité du sang, ils peuvent être contre-indiqués dans certains cas ou en association avec certains traitements. Un avis médical est donc nécessaire avant d'entreprendre ce genre de supplémenation.

sanguin approprié et les processus naturels de coagulation de l'organisme (réf. 22). S'ajoute à cela son effet protecteur sur la bonne santé des vaisseaux sanguins.

Prendre 100 mg, deux fois par jour (une prise au petit déjeuner, l'autre au dîner).

Lumbrokinase

La lumbrokinase fait partie des rares suppléments fibrinolytiques, ou anticoagulants, disponibles. Elle aide à maintenir les processus naturels de coagulation (réf. 23).

Prendre 20 mg, deux fois par jour (une prise au petit déjeuner, l'autre au dîner).

➡ CONSEILS LORS DE LA PRISE DE SUPPLÉMENTS

Lorsque l'on se supplémente, il convient de garder certaines informations à l'esprit.

1. Ingérez-les en même temps qu'un repas ou juste avant. Retarder leur ingestion après le repas peut perturber votre estomac. Si ce dernier est tout de même perturbé, consultez un médecin qui vous aidera à corriger ces désordres digestifs, qui peuvent être à l'origine de l'intolérance.

2. Prenez les gélules d'huile de poisson juste avant le repas afin d'éviter des renvois au goût de poisson. Ou congelez les gélules, qui parviendront dans votre intestin avant d'être dissoutes.

3. Je préconise plutôt les gélules, en général plus faciles à avaler. Néanmoins, si vous avez des difficultés, ouvrez-les et saupoudrez leur contenu sur votre assiette ou dans votre « shake » du matin. Dans le cas des comprimés, vous pouvez les écraser et les mélanger à un peu d'aliments. On trouve aussi certains suppléments sous forme liquide.

Du bon usage des médicaments

Plusieurs types de médicaments sont actuellement utilisés pour le traitement de la diabésité. Une des plus importantes études en la matière, le Diabetes Prevention Program (réf. 24), a démontré que le traitement médicamenteux ne marchait pas aussi bien que les changements de mode de vie. Cette différence persista d'ailleurs dix ans après la fin de l'étude. Les patients qui suivent le MSS pourraient avoir besoin de moins en moins de médicaments et nombre d'entre eux arrêteront sans doute complètement de les prendre, ou alors opteront pour les alternatives naturelles que j'ai passées en revue. Quoi qu'il en soit, il est toujours intéressant de connaître ce que l'on vous propose.

Le seul médicament qui me semble parfois utile est la métformine, connue sous le nom de Glucophage. Bien toléré, on le connaît depuis longtemps et il a fait l'objet de nombreuses études. La plupart des autres médicaments occasionnent des complications sérieuses ou aggravent la situation en augmentant les niveaux d'insuline et en accroissant le risque d'infarctus du myocarde et de décès. D'autres médicaments sont prescrits pour lutter contre la diabésité, mais ils apportent un bénéfice limité pour des risques non négligeables, ce que j'expliquerai un peu plus loin. Cela explique pourquoi je n'y ai guère recours. La nutrition, l'exercice, les suppléments et la réduction de l'état de stress marchent toujours plus vite et avec des résultats bien plus spectaculaires que le traitement médicamenteux classique.

Les hypoglycémiants oraux appartiennent à cette catégorie de médicaments qui peuvent aggraver les problèmes, en poussant le pancréas à fabriquer encore plus d'insuline. D'autres médicaments disponibles aujourd'hui sont trop récents pour que nous ayons assez de recul pour juger de leur efficacité et des éventuels risques associés. Je me souviens d'un « conseil » que j'avais lu dans l'éditorial d'un périodique médical il y a quelques années : « Assurez-vous d'utiliser le nouveau médicament dès qu'il sort sur le marché, avant que les effets secondaires se développent. » Souvenez-vous du Prempro[1], de l'Avandia[2] et du Vioxx[3], pour n'en citer que quelques-uns.

Ces médicaments peuvent être prescrits seuls ou en association. Passons en revue les classes les plus utilisées pour traiter le diabète.

» Les médicaments du diabète

- **Les biguanides**, notamment la métformine (Glucophage), font partie des meilleurs médicaments utilisés pour améliorer la sensibilité à l'insuline. Ils peuvent contribuer à abaisser la glycémie en augmentant la réponse des cellules à l'insuline.
- **Les médicaments à base de thiazolidinedione**, dont la rosiglitazone et la pioglitazone (Avandia et Actos[4]), font partie d'une nouvelle classe d'antidiabétiques qui peuvent aider à améliorer la captation du glucose par les cellules en les rendant plus sensibles à l'insuline. Ces médicaments réduisent également l'état d'inflammation et aident à améliorer le métabolisme en agissant sur les PPAR, une classe spéciale de récepteurs cellulaires qui contrôlent justement le métabolisme, mais le coût peut être élevé. Les effets secondaires connus sont une prise de poids et des dommages hépatiques. Il a été montré que l'Avandia, numéro 1 mondial des médicaments contre le diabète, augmentait le risque d'infarctus du myocarde. Entre 1999

---

1. Un traitement hormonal substitutif de la ménopause, non bioidentique.
2. Voir note 2, p. 40.
3. Un traitement de la douleur retiré du marché en 2004 aux États-Unis.
4. Retiré du marché français en juin 2011

et 2010, il fut responsable de 47 000 décès cardiaques[1]. Il ne peut maintenant être prescrit qu'avec de sérieuses mises en garde et dans certaines conditions. Du coup, je suis très prudent lorsqu'il s'agit de prescrire ces molécules.

- **Les sulfonylurées** sont des médicaments plus anciens incluant le glipizide, le glyburide et le glimépiride. Je vous déconseille vivement ces traitements parce qu'ils ne réduisent votre sucre que sur le court terme mais ils peuvent augmenter la production d'insuline sur le long terme. De plus, la Food and Drug Administration exige la présence d'avertissements sur les boîtes pour informer les patients que ces médicaments augmentent le risque d'infarctus du myocarde. En résumé, ils traitent le symptôme et pas la cause.
- **Les inhibiteurs de l'alpha-glucosidase**, dont l'acarbose et le miglitol, peuvent aider à abaisser l'absorption du sucre et des autres glucides dans les intestins. Ils peuvent être utiles à l'occasion, mais je trouve la fibre PGX bien plus efficace dans le ralentissement de l'absorption des sucres vers la circulation sanguine. L'extrait de touchi (préparé à partir de haricots de soja noir) a montré une capacité à bloquer l'alpha-glucosidase dans des expériences de laboratoire. Cette enzyme est responsable de la coupure des glucides complexes en sucres simples. Ses inhibiteurs ralentissent donc le métabolisme de certains glucides. Je recommande souvent à mes patients atteints de diabésité la prise d'une gélule de 300 mg avant chaque repas.
- **Les incrétines** sont des petits nouveaux sur le marché des médicaments contre le diabète. Elles incitent le pancréas à libérer de l'insuline en stimulant les récepteurs au GLP-1 (glucagon-like peptide-1) ou inhibant l'enzyme DPP-4, qui détruit le GLP-1. Tout cela permet de gar-

1. Aux États-Unis.

der une glycémie abaissée. Plus de 58 % des sujets traités avec ce médicament ressentent des nausées et 22 % ont des vomissements. Il ne s'agit donc pas alors d'un moyen plaisant de réduire sa glycémie. On ne dispose pas encore d'études au long terme qui permettraient d'évaluer les risques. Une vaste étude scientifique connue sous le nom de NAVIGATOR (réf. 25) a montré que la réduction des risques associés avec le prédiabète n'était pas efficace et, qu'après 1 an de prise du médicament, les niveaux de glucose et d'insuline étaient plus élevés qu'avant le traitement. En me basant sur ces résultats, j'évite d'avoir recours à eux.

- **L'insuline** est l'ultime recours après l'échec de tous les autres traitements, puisqu'elle peut provoquer une prise de poids, augmenter le cholestérol et la tension artérielle.

L'association de ces différents médicaments peut se révéler utile. Mais, ainsi que vous pouvez le voir, nombre s'accompagnent de risques qui peuvent très facilement être évités ou éliminés si on applique les changements diététiques et de façon de vivre nécessaires pour traiter les véritables causes sous-jacentes à l'origine de votre condition.

Les hypocholestérolémiants

- **La niacine** (Niaspan) est un médicament très utile. Ce que vous ignorez peut-être est qu'il s'agit, en fait, de vitamine B3. Lorsqu'on la prescrit à hautes doses (1 à 2 g), sous la supervision d'un médecin, elle peut abaisser la concentration sanguine des triglycérides et augmenter celle de HDL, un résultat que les statines peinent à obtenir. Cependant, ce traitement doit être strictement encadré puisque la niacine prise en très fortes doses peut endommager le foie. Il n'en demeure pas moins qu'il s'agit du traitement que je préfère lorsque nous ne parvenons pas à normaliser le HDL ou les triglycérides par de simples mesures diététiques ou de vie. La niacine possède aussi l'avantage d'augmenter la taille des particules de cholestérol et de réduire leur nombre, ce que ne font pas les statines. Certaines études ont même montré que la niacine pouvait inverser la formation de la plaque d'athérome dans les artères (réf. 26) ; d'autres, que l'association de la niacine avec un faible dosage de statine, parvenaient au même résultat. Ce dernier point n'est pas confirmé par d'autres études.

- **Les statines** (Lipitor, Crestor, Zocor, etc.). Il a été montré qu'elles réduisaient le cholestérol LDL et le risque d'infarctus du myocarde, mais seulement chez les patients présentant un risque fort. Toutefois, elles n'améliorent pas la taille des particules lipidiques, n'abaissent pas la concentration de triglycérides ni n'augmentent le HDL. Elles semblent également augmenter les niveaux d'insuline et peuvent engendrer des problèmes musculaires et neurologiques. Elles augmentent de 9 % le risque de diabète (réf. 27). Je trouve que les statines naturelles de la levure de riz rouge fonctionnent bien, sans les effets secondaires. Les statines abaissent l'état d'inflammation, effet secondaire inattendu mais bienvenu ! Quoi qu'il en soit, il existe de meilleurs moyens pour parvenir au même résultat, dont une alimentation anti-inflammatoire, l'exercice, l'huile de poisson et même une bonne multivitamine. Pour plus d'informations, faites un détour par les blogs concernant le cholestérol et les statines sur le site www.drhyman.com/cholesterol, dont « 7 Tips to Fix Your Cholesterol Without Medication » et « Do Statines Cause Diabetes ? », et aussi « Pharmageddon » (en anglais).

Anticoagulants et anti-inflammatoires

Beaucoup de patients souffrant de diabésité présentent également une inflammation et ont un sang épais. Les praticiens recommandent donc souvent la prise quotidienne d'aspirine faiblement dosée (81 mg). Ce traitement peut être efficace, mais n'est pas exempt de risques : saignements gastro-intestinaux et AVC hémorragique. Il existe trois autres anticoagulants naturels : l'huile de poisson, la nattokinase et la lumbrokinase. Voir page 309 pour plus d'informations.

Les médicaments contre l'hypertension

Abaisser sans risque la tension artérielle est une étape très importante dans la diabésité. La plupart de ceux qui suivront le MSS constateront que leur tension a baissé, tout simplement. Toutefois, si vous devez quand même avoir recours à un traitement, voici un certain nombre de choses à garder à l'esprit : En général, les inhibiteurs ACE[1] comme le ramipril, les bloqueurs ARB[2] tels que le valsartan[3] et même les diurétiques peuvent abaisser la tension sans risque. Les inhibiteurs ACE peuvent aider à ralentir la progression des dommages rénaux. En revanche, je recommande d'éviter les bêtabloquants parce qu'ils aggravent la résistance à l'insuline. Des études ont montré qu'ils réduisaient l'entrée du glucose dans les cellules d'environ 25 %. Les alternatives naturelles aux médicaments contre l'hypertension sont l'aubépine, l'huile de poisson, la coenzyme Q10 et le magnésium (voir page 302 pour les conseils d'utilisation).

La clé se trouve là encore dans le traitement de la cause de l'hypertension. Dans la plupart des cas, son origine n'est autre que la résistance à l'insuline. Mais d'autres causes sont

1. Acronyme désignant l'enzyme de conversion de l'angiotensine.

2. Bloqueur des récepteurs de l'angiotensine II.

3. Diovan et angiotan.

souvent ignorées, bien qu'elles soient tout à fait traitables : l'apnée du sommeil, une carence en magnésium, en potassium ou en oméga-3 et l'impact des toxiques environnementaux tels que le plomb et le mercure.

21. Semaine 3 : calmez votre esprit, soignez votre corps

Cette semaine sera consacrée aux techniques qui vous permettront de passer en mode « pause » et de plonger en relaxation profonde.

Le stress a un rôle considérable sur le déséquilibre de la glycémie. Il déclenche l'insulinorésistance, promeut la prise de poids au niveau abdominal, augmente l'inflammation et peut, au bout du compte, être à l'origine d'un diabète avéré (réf. 1). Il est donc essentiel de se livrer à des exercices de relaxation sur une base régulière – respiration profonde, relaxation musculaire progressive, imagerie mentale guidée, prière, bains chauds, exercices, méditation, yoga, massages, biofeedback, hypnose ou peut-être faire l'amour. Votre survie en dépend.

➽ Prêt, partez ! Pratiquez la relaxation

La plupart d'entre nous ne savent pas se relaxer. Nos sociétés ne l'encouragent pas. Il s'agit donc d'une aptitude que nous ne prenons pas le temps d'apprendre. Pourtant, la relaxation active est une pratique essentielle à la vie si l'on souhaite être en bonne santé et heureux. Guérir, réparer, régénérer et renouveler, tout cela se produit en état relaxé. Il nous faut activer notre système nerveux parasympathique, autrement nommé la réponse de relaxation[1] (réf. 2). Comment procéder ?

Nombre de cultures ont développé des techniques afin de détendre l'esprit et de guérir le corps. Je vous offre ici deux

1. Ou « réaction de détente », ou « mécanisme de relaxation ».

d'entre elles que vous pouvez mettre en œuvre afin d'activer votre réponse de relaxation.

La respiration par le ventre

Apprendre à respirer profondément, ce que l'on nomme parfois « la respiration par le ventre », ou « la respiration diaphragmatique », peut vous aider à vous détendre instantanément. De plus, il s'agit d'une technique que vous pouvez emporter partout avec vous. Je vous recommande de la pratiquer au moins 5 fois par jour – une fois juste après l'éveil, une autre avant chaque repas et une dernière juste avant le coucher. Mais vous pouvez vous y consacrer autant de fois que vous le souhaitez. Ayez-y recours à chaque fois que vous vous sentez stressé, accablé ou bouleversé.

1. Si la chose est possible, desserrez vos vêtements et adoptez une position confortable. Couchez-vous par terre, renversez-vous dans votre fauteuil de bureau ou asseyez-vous droit sur votre chaise.
2. Fermez les yeux et concentrez-vous sur votre souffle durant quelques instants.
3. Placez maintenant une main sur votre ventre, l'autre sur votre poitrine. Remarquez quand votre poitrine ou votre ventre se gonfle au rythme de votre respiration. La respiration profonde implique que votre ventre se soulève davantage que votre poitrine. Si ce phénomène n'est pas naturel chez vous, attachez-vous à y parvenir, sans brusquer votre corps. Puis posez les mains le long de vos flancs ou sur vos genoux.
4. Inhalez par le nez, profondément, en gonflant le ventre et en comptant sans hâte jusqu'à 4.
5. Retenez votre respiration en comptant jusqu'à 2.

6. Exhalez par la bouche lentement et régulièrement en comptant jusqu'à 6.
7. Marquez une pause qui dure le temps de compter jusqu'à 1.
8. Répétez l'exercice 10 fois.

Si vous souhaitez amplifier cette activité, vous pouvez y ajouter la récitation d'un mantra, un mot que vous répéterez en boucle durant l'exercice. Il faut pour cela choisir auparavant votre mantra, qui peut être « amour » « paix », « relax » ou tout autre vous permettant de vous laisser aller. Vous le répéterez sur chaque exhalation.

Vous pouvez également augmenter le nombre de respirations par le ventre. Certains recommandent 6 à 10 minutes de respiration diaphragmatique par jour.

La visualisation

Comme le souligne Martin Rossman dans son ouvrage The Worry Solution, la plupart des facteurs de stress aujourd'hui viennent de nous-mêmes, de notre monologue personnel. Vous ne devriez pas ajouter foi à toutes vos pensées stupides ! Notre système nerveux sympathique est déclenché par nos pensées, ou ce que nous imaginons être la réalité, plutôt que par des facteurs de stress extérieurs. L'une des raisons expliquant ce phénomène est que notre imagination a tendance à s'emballer, à nous échapper. Les problèmes que nous ne parvenons pas à régler nous obsèdent. Nous inventons des scénarios du pire. Nous pensons que le verre est à moitié vide. Nous croyons et souvent finissons par créer les histoires négatives que nous nous racontons, cherchant même parfois des preuves pour nous conforter dans nos contes et croyances d'auto-échec.

Si notre imagination peut être utilisée pour nous rendre anxieux, il tombe sous le sens qu'elle peut aussi nous aider à nous calmer. Nous pouvons visualiser un chemin qui mène à un état plus paisible.

Ce qui suit est un simple exercice de visualisation que vous pouvez utiliser afin de vous aider à vous relaxer. Mémorisez-le, faites-en une sorte d'enregistrement pour vous-même, demandez à un être aimé de vous le lire ou référez-vous à la version en ligne que j'ai créée sur www.bloodsugarsolution.com.

1. Desserrez vos vêtements et adoptez une position confortable. Laissez-vous aller dans votre chaise ou étendez-vous sur votre lit ou au sol. Fermez les yeux et respirez profondément grâce à la respiration diaphragmatique. Sentez votre souffle entrer et sortir avec lenteur. Autorisez votre corps à se relaxer. Remarquez comme vos muscles commencent à se décontracter et comment la tension autour de vos yeux et de votre tête se relâche.
2. Évoquez en imagination le souvenir d'un endroit paisible, où vous vous sentiez bien. Tentez de le recréer dans les moindres détails. Peut-être revisiterez-vous un océan, un sommet de montagne, une forêt épaisse ou la nef d'une cathédrale. Les endroits qui vous détendent sont ceux où vous devez vous trouver.
3. Au fur et à mesure que vous vous détendez dans cet environnement, enregistrez les sensations de votre corps. Vos pieds et vos jambes sont-ils plus détendus ? votre ventre plus souple ? vos bras sont-ils lourds et totalement détendus ? Quelle sensation vous procure votre poitrine ? et le cou, la tête ? Sont-ils eux aussi détendus ? Prenez quelques instants pour vérifier toutes les parties de votre corps et détectez où persiste une zone de tension. Lorsque vous l'aurez trouvée, encouragez-la gentiment à se relâcher.

4. Calez-vous sur votre respiration durant quelques instants. Est-elle profonde, lente, puissante ? Sentez-vous votre souffle emplir tout votre corps ? Sinon, rendez votre respiration encore plus profonde de sorte à ce qu'elle vous « masse » de l'intérieur en relaxant votre corps.
5. Demeurez dans cet état de relaxation profonde aussi longtemps que vous le souhaitez. Lorsque vous êtes prêt, faites bouger doucement vos doigts et doigts de pied, ouvrez les yeux, levez-vous et reprenez vos activités. L'idéal est que cet état relaxé persiste au fil des heures.

➽ Prêt, partez ! Attaquez un jeûne des médias

Linda Stone (www.lindastone.net), une de mes amies qui a travaillé pour les P.-D.G. d'Apple et Microsoft, a fait de remarquables découvertes sur les effets des médias sur notre système nerveux. Je vous ai dit que l'Américain moyen passait 8 h 30 devant des écrans chaque jour[1]. La quantité d'informations négatives et sans intérêt qui inonde nos cerveaux est colossale et cela peut vous rendre gros et causer du diabète. Cela vous coupe aussi le souffle.

Linda affirme que ce temps d'écran déforme la respiration normale. Elle appelle cela « l'apnée de l'e-mail ». Vous retenez votre respiration lorsque vous regardez un écran de télévision ou d'ordinateur, mais également avec d'autres médias, dont les magazines et la radio.

Ainsi qu'elle le dit : « La trajectoire de la mauvaise santé de notre nation suit celle de l'ubiquité des technologies personnelles et de notre relation à la télévision. Deux facteurs au moins contribuent à l'apnée de l'e-mail : une mauvaise position et un certain sens de l'anticipation. Nous inhalons

1. Les Français passent aujourd'hui 5 heures par jour devant des écrans (télé, web, jeux vidéo), hors professionnel. Source LeMonde.fr, 5 novembre 2012.

avec l'anticipation. Que l'anticipation résulte de l'avalanche de courriers électroniques dans notre messagerie, ou d'une émission émotionnelle à la télévision, le résultat est identique : nous inhalons et, le plus souvent, nous n'exhalons pas complètement. Or, notre façon de respirer est la clé pour contrôler notre attention, se sentir bien et, plus important, pour nourrir notre corps avec une belle circulation sanguine et lymphatique et avec de l'oxygène. Retenir son souffle contribue à une situation de type “combattre ou fuir”, à des comportements impulsifs, à une déferlante d'hormones du stress et à une mauvaise digestion et une élimination perturbée. Apprendre une respiration optimale, surtout au cours des jeunes années, est aussi crucial qu'une bonne nutrition et la pratique de l'exercice. »

Je recommande donc un jeûne des médias d'une semaine au cours du programme MSS :

- pas d'ordinateur, sauf pour le travail ;
- pas de télévision ni de cinéma ;
- pas de magazines ni de livres, hormis 1 heure de lecture-plaisir avant de s'endormir et cet ouvrage pour vous guider durant le programme ;
- pas de surf sur le web, Facebook ni Twitter, pas de texto ni de smartphone (sauf pour recevoir des appels), à l'exception des outils en ligne qui accompagnent le MSS.

Si l'idée de rater des événements importants vous tracasse, demandez un petit résumé quotidien à un ami qui suit l'actualité. Vous serez surpris par la quantité de temps gagné que vous pourrez consacrer à des choses importantes pour votre vie, votre énergie : faire des courses, cuisiner, bien manger, faire de l'exercice, se relaxer, dormir, communiquer avec la famille, les amis. Décidez ensuite quels médias vous autorisez à réintégrer votre existence.

➡ PETIT EXERCICE DANS VOTRE JOURNAL : CONSIGNEZ VOTRE JOURNÉE

Consacrez 20 minutes chaque soir à la narration de votre journée. Essayez d'écrire sans interruption. Si vous ne savez pas quoi consigner, écrivez juste : « Je ne sais pas quoi raconter », jusqu'à ce qu'une idée s'impose à vous. Écrire un journal a montré son immense intérêt dans l'activation de la réponse de relaxation.

➠ Prêt, partez ! Pour un sommeil de qualité

Les recherches sont limpides : le manque de sommeil, ou un sommeil de piètre qualité, endommage le métabolisme, engendre des compulsions pour des aliments sucrés et glucidiques, pousse à manger davantage et augmente le risque de MCV, de diabète et de mort prématurée. Bien et assez dormir est donc essentiel à la santé et constitue un moyen simple de conserver une bonne glycémie en perdant du poids.

La première étape consiste à transformer le sommeil en priorité. Au début de ma carrière, j'avais tendance à penser que « D.M. », « docteur en médecine », était les initiales de « Déité médicale », et signifiait que je n'avais pas à suivre les mêmes règles de sommeil que les autres. Je restais debout très tard pour assurer mes longues permanences, passant outre les exigences de mon organisme qui, lui, voulait se reposer.

Malheureusement, nos vies sont la proie de continuels stimuli, qui nous accaparent au point de nous empêcher d'aller dormir. Or, ce n'est pas de cette façon que nous pouvons obtenir un repos régénérant. Très franchement, comment s'étonner que nous ne puissions pas bien dormir alors que nous dînons tard, que nous répondons à nos e-mails, surfons sur Internet ou terminons le travail en retard pour filer ensuite dans notre chambre regarder les dernières informations qui nous renvoient des nouvelles de désastres, de souffrance, de catastrophes du monde entier.

Au lieu de cela, prenons deux petites heures de « vacances » avant d'aller au lit. Mettre en place un rituel de pré-sommeil – adopter de petites habitudes avant d'aller dormir pour indiquer à votre système que le temps du repos est venu – peut guider votre corps vers une bonne nuit de sommeil profond, revivifiant.

Au fond, nous vivons tous avec un peu de syndrome de stress post-traumatique (ou plutôt de stress traumatique, puisque, pour nombre d'entre nous, il n'a rien de « post »). De nombreuses recherches ont été conduites sur les effets du stress ou des expériences ou images traumatisantes sur le sommeil. Si vous suivez mes conseils de restauration d'un sommeil normal, votre stress post-traumatique deviendra peut-être un souvenir.

Cela peut prendre des semaines voire des mois, mais ces vingt stratégies sont de nature à remettre vos rythmes biologiques à l'heure.

1. **Adoptez des rythmes de sommeil réguliers**. Allez vous coucher et réveillez-vous à la même heure chaque jour.
2. **Réservez votre lit au sommeil et aux sentiments**. Ne l'utilisez par pour la lecture (sauf les apaisantes) ni pour regarder la télévision.
3. **Créez un environnement agréable qui favorise le sommeil**. Optez pour les couleurs sereines et éliminez le désordre ou les sources de distraction.
4. **Dormez dans l'obscurité complète et le silence**. Essayez le bandeau sur les yeux et les bouchons d'oreille.
5. **Évitez la caféine**. Elle aide à rester éveillé, mais rend votre sommeil encore moins bon.
6. **Évitez l'alcool**. Il aide à s'endormir mais est responsable de sommeils hachés et de piètre qualité.

7. **Essayez de profiter de la lumière du soleil au moins 20 minutes par jour, de préférence tôt le matin.** La lumière solaire pénètre dans vos yeux et déclenche la sécrétion de certaines substances chimiques et hormones, vitales pour un bon sommeil, pour l'humeur et contre le vieillissement.
8. **Dînez au moins 3 heures avant d'aller vous coucher.** Manger, surtout un repas lourd, peu avant d'aller au lit, vous occasionnera une mauvaise nuit.
9. **Ne faites pas d'exercice physique après le repas**. Cela excite le corps et empêche de s'endormir.
10. **Notez vos préoccupations.** Une heure avant de vous coucher, consignez dans votre journal les choses et événements qui vous angoissent ou vous inquiètent et jetez les bases de ce que vous entreprendrez le lendemain pour y remédier. Il s'agit d'un bon moyen de libérer votre esprit afin de plonger dans un profond sommeil revigorant.
11. **Prenez un bain chaud parfumé**. Augmenter la température corporelle aide à dormir. Un bain chaud relaxe aussi vos muscles et réduit la tension, physiquement et psychiquement. Une ou deux tasses de sels d'Epsom (sulfate de magnésium), 1 tasse de levure chimique (bicarbonate de sodium[1]) et une dizaine de gouttes d'huile essentielle de lavande dans votre bain vous apporteront le bénéfice du magnésium absorbé au travers de la peau, les effets équilibrants sur l'acidité du bicarbonate de sodium, et les effets de la lavande qui contribue à abaisser le cortisol, tous concourant à un meilleur sommeil.
12. **Profitez d'un massage ou étirez-vous avant de vous allonger**. Toutes ces techniques relaxent le corps et favorisent l'endormissement.

---

1. Aussi appelé anciennement « bicarbonate de soude ».

13. **Réchauffez le milieu de votre corps**. Il s'agit d'un moyen d'élever la température interne, ce qui déclenche la biochimie adaptée au sommeil. Plusieurs options s'offrent à vous : la bouillotte, un sachet chauffant que l'on trouve en pharmacie, ou un autre corps bien chaud.
14. **Évitez les médicaments qui interfèrent avec le sommeil**. Sont inclus les sédatifs (utilisés pour lutter contre l'insomnie, ils peuvent, au bout du compte, mener à la dépendance et à la perturbation de l'architecture et des rythmes normaux du sommeil), les antihistaminiques, les stimulants, les médicaments contre le rhume, les stéroïdes et les médicaments contre les maux de tête contenant de la caféine.
15. **Ayez recours à la phytothérapie**. Prenez 300 à 600 mg de passiflore ou 320 à 480 mg d'extrait de racine de valériane (*Valeriana officinalis*) 1 heure avant le coucher.
16. **Prenez 200 à 400 mg de citrate de magnésium ou de glycinate de magnésium avant d'aller dormir**. Ils détendent le système nerveux et les muscles. Optez plutôt pour la forme citrate si vous avez tendance à la constipation, et pour la forme glycinate dans le cas contraire.
17. **Essayez d'autres suppléments ou herbes médicinales.** Le calcium, la théanine (un acide aminé du thé vert), le GABA, le 5-HTP et le magnolia peuvent vous aider à bien dormir.
18. **Essayez 1 à 3 mg de mélatonine[1] le soir**. Elle aide à stabiliser vos rythmes de sommeil.
19. **Offrez-vous un CD de relaxation, de méditation ou de visualisation guidée**. Il peut contribuer à l'endormissement. Une fois au lit, vous pouvez aussi avoir recours aux

---

1. Depuis peu disponible en France, sur ordonnance, et sous certaines conditions.

techniques de respiration par le ventre et de visualisation exposées un peu plus haut.

20. **Discutez avec votre médecin**. Si vous éprouvez toujours des difficultés à dormir, votre médecin évaluera les autres causes pouvant interférer avec le sommeil, tels les sensibilités alimentaires, les problèmes thyroïdiens, une intoxication par les métaux lourds, la fatigue chronique, le stress, la dépression et d'autres désordres du sommeil qui pourront nécessiter des investigations plus poussées.

La clé du succès réside vraiment dans un sommeil de qualité et la possibilité de se détendre chaque jour, même pour seulement 5 petites minutes. Mais sachez qu'une relaxation profonde et intense de 30 minutes par jour transformera votre vie. Vous pouvez utiliser des CD de relaxation guidée[1]

1. Vous trouverez quelques suggestions page 486.

22. Semaine 4 : faites de l'exercice de façon intelligente et en vous amusant

À 64 ans, Geoff a vu l'aiguille de la balance monter à 137 kg. Il souffrait de diabète, d'une pathologie cardiaque, d'hypertension et d'une longue liste de problèmes de santé, tous sous traitements médicamenteux. Lors d'une conférence que je donnais, il m'entendit affirmer qu'il y avait très peu de gens de 80 ans qui pesaient plus de 130 kg et presque aucun âgés de 90 ans. Il me demanda, l'air penaud, si je pouvais l'aider. Je répondis par l'affirmative, en insistant sur le fait qu'il s'engageait alors à suivre scrupuleusement mes recommandations (je suis bien conscient que les gens mangent deux fois moins bien et font deux fois moins d'exercice que ce que je conseille). Mais Geoff a tenu parole. Avant d'adopter le MSS, son sport de prédilection consistait à manger sans limite. Peu à peu, il a consacré 45 minutes par jour aux exercices d'aérobie, 30 minutes à la musculation trois fois par semaine et 15 minutes au stretching tous les jours. Lorsqu'il est revenu me consulter un an plus tard, il avait perdu 63 kg et il s'était libéré de son diabète, de ses problèmes cardiaques… et de ses médicaments.

L'exercice physique est sans doute le traitement le plus puissant contre la diabésité. C'est une sorte de potion magique à effets multiples. Cela pourrait sans doute sauver plus de vies que les antibiotiques et les vaccinations réunis. Si cela pouvait se vendre en gélules, nous achèterions aussitôt des actions et pourrions nous retirer et vivre de nos dividendes. Les scientifiques ont baptisé l'exercice physique la « polypilule » en référence au fait que cela soigne tout (réf. 1).

Voici quelques-uns des bénéfices de l'exercice physique.

- Il rend muscles et cellules plus sensibles à l'insuline.
- Il équilibre et abaisse la glycémie.
- Il facilite la perte de poids et la réduction de la graisse abdominale.
- Il régule l'appétit et réduit les envies compulsives d'aliments.
- Il abaisse la tension.
- Il abaisse les triglycérides et le mauvais cholestérol (LDL).
- Il augmente le bon cholestérol (HDL).
- Il réduit l'inflammation (mesurée par la protéine C-réactive et d'autres cytokines inflammatoires comme l'IL-6).
- Il améliore l'état d'un foie gras résultant de la diabésité (réf. 2).
- Il accroît le nombre et le fonctionnement des mitochondries, avec pour résultat un métabolisme plus rapide et une meilleure longévité.
- Il améliore l'expression des gènes, allumant ceux qui contribuent à la sensibilité à l'insuline et à inverser la diabésité.
- Il normalise les hormones sexuelles chez l'homme et la femme.
- Il aide à corriger les dysfonctionnements de l'érection, souvent engendrés par la diabésité (réf. 3).
- Il améliore l'humeur et la concentration, crée et développe les connexions entre neurones, augmente l'énergie et aide à dormir et à digérer.

➽ Combinez le conditionnement aérobie et la musculation

Une recherche récente publiée dans le *Journal of the American Medical Association* (réf. 4) révèle que l'association entre le conditionnement aérobie (augmenter votre rythme cardiaque durant une certaine période de temps) et la musculation produisait les effets les plus bénéfiques sur la diabésité et la perte de poids.

L'exercice d'aérobie : comment le rendre amusant

Idéalement, vous devriez marcher au moins 30 minutes par jour. Offrez-vous un podomètre pour compter vos pas et fixez-vous comme but de faire 10 000 pas tous les jours.

D'autres exercices, plus vigoureux et plus longs, sont souvent nécessaires pour inverser les cas sévères de diabésité : la course, le vélo, les sports d'équipe, sauter sur un trampoline ou toute autre activité sportive qui vous amuse.

L'exercice d'aérobie prolongé, au cours duquel vous parviendrez à 70-85 % de votre fréquence cardiaque maximale (voir plus loin comment la calculer) durant 60 minutes, entre cinq et six fois par semaine, est souvent nécessaire pour contrôler parfaitement la diabésité. Un peu d'exercice physique est déjà une bonne chose. Mais davantage, c'est encore mieux. Commencez par des séances quotidiennes de 5 minutes par jour et augmentez progressivement la durée. La seule chose dont vous ayez besoin est d'une paire de chaussures de sport.

L'entraînement fractionné : foncez

Des études ont montré que vous pouvez pousser votre métabolisme, brûler encore plus de calories durant toute la journée, donc perdre davantage de poids en pratiquant un exercice physique sur une durée *moins* longue. L'entraînement fractionné – des séances plus courtes, avec des pointes de vitesse, bref des sprints – est un moyen simple de recharger vos batteries. L'idée est de passer en anaérobie (vos cellules brûlent des calories en absence d'oxygène durant un court laps de temps), puis de dépasser votre rythme cardiaque cible lors d'une poussée d'activité.

Deux ou trois fois par semaine, remplacez votre séquence habituelle d'aérobie par 30 minutes d'entraînement fractionné pour profiter de bénéfices supplémentaires en moins de temps. Voici un exemple que ce que vous pouvez faire.

- 5 minutes d'échauffement.
- 10 enchaînements pour amener votre rythme cardiaque au niveau de la zone d'intervalle (voir plus loin) durant 30 secondes, puis redescendez vers la zone cible (voir plus loin) pour 90 secondes.
- 5 minutes de récupération.

La musculation : forcez

La musculation vous aide à conserver ou à construire des muscles qui peuvent vous rendre service en matière de glycémie et de métabolisme énergétique. La perte musculaire, ou *sarcopénie*, est un des principaux facteurs du vieillissement et de la diabésité. Les muscles brûlent la plus grosse partie des calories absorbées. Si vos muscles sont mous et marbrés de gras, l'insulinorésistance vous guette et vous vieillirez plus vite.

➡ COMMENT CALCULER LES ZONES DE FRÉQUENCE CARDIAQUE MAXIMALE (FCM)

Mode de calcul de la FCM : soustrayez votre âge en années au chiffre 220.

Zone cible : 70-85 % de la fréquence cardiaque maximale (FCM).

– Max. FCM x 0,70 = zone basse.

– Max. FCM x 0,85 = zone haute.
Si vous prenez certains médicaments, comme des bêtabloquants, ces équations ne vous conviennent pas.
Zone d'intervalle: calculée à 85-90 % de votre rythme cardiaque maximale.
- Max. RC x 0,85 = zone basse.
- Max. RC x 0,90 = zone haute.
Je vous encourage à vous procurer un cardiofréquencemètre afin de savoir en permanence si vous vous trouvez dans la « zone ».

Vous pouvez créer du muscle de bien des façons, avec à peu près n'importe quoi: les haltères, les médecine-balls, les élastiques de fitness, les machines, et même le poids de votre corps si vous pratiquez les arts martiaux, le yoga ou le Pilates. Personnellement, j'aime le yoga, qui me permet d'obtenir trois choses en une: la force, la souplesse et la relaxation. Si vous optez pour le « hot-yoga[1] », vous obtiendrez un sauna et une détoxification en prime! Vous aurez sans doute besoin d'aide pour vous y mettre. Pratiquez ensuite trois fois par semaine.

Restez souple: étirez-vous

Rester souple grâce au stretching ou au yoga permet de prévenir les blessures et les douleurs qui peuvent survenir avec les autres types d'activité. D'ailleurs, certaines formes de yoga vous permettent de tout obtenir en une seule séance: les exercices aérobies, la musculation et les exercices de stretching. Essayez de réserver au moins 5 minutes de stretching avant et après chaque séance d'exercice et prévoyez 30 à 60 minutes de stretching de tout le corps deux fois par semaine.

1. Yoga se pratiquant dans une atmosphère chaude et le plus souvent humide.

Combien de temps consacrer à la pratique ?

Consacrez au moins 30 minutes par jour à la marche tonique pendant toute la durée du programme MSS. Davantage serait préférable et, pour certains d'entre vous, augmenter progressivement le temps consacré aux exercices d'aérobies au fil du temps pourra s'avérer très important. Commencez par marcher tous les jours. Ensuite, si vous avez besoin d'un programme plus complet (ce que j'encourage vivement), suivez ces conseils.

- **Ajoutez des exercices physiques aérobies, de plus longue durée**. Visez une zone cible à 70-80 % de votre fréquence cardiaque maximale (FCM) durant 60 minutes, jusqu'à six fois par semaine.
- **Essayez l'entraînement fractionné**. Adoptez des séances plus courtes (30 minutes) deux ou trois fois par semaine avec des sprints réguliers pour charger au maximum votre programme aérobie et retrouver la forme plus vite.
- **Augmentez votre force grâce à la musculation**. Qu'il s'agisse d'un entraînement de résistance avec des poids ou de la pratique du yoga, rendez-vous disponible pour ce genre d'exercice physique deux ou trois fois par semaine.
- **Restez souple**. Étirez-vous au moins 5 minutes avant et après chaque séance et réservez deux fois par semaine entre 30 et 60 minutes pour un stretching du corps entier.

Vous trouverez d'autres instructions et suggestions sur la façon d'intégrer l'exercice physique dans votre quotidien sur le site www.bloodsugarsolution. com. Vous pourrez y découvrir de nombreux programmes intéressants, des idées et des façons de bouger. Mais je vous en prie : bougez !

➽ Amusez-vous

Je dois vous avouer que je déteste l'exercice physique. M'amuser, oui, mais faire de l'exercice : beurk ! Vous ne me verrez jamais dans une salle de sport. En revanche, je fais plein de choses différentes pour garder la forme et je vous encourage donc vivement à explorer les activités que vous aimez bien, en gardant sous le coude les exercices traditionnels pour les jours où vous ne trouverez rien d'autre qui vous amuse davantage. Voici quelques suggestions :

- Baissez les stores, mettez vos morceaux de musique préférés et dansez sans vous préoccuper de rien.
- Faites une partie de tennis, de squash, de tag, de basket, de foot, de volley, etc.
- Rejoignez un club où vous pourrez jouer régulièrement avec des gens de votre niveau.
- Trouvez un ou une amie avec qui danser ou faire du jogging. C'est le moment d'utiliser votre petit groupe de soutien.
- Choisissez une activité en pleine nature : marche, vélo, roller, ski. De quoi nourrir le corps et l'esprit !
- Optez pour les sports de saison : le ski de fond ou les raquettes en hiver, de natation ou de marche sur la plage en été. Privilégiez la variété et l'intérêt.
- Inscrivez-vous à un cours. L'exercice est plus facile en groupe : yoga, danses de toutes sortes, Zumba, etc.
- Consacrez-vous à une activité différente chaque jour ou, au moins, chaque semaine.

➡ PETIT EXERCICE POUR VOTRE JOURNAL : POURQUOI NE PRATIQUEZ-VOUS PAS D'EXERCICE PHYSIQUE ?

Quelles excuses vous donnez-vous ?

– Je n'ai pas assez de temps.
– Je n'aime pas le sport ni l'exercice physique.
– Je ne sais pas comment faire.
– Je suis trop fatigué pour cela.
– Je me sens gêné.
– J'ai d'anciennes blessures ou je crains de me faire mal.
– Il fait froid (ou chaud) dehors.
– Adhérer à un club, prendre un abonnement dans une salle de sport ou une salle ou avoir recours à un coach coûte cher.
– On se moquait de moi à l'école en cours d'éducation physique.
– C'est beaucoup trop d'efforts.
– Je déteste transpirer.
– Je redoute d'avoir un AVC ou un infarctus du myocarde.

Ces excuses sont-elles justifiées ? Bien souvent, un autre paramètre est en jeu : manque de motivation, associations négatives, mauvaise estime de soi. L'inertie est très dure à combattre. Peut-être y aura-t-il, au début, des sentiments pénibles, des craintes. Cependant, une fois que vous serez lancé, vous vous demanderez pourquoi vous avez résisté aussi longtemps.

23. Semaine 5 : adoptez une vie saine et verte

Les toxiques environnementaux sont mauvais pour votre corps et la planète. Malheureusement, alimentation, eau, air, maisons et produits de soin pour le corps sont souvent sources de toxiques cachés. Le lien entre ces substances toxiques environnementales et l'obésité, la diabésité et nombre de maladies chroniques et inflammatoires n'est plus sujet à débat. Le mieux que nous puissions faire consiste à réduire notre niveau de contamination, que l'on parle de notre organisme ou de nos communautés humaines. Nous nous demandons souvent comment nous pourrions créer un environnement durable, quelles solutions mettre en œuvre pour empêcher la destruction des écosystèmes de notre planète et l'extinction des espèces. Cependant, le petit secret est simple : nous faisons aussi partie de l'écosystème et nos corps sont devenus des décharges à substances toxiques. **Si nous étions des aliments, nous ne serions pas sains à consommer**.

La plupart des 80 000 substances chimiques et des toxiques sur le marché depuis les années 1900 n'ont pas prouvé leur innocuité. Nous utilisons donc des produits et, quelques décennies plus tard, on démontre qu'ils n'étaient pas sans danger (par exemple, les cigarettes, le DDT, les dioxines, les phtalates des bouteilles d'eau, ou le bisphénol A des biberons ou des boîtes de conserve). La démarche la plus prudente consiste donc à ne rien utiliser tant qu'on n'est pas certain de son innocuité. Mais cela n'arrivera pas dans notre environnement actuel. Je suis donc ce principe de précaution qui peut se résumer par l'adage « Prudence est mère de sûreté » !

Mieux vaut énumérer les cinq sources majeures d'intoxications possibles et apporter de simples aménagements afin de réduire notre exposition :

- aliments ;
- eau ;
- toxiques métaboliques (produits par nos organismes) ;
- produits chimiques et métaux cachés dans nos produits de soin ou pour la maison ;
- rayonnement ou ondes électromagnétiques.

» Prêt, partez ! Mangez bio, durable et sain

Dans la mesure du possible, évitez les aliments les plus exposés aux produits chimiques et aux substances toxiques. Plus une alimentation intégrant des produits sains sera plébiscitée, plus ces produits deviendront abordables.

- **Fruits et légumes**. Achetez autant que possible des aliments bio, produits localement et de saison. Sinon, essayez de privilégier les végétaux les moins contaminés. Réduisez au maximum les fruits et les légumes susceptibles de présenter de fortes concentrations de substances toxiques. Voici les dix plus suspects : pêche, pomme, poivron, céleri, nectarine, fraise, cerise, laitue, raisin, poire. Choisissez la version bio de ces végétaux à haute teneur en résidus de pesticides.
- **Viandes et volailles**. Achetez de la viande issue d'animaux traités au minimum, élevés en liberté et nourris à l'herbe. La graisse animale stocke les pesticides et autres substances toxiques. La qualité de la graisse des animaux élevés de façon naturelle est radicalement différente de celle de leurs congénères en stabulation, qu'il s'agisse du profil des acides gras ou de celui des substances chimiques.

Optez pour une viande de meilleure qualité, autant que vous le permet votre budget.

- **Poisson**. Évitez les grands poissons prédateurs et les poissons de rivière, qui contiennent du mercure et d'autres contaminants, parfois en concentration inacceptable. La liste inclut l'espadon, le thon, les grands flétans, le requin et le doré de mer. Privilégiez les poissons sauvages à basse teneur en mercure et en toxiques, comme le saumon, les sardines ou les harengs, ainsi que les crevettes ou les coquilles Saint-Jacques. Ne consommez pas de poissons provenant d'espèces menacées et privilégiez les poissons issus d'une pêche durable et respectueuse du renouvellement des populations. Si vous achetez du poisson d'élevage, privilégiez là encore les produits bio.

➠ Prêt, partez! Buvez de l'eau claire

Le corps est principalement constitué d'eau, qui baigne nos cellules. L'eau nous permet d'excréter une bonne part de nos toxiques. Ainsi que le répétait l'un de mes professeurs de la faculté de médecine : « La solution à la pollution, c'est la dilution. »

L'eau est la meilleure des boissons et a longtemps été la boisson la plus courante. Boire 6 à 8 verres par jour d'une eau propre, fraîche et pure possède de nombreuses vertus. Souvent, nous pensons avoir faim alors que nous avons soif. Nous nous croyons fatigués alors que nous sommes déshydratés. Lorsque notre urine est foncée ou jaune, c'est que nous ne buvons pas assez d'eau. Elle devrait être claire ou jaune pâle (sauf après la prise de riboflavine, la vitamine B12, qui colore l'urine en jaune vif). La constipation est souvent due au fait que les selles sont déshydratées. Si vous mangez des fibres mais ne buvez pas assez d'eau, vos matières fécales deviennent aussi dures que du ciment.

Lorsque j'étais adolescent, je faisais des stages de canoë dans le Grand Nord canadien. J'adorais plonger la tête dans un lac ou sous un torrent et boire goulûment l'eau pure et délicieuse. Je ne m'y risquerai plus aujourd'hui. Les rivières et les lacs renferment désormais plus de trente-huit contaminants, dont des microbes pathogènes, des pesticides, des résidus plastiques, des métaux, des pesticides, du chlore, du fluor (réf. 1). Vous êtes-vous jamais demandé où terminait le Prozac ou la Premarin[1] excrétés dans l'urine des sujets prenant ces médicaments ? Tous les aquifères profonds des États-Unis sont contaminés par des résidus de pesticides qui se sont infiltrés dans les sols en raison de nos pratiques d'agriculture intensive. L'eau du robinet n'est plus aussi sûre à boire. Dans certaines zones du pays, une nouvelle technique d'extraction de gaz naturel, appelée la fracturation, libère des produits chimiques dans l'eau. Les gens dans ces endroits peuvent enflammer leur eau courante en approchant une allumette.

L'eau en bouteille n'est bien souvent pas non plus une option[2]. La plupart ne sont pas encadrées par la réglementation. D'autres solutions pourraient être bonnes, telle l'eau filtrée par osmose inverse, mais elle est livrée en bouteilles plastique qui peuvent contenir des phtalates ou du bisphénol A, ainsi que des substances pétrochimiques toxiques.

La meilleure option consiste donc à filtrer vous-même votre eau et à la transporter dans des bouteilles en acier inoxydable. Il existe plein de systèmes de filtration. Les deux meilleurs sont très simples : les filtres à carbone (comme les filtres Brita) ou un système de filtrage par osmose inverse,

1. Œstrogènes équins.

2. L'auteur évoque la situation américaine. La réglementation française est très précise et ses exigences varient selon le type d'eau en bouteille : eaux minérales naturelles ou de source, ou eaux rendues potables par traitement. Pour plus d'informations, voir le site www.anses.fr.

qui fait passer l'eau par un processus en plusieurs étapes afin d'éliminer les substances toxiques. Certes, l'installation représente un coût initial, mais il est amorti au fil du temps[1].

➽ Faites circuler vos fluides et débarrassez-vous de vos métabolites toxiques

L'organisme est intelligent et sait très bien comment se détoxifier. Contentez-vous de l'aider à faire son travail. À chaque instant de votre vie, votre organisme métabolise, transforme et excrète des toxines *via* les urines, le foie, la sueur et le souffle. Si vous vous arrêtiez de respirer, en 4 minutes vous perdriez conscience à cause du gaz carbonique. Si vous n'uriniez pas, vous décéderiez en une semaine par empoisonnement urémique. Quant à votre foie, s'il s'arrêtait soudain de fonctionner, vous empêchant d'excréter des substances toxiques, la mort surviendrait approximativement en un mois. Si vous ne transpirez pas, au sauna ou lors d'exercices physiques, vous ne pouvez pas vous défaire des résidus pétrochimiques ou des métaux que votre corps accumulera toute votre vie.

Vous avez donc besoin des quatre voies d'évacuation dont dispose votre organisme pour permettre sa détoxification.

1. **Uriner**. Buvez 6 à 8 verres d'eau par jour pour que votre urine soit claire.
2. **Aller à la selle**. Une à deux fois par jour (reportez-vous au chapitre 24, étape 4, ou sur le site en cas de constipation). Un apport supplémentaire de citrate de magnésium, de vitamine C et de fibres (comme les graines de lin broyées avec 8 verres d'eau par jour) aura raison de la plupart des cas de constipation.

---

1. Les revues *60 millions de consommateurs* ou *Que choisir ?* publient parfois des tests comparatifs sur les différents systèmes de filtration d'eau et les marques.

3. **Transpirer**. Transpirez régulièrement et de façon profuse grâce à l'exercice physique ou aux bains de vapeur, ou au sauna (voir les conseils concernant le sauna au chapitre 24, étape 5.) Vous pouvez également utiliser ma technique préférée d'élévation de température, l'UltraBath (voir page 324).
4. **Respirer**. Apprenez et mettez en pratique la respiration profonde par le ventre (voir le chapitre 21).

➽ Évitez les produits chimiques environnementaux et les métaux dissimulés

La plupart d'entre nous ne prennent pas la mesure de leur exposition quotidienne aux produits chimiques environnementaux, aux plastiques, aux métaux lourds, aux moisissures des aliments, de l'eau, de l'air, de nos lieux de vie, etc. Nous ne nous interrogeons pas sur les produits ménagers que nous utilisons, les engrais que nous répandons dans nos jardins, les lotions ou produits de maquillage dont nous couvrons nos peaux.

On ne peut pas totalement éliminer les risques, mais en avoir conscience est d'une aide précieuse. Nous pouvons modifier les choses les plus importantes : nos produits d'entretien, nos cosmétiques et les sources majeures de pollution intérieure.

Pour la maison

- Décorez votre intérieur avec des plantes vertes : elles contribuent à purifier l'air.
- Faites la chasse aux poussières, moisissures, composés organiques volatils (ceux que relâchent par exemple les moquettes synthétiques, les meubles, les peintures) et autres sources de pollution intérieure en utilisant des

filtres et des ionisateurs HEPA (High Efficiency Particulate Air) et ULPA (Ultra-Low Penetration Air).

- Nettoyez et entretenez les systèmes de chauffage et faites vérifier leurs émissions de monoxyde de carbone, la cause la plus fréquente d'empoisonnements mortels aux États-Unis.
- Privilégiez les produits d'entretien les moins toxiques (notamment en ce qui concerne les nettoyants à four ou à canalisations, les détergents pour le lave-vaisselle, les cires ou dépoussiérants à meubles, les nettoyants à tapis ou moquette).
- Limitez au maximum vos séjours dans des pièces très éclairées ou à éclairage fluorescent. Préférez les éclairages doux à spectre entier ou les ampoules LED, voire les bougies lorsque c'est possible.

Pour le corps

- « N'atomisez » pas votre nourriture ! Le four à micro-ondes produit plus de produits terminaux de glycation (PTG ou AGE) dans les aliments et crée plus de stress oxydatif, d'inflammation et de diabésité (réf. 2). Réchauffer par ce moyen peut aller, mais pas cuisiner.
- Évitez l'eau en bouteilles en plastique renfermant des phtalates. Filtrez l'eau du robinet ou passez aux bouteilles en verre ou en acier inoxydable.
- Évitez les aliments grillés au-dessus d'un feu au charbon. Ils contiendront des hydrocarbures aromatiques polycycliques cancérigènes.
- N'utilisez pas de cosmétiques contenant des substances suspectes (déodorants, antiacides, shampoings contenant de l'aluminium).

- Cessez d'utiliser des crèmes, écrans solaires et autres cosmétiques renfermant des produits pétrochimiques, du parabène, du plomb ou autres toxiques. Bon nombre de molécules sont absorbées au travers de la peau. La règle est simple : n'appliquez pas sur votre peau des produits que vous ne mangeriez pas…
- Limitez votre exposition aux toxiques environnementaux (produits de jardinage, de nettoyage à sec, de pot d'échappement, ou tabagisme passif).

Bien sûr, vous ne changerez pas tout cela en un clin d'œil, mais essayez d'améliorer un aspect chaque semaine.

➸ Minimisez votre exposition au rayonnement électromagnétique

On commence à évoquer les effets potentiels sur notre santé du rayonnement électromagnétique ou des fréquences électromagnétiques (réf. 3). Nous vivons de plus en plus dans un environnement sans fil, et sommes connectés et environnés de vagues d'énergie invisibles dont on ignore toujours si elles sont tout à fait inoffensives.

Les études sont contradictoires, mais de plus en plus d'informations sont à notre disposition, notamment un récent article dans le *Journal of the Medical Association*, qui relate des augmentations du métabolisme du glucose dans le cerveau durant l'utilisation d'un téléphone portable, des augmentations que ne pouvait expliquer la chaleur dispensée par l'appareil (réf. 4).

De plus en plus de résultats lient ces fréquences électromagnétiques au cancer ou à d'autres problèmes de santé (réf. 5). Des milliards de gens utilisent un téléphone portable ou la technologie sans fil, et il serait impensable de souhaiter les voir disparaître. Cela étant, nous pouvons nous renseigner sur de nouvelles avancées technologiques qui permettent de réduire notre exposition aux rayonnements et de nous protéger. Souvenons-nous qu'*une absence de preuve n'est pas une preuve d'absence.*

Voici quelques conseils qui vous aideront à réduire votre exposition aux ondes électromagnétiques :

- Les jeunes enfants et les femmes enceintes devraient éviter de téléphoner depuis un portable.
- Ne gardez pas votre portable près de votre tête et ne l'utilisez pas pour jouer ni pour visionner des films, etc. Éteignez-le lorsque vous ne vous en servez pas.
- Essayez de tenir votre portable à 15-18 cm de votre corps lorsqu'il est allumé ou lorsque vous l'utilisez.
- Utilisez des oreillettes Air Tube ou passez en mode haut-parleur lorsque vous téléphonez. Avec ou sans fil, les écouteurs peuvent toujours conduire des rayonnements.
- Ne rangez pas votre portable au niveau de vos hanches. La moelle épinière synthétise en effet 80 % des globules rouges de votre sang et est très sensible aux dommages que peuvent causer les ondes électromagnétiques. Une trop grande proximité avec les organes génitaux pourrait aussi avoir des effets sur la fertilité.
- Réduisez au maximum le nombre d'appareils sans fil et Wifi et privilégiez leurs équivalents filaires (téléphones, Internet, jeux, électroménager, appareils en tous genres, etc.).
- Essayez de travailler le plus loin possible de l'écran de l'ordinateur. Les écrans plats sont préférables. Préférez les connexions Internet filaires au Wifi – surtout pour les ordinateurs portables.
- Ménagez-vous une pièce ou un espace non soumis aux rayonnements électromagnétiques : chambre, coin personnel, etc.

- Placez votre radioréveil à 1 m au moins de votre tête ou utilisez un réveil à piles. La distance recommandée entre un dormeur et les appareils électroniques est de 1,8 m.
- Évitez les waterbeds, les couvertures chauffantes et les cadres de lit métalliques qui attirent les fréquences électromagnétiques. Les futons et les cadres en bois sont meilleurs que les matelas à ressorts en métal.
- Si vous utilisez une cuisinière électrique, optez pour un modèle dont les feux sont les plus éloignés de vous.

Pour en apprendre davantage sur les dangers de la pollution électronique et les moyens de vous en protéger, je vous conseille la lecture du livre d'Ann Louise Gittleman, *Zappés ! Pourquoi votre cellulaire ne devrait pas vous servir de réveille-matin* (Le Dauphin blanc, 2012).

24. Semaine 6 : personnalisez votre programme

Un programme d'alimentation saine sur 6 semaines est généralement suffisant pour traiter les troubles chroniques. Mais puisque vous y avez ajouté des suppléments nutritionnels, des techniques de relaxation, de l'exercice physique et que vous avez entrepris de débarrasser votre environnement des toxiques chimiques, je suis certain que vous avez remarqué d'autres améliorations sur votre santé. Si vous faites partie des 80 % de personnes qui obtiennent d'excellents résultats à l'issue de ces 6 semaines de programme MSS, vous n'aurez rien d'autre à faire. Si, au contraire, vous ne vous sentez pas mieux, que vous n'avez pas perdu de poids, que votre glycémie n'est pas normalisée, vous faites peut-être partie des 20 % de personnes qui souffrent de déséquilibres plus profonds des systèmes de l'organisme.

Ce chapitre vous aidera à identifier vos déséquilibres spécifiques pour les corriger. Au fond, jamais vous n'aurez été traité d'aussi près par un médecin fonctionnel sans le rencontrer.

Je vous aiderai à personnaliser le programme MSS grâce à des étapes additionnelles que j'appelle « **auto-soins** ». Ces compléments suffiront à la plupart des personnes. Cependant, certains d'entre vous devront avoir recours à un suivi médical, à d'autres dosages de laboratoire et traitements que j'évoque sur le site www.bloodsugarsolution.com, à la rubrique « How to Work with Your Doctor to Get What You Need », onglet « Tools and Resources ».

Voici comment personnaliser votre programme avec des auto-soins. Le grand secret réside dans le fait que la plupart des problèmes de santé se règlent sans consulter un médecin. Vous pouvez les résoudre vous-même, pour peu que vous disposiez des bonnes informations. En suivant les étapes proposées dans ce chapitre, vous expérimenterez un processus que j'applique chaque jour avec mes patients.

Rendez-vous en partie II de l'ouvrage et faites les tests de diagnostic pour chaque étape. Si vous l'avez déjà fait, recommencez tout de même, car il est plus que probable que vos nouvelles habitudes alimentaires et les changements dans votre mode de vie aient déjà porté leurs fruits en ce qui concerne votre biologie. Il se peut donc que les résultats aux tests soient différents. Nous les utiliserons afin de personnaliser votre plan. Voici comment procéder.

1. Remplissez les tests, puis notez si votre résultat vous oriente vers des auto-soins ou vers un avis médical, cela pour tous les systèmes clés de l'organisme.
2. Consignez tous vos résultats dans le tableau suivant.
3. Continuez le programme MSS encore 6 semaines en intégrant les nouvelles étapes proposées dans ce chapitre lorsque votre résultat souligne le besoin d'auto-soins ou d'un suivi médical.

Résultats aux tests clés

Nom du test	Résultat	Auto-soins ou suivi médical
Étape 1 : optimisez votre nutrition		
Test magnésium		
Test vitamine D		
Test oméga-3		
Étape 2 : régulez vos hormones		
Test thyroïde		
Test hormones sexuelles		

Nom du test	Résultat	Auto-soins ou suivi médical
Étape 3 : réduisez l'inflammation		
Test inflammation		
Étape 4 : améliorez votre digestion		
Test digestion		
Étape 5 : amplifiez la détoxification		
Test toxicité		
Étape 6 : augmentez votre métabolisme		
Test métabolisme énergétique		
Test stress oxydatif		
Étape 7 : vers un esprit apaisé		
Test stress et fatigue surrénale		

Vous pouvez remplir ces tests en ligne et suivre vos évolutions et vos progrès sur le site www.bloodsugarsolution.com.

Comment utiliser ce chapitre

Peut-être serez-vous surpris de constater à quel point vos résultats ont évolué en 6 petites semaines. Si tel est le cas, voyez-y un signe que vous progressez sur le chemin de la guérison. Mais si vous ne constatez pas d'amélioration, cela peut indiquer que vos déséquilibres sont plus profonds et que vous avez besoin d'un peu plus d'aide.

Si vos résultats aux tests vous dirigent toujours vers les auto-soins ou vers un suivi médical, passez aux sections appropriées de ce chapitre. Par exemple, si vous obtenez plus de 7 au test concernant l'inflammation, rendez-vous au paragraphe « Réduisez l'inflammation » et ajoutez au programme de base les étapes indiquées dans cette section. Repartez pour 6 semaines de programme avancé, puis refaites le test. Si, après tout cela, vous n'êtes toujours pas satisfait des améliorations ou si les résultats vous orientent encore vers un suivi médical, demandez l'aide d'un praticien expérimenté en médecine fonctionnelle ou intégrative. J'ai évoqué quelques suggestions de dosages de laboratoire ou de traitements que vous et votre médecin pourrez envisager, à chaque étape. Vous trouverez davantage d'informations sur le site www.bloodsugarsolution.com, à la rubrique « How to Work with Your Doctor to Get What You Need », onglet « Tools and Resources ».

Si les auto-soins ou le suivi médical vous sont indiqués par les résultats aux tests pour plusieurs fonctions, recommencez 6 semaines du programme en ajoutant les recommandations pour toutes les étapes pour lesquelles votre résultat était trop élevé. Commencez par vous occuper d'une étape à la fois, dans l'ordre que je vais vous présenter. Ajoutez peu à peu les recommandations pour chaque nouvelle étape, une tous les 3 jours.

1. Améliorez votre digestion. L'intestin est souvent la source de problèmes de santé et d'inflammation. Commencez par là, vous pourriez obtenir des résultats magnifiques.
2. Réduisez l'inflammation.
3. Optimisez votre alimentation.
4. Amplifiez la détoxification.
5. Régulez vos hormones.
6. Augmentez le métabolisme énergétique.
7. Vers un esprit apaisé.

Bien que ce processus puisse prendre du temps, je vous encourage à suivre ces étapes. Les résultats en valent le coup.

Dans les sections qui suivront, vous trouverez d'autres options afin de corriger les systèmes clés, notamment des changements alimentaires plus intensifs, des suppléments additionnels et même des médicaments. Je me suis limité à quelques suggestions pour chaque étape. Cependant, un traitement supplémentaire peut-être envisagé avec l'aide d'un praticien expérimenté. Certains dosages, plus sophistiqués et très innovants, peuvent être utiles et vous constaterez peut-être qu'un médecin classique ne les prescrit pas. La rubrique « How to Work with Your Doctor to Get What You Need », sur le site www. bloodsugarsolution.com, vous aidera à trouver le praticien qui vous convient et à détecter quels autres dosages de laboratoire ou traitements pourraient vous aider.

Bien sûr, nous vous invitons aussi à faire équipe avec nos médecins, nutritionnistes et coaches de santé du centre **The UltraWellness**, à Lenox, Massachusetts (www.ultrawellnesscenter.com). Voilà 15 ans que nous travaillons ensemble et que nous avons aidé des milliers de patients à retrouver leur santé et à résoudre des problèmes chroniques complexes.

Voici maintenant les informations dont vous avez besoin pour personnaliser votre programme et rééquilibrer chacune des sept étapes.

Étape 1 : optimisez votre alimentation

L'outil le plus performant à votre disposition pour parvenir à vous guérir est votre fourchette. L'aliment est la plus essentielle des médecines. Utilisé avec intelligence et délibérément, il est assez puissant pour soigner la plupart des maladies chroniques. Pourtant, pour certaines personnes, même le régime le plus sain peut ne pas être suffisant pour vaincre certaines carences nutritionnelles.

Les recommandations nutritionnelles de la semaine 1 (comment, quand et quoi manger) et les suppléments cités lors de la semaine 2 sont destinés à fonctionner ensemble pour traiter la diabésité.

Néanmoins, pour ceux dont les résultats aux tests indiquent qu'ils sont déficients en acides gras oméga-3, en vitamine D ou en magnésium, certains aliments doivent être davantage inclus dans le programme.

Carence en magnésium

Si votre résultat au test magnésium est supérieur à 3, mangez davantage des aliments suivants :

- légumes à feuilles vert foncé ;
- légumineuses – des haricots (secs) de toutes sortes ;
- les noix de toutes sortes, surtout des amandes.

Ajoutez l'un des compléments suivants (pas les deux) :

- 300 mg de citrate de magnésium deux fois par jour, une fois au petit déjeuner, une autre au dîner ;
- 240 mg de glycinate de magnésium deux fois par jour, une fois au petit déjeuner, une autre au dîner.

Utilisez la forme citrate si vous êtes plutôt constipé (réduisez la dose si vos selles deviennent trop molles). Au contraire, optez pour la forme glycinate si vos selles sont normales, ou plutôt molles naturellement.

Carence en vitamine D

Si votre résultat au test vitamine D est supérieur à 3, mangez davantage des aliments suivants :

- maquereaux, harengs ;
- champignons porcini ou shiitake.

En plus de prendre un complément de vitamine D3, la meilleure façon d'obtenir une concentration sanguine adéquate consiste à s'exposer 15 minutes au soleil entre 10 heures et 14 heures, sans écran solaire (sauf sur le visage). Cela n'est valable qu'en été dans la plupart des régions : je conseille donc de prendre une dose additionnelle de vitamine D3. La plupart des gens ont besoin d'une dose additionnelle de vitamine D3 de 2000 UI/jour, voire parfois davantage, comme nous l'avons évoqué plus haut.

Carence en oméga-3

Si votre résultat au test oméga-3 est supérieur à 4, mangez davantage des aliments suivants chaque jour :

- sardines, harengs, saumon sauvage, maquereaux ;
- graines de lin, noix (du noyer).

En plus de mes recommandations pour le programme de base et la version avancée, ajoutez un supplément de 1 g d'EPA/DHA deux fois par jour. J'utilise une forme très concentrée renfermant par gélule 720 mg d'EPA/DHA par gramme d'huile de poisson. La plupart des huiles de poisson ne contiennent que 300 mg d'EPA/DHA par gélule. Moins de gélules, davantage de bénéfices.

Étape 2 : régulez vos hormones

Au chapitre 21, je me suis attardé sur la façon de rééquilibrer les hormones du stress. Ici, nous nous concentrerons sur le moyen d'équilibrer la thyroïde et les hormones sexuelles, cruciales pour maintenir un poids de forme et une bonne glycémie.

➽ Augmentez votre fonction thyroïdienne

Plan des auto-soins

Le ralentissement de la fonction thyroïdienne affecte 1 homme sur 10 et 1 femme sur 5, dont la moitié n'est pas diagnostiquée. Pire encore, beaucoup de patients traités pour ce problème par des hormones de remplacement ne reçoivent pas les médicaments appropriés. Si votre fonction thyroïdienne est basse, il est impossible d'équilibrer adéquatement la glycémie, le cholestérol ou de perdre du poids. Cela explique pourquoi consommer un régime composé d'aliments non transformés et des suppléments nutritionnels, en plus d'optimiser le traitement de remplacement des hormones thyroïdiennes est crucial pour vaincre la diabésité.

Si votre résultat au test de la thyroïde est supérieur à 3, mangez davantage des aliments suivants pour la stimuler :

- des algues et végétaux de la mer (pour l'iode) ;
- du poisson, surtout des sardines, du saumon, pour l'iode, les oméga-3 et la vitamine D ;
- des pissenlits pour la vitamine A ;
- des éperlans, harengs, coquilles Saint-Jacques et noix du Brésil pour le sélénium.

Certains aliments peuvent interférer avec la fonction thyroïdienne. Le gluten, par exemple, peut provoquer une maladie auto-immune de la thyroïde. Heureusement, nous l'avons éliminé du programme MSS.

Les aliments à base de soja ont été liés à des problèmes de la fonction thyroïdienne. Des études ont montré que, consommés sous des formes traditionnelles (tofu, tempeh, miso, edamane) et en quantité raisonnable, ils n'avaient pas d'effet sur la thyroïde (réf. 1). Le véritable problème est ce que je nomme le Franken-Soja – un sous-produit issu de l'extraction de l'huile de soja et utilisé pour la fabrication de hot-dogs au soja, de barres protéiques et autres *junk-foods*. Il a été prouvé que le soja sous cette forme perturbait la fonction thyroïdienne. Évitez ce type d'aliment.

Je recommande d'éviter aussi le fluor (réf. 2), qui entre en compétition avec l'iode durant la fabrication des hormones thyroïdiennes, pouvant entraîner des difficultés pour la production de ces hormones. Privilégiez des dentifrices sans fluor et filtrez votre eau, ainsi que nous l'avons vu au chapitre 23.

Suivi médical

Les médecins ne prescrivent pas toujours une investigation complète de la fonction thyroïdienne. Ils vérifient juste une certaine TSH, mais rien d'autre, ni la T3-libre, ni la T4-libre, ni les anticorps antithyroïdiens. Cela implique qu'ils peuvent passer à côté des déséquilibres subtils de la thyroïde. Et pour traiter les déséquilibres, ils utilisent uniquement la forme inactive de l'hormone thyroïdienne (T4) trouvée dans le Synthoïde ou le Levothyrox. La plupart des gens répondent mieux à une combinaison de la forme active d'hormone thyroïdienne (T3) et à l'inactive (T4).

Des conseils pour faire doser et traiter votre carence en hormones thyroïdiennes sont donnés à la rubrique « How to Work with Your Doctor to Get What You Need », sur le site www.bloodsugarsolution.com. Si vous présentez des problèmes de thyroïde importants ou que vous êtes déjà sous traitement, je vous recommande de lire mon rapport et de visionner mon webinar *The UltraThyroïd Solution* (www.bloodsugarsolution.com/ultrathyroid).

Régulez vos hormones sexuelles

Plan des auto-soins

Si vous êtes une femme et que votre résultat est supérieur à 9, ou un homme avec un résultat supérieur à 4 dans le test des hormones sexuelles, les aliments suivants peuvent vous aider à rééquilibrer vos hormones :

- des aliments traditionnels au soja comme le tofu, le miso, le natto et l'edamame, qui renferment des isoflavones ;
- des graines de lin broyées renfermant des lignanes, 2 cuillerées à soupe par jour.

En plus du plan de supplémentation de base, je conseille également pour les femmes :

- **de l'huile d'onagre**. Elle contient un acide gras essentiel en oméga-6 (acide gamma-linoléique), anti-inflammatoire. Prendre 1 g deux fois par jour (1 prise au petit déjeuner, 1 autre au dîner) ;
- **des extraits de baies d'arbre au poivre** (Vitex agnus-castus). Il peut aider à équilibrer les hormones libérées par la glande pituitaire et donc contribuer à réguler les cycles menstruels et soulager le syndrome prémenstruel (réf. 3). Prendre 100 mg deux fois par jour (1 prise au petit déjeuner, 1 autre au dîner) ;
- **du chou palmiste**. Il est le plus souvent utilisé pour préserver la santé de la prostate. Mais il est également réputé bloquer une enzyme qui augmente la testostérone. Il peut donc limiter la pilosité du visage et l'acné chez la femme. Prendre 320 mg deux fois par jour (1 prise au petit déjeuner, 1 autre au dîner).

Les hommes devraient prendre les suppléments suivants en complément de ceux prévus par le programme de base :

- **de l'arginine**. Voilà un acide aminé qui, comme le Viagra, crée de l'oxyde nitrique, sans les maux de tête ni, dans certains cas, la modification de la perception de certaines couleurs. Prendre 700 mg deux fois par jour (1 prise au petit déjeuner, 1 autre au dîner) ;
- **des extraits du fruit du Tribulus**. Cette plante très employée en médecine ayurvédique contribue à améliorer la fonction sexuelle. Prendre 1 g deux fois par jour (1 prise au petit déjeuner, 1 autre au dîner) ;
- **du ginseng**. Cette épice chinoise aide à améliorer la fonction sexuelle. Prendre 200 mg d'un extrait standardisé à 8 % (16 mg) de ginsénosides deux fois par jour (1 prise au petit déjeuner, 1 autre au dîner).

Suivi médical

Un traitement par des hormones bioidentiques est parfois nécessaire. Je recommande souvent des applications locales de gels ou de crèmes aux hommes dont la production de testostérone est faible. Ce traitement les aide à augmenter leur masse musculaire, à perdre du poids, à améliorer la résistance à l'insuline, à avoir plus d'énergie et à éprouver davantage de désir sexuel, avec de meilleures érections. Dans les cas avancés de diabésité, des dommages des vaisseaux ou des nerfs peuvent survenir et un médicament comme le Viagra peut être utile. Les femmes peuvent également bénéficier d'un traitement de substitution hormonale. Des conseils pour faire évaluer votre statut en hormones sexuelles par un laboratoire ainsi que sur le traitement par des hormones bioidentiques sont donnés à la rubrique « How to Work with Your Doctor to Get What You Need », sur le site www.bloodsugarsolution.com.

Étape 3: réduisez l'inflammation

Les deux causes majeures de l'inflammation qui conduit à la diabésité sont, d'abord, notre alimentation riche en sucres, les aliments transformés, et un régime inflammatoire, sans oublier une vie sédentaire et, ensuite, des sensibilités cachées à certains aliments, le plus souvent le gluten et les laitages. Gardons à l'esprit l'effet domino du sucre: il provoque une brutale augmentation de l'insuline, ce qui mène à l'accumulation de la graisse abdominale. Ces adipocytes du ventre produisent pléthore de molécules inflammatoires qui mettent le feu à tout votre organisme, conduisant à leur tour à une augmentation de l'insulinorésistance et de la prise de poids. Les toxiques de l'environnement, les microbes et le stress attisent également l'inflammation.

Le programme MSS est conçu pour agir à la façon d'un puissant anti-inflammatoire. Un régime basé sur des aliments non transformés et sains, pauvres en sucre, riches en oméga-3 et en phytonutriments, incluant de l'exercice physique et des supplémentations en multivitamine, huile de poisson, vitamine D, sans oublier des techniques de réduction du stress, devient une arme extrêmement efficace contre l'inflammation.

Cependant, pour certains d'entre vous, l'inflammation persistera et cela signifie que vous devez traquer sa cause, soit seul, soit grâce à l'aide de votre médecin. Les deux facteurs les plus classiques et évidents sont donc l'alimentation et le manque d'exercice. Toutefois, il en existe d'autres. Parfois, des dosages de laboratoire spécifiques et un traitement adapté sont nécessaires pour déterminer la cause cachée: virus, parasite ou bactérie qui n'occasionne pas tout de suite des symptômes évidents: moisissures dans votre environnement (dissimulées dans les murs, dans des sous-sols humides ou les salles de bains); un médicament que vous prenez, comme un contraceptif oral; ou des toxiques tels que le mercure ou des pesticides.

Plan d'auto-soins

Si votre résultat au test sur l'inflammation dépasse 6, les étapes additionnelles suivantes vous aideront à inverser la tendance.

- Suivez un protocole plus complet d'élimination puis de réintroduction de certains aliments. Vous pouvez tenter d'éliminer progressivement les œufs, la levure, le maïs, les cacahuètes, les agrumes et le soja, autres aliments connus pour provoquer des sensibilités et de l'inflammation.
- Ajoutez à vos plats des herbes aromatiques et des épices comme le curcuma, le romarin et le gingembre.
- Prenez un supplément naturel anti-inflammatoire. La curcumine, tirée du curcuma, est le meilleur anti-inflammatoire. Essayez de trouver des suppléments combinant curcuma, romarin et gingembre. Prenez 200 mg deux fois par jour (1 prise au petit déjeuner, 1 autre au dîner).

Suivi médical

Si votre résultat au test indique qu'un suivi médical est nécessaire, consultez la rubrique « How to Work with Your Doctor to Get What You Need », sur le site www.bloodsugarsolution.com pour découvrir d'autres dosages et des options de traitements permettant de contrer l'inflammation, les allergies, les infections cachées et l'action des toxiques.

Étape 4: améliorez votre digestion

Une des découvertes les plus surprenantes de cette dernière décennie est le lien existant entre les problèmes intestinaux, l'obésité et le diabète. Les scientifiques ont mis en évidence que deux situations intestinales majeures entraînent un gain de poids et peuvent générer du diabète : un intestin perméable et de mauvaises bactéries. Lorsque la paroi intestinale est abîmée par des déséquilibres de la flore bactérienne, la prise de certains médicaments, une alimentation inadéquate, des allergènes alimentaires ou des protéines alimentaires irritantes comme le gluten ou celles provenant des laitages, des particules non digérées d'aliments sont absorbées et déclenchent une inflammation qui, ainsi que vous le savez, occasionne gain de poids et résistance à l'insuline.

Restaurer un système digestif est un but auquel peuvent parvenir bon nombre de personnes grâce à quelques mesures simples. Il est probable que cette démarche vous aidera à perdre du poids et à inverser la diabésité, mais elle peut également contribuer à régler bon nombre d'autres symptômes chroniques dont la fatigue, les problèmes d'humeur, les maux de tête, l'arthrite et les maladies auto-immunes, entre autres.

Si votre intestin est en bonne santé, il vous permet de museler les mauvaises bactéries et évite que des allergènes passent au travers de la paroi intestinale. Cela concourt à limiter l'état d'inflammation, aide au contrôle de l'appétit et empêche les mauvaises bactéries d'extraire encore plus de calories de vos aliments. En d'autres termes : moins de calories alimentaires se retrouveront sur vos hanches !

Voici quelques conseils que vous pouvez mettre en pratique. Toutefois, pour ceux d'entre vous qui hébergent de très mauvaises bactéries en surnombre ou d'autres organismes tels que les parasites, les vers, les levures, des analyses de laboratoire seront nécessaires, tout comme un traitement médical, afin de les éradiquer.

Plan d'auto-soins

Si votre résultat au test de la digestion a dépassé 8, voici ce que vous pouvez faire.

- Durant 6 semaines, éliminez les aliments qui fermentent et produisent des gaz au niveau intestinal (les légumineuses, les céréales, tous les sucres, dont les édulcorants artificiels, notamment les sucres-alcools). Voilà de quoi affamer les mauvaises bactéries.
- Mangez doucement, en mâchant bien, et asseyez-vous pour prendre vos repas. Tous ces petits trucs aident à une bonne digestion.
- Prenez des enzymes digestives et des suppléments à base d'acide chlorhydrique qui contribueront à dégrader les aliments et préviendront les allergies et la fermentation des amidons (voir plus loin).
- Ingérez des probiotiques (bonnes bactéries) pour aider à l'installation d'une bonne flore intestinale et réduire l'inflammation (voir plus loin).
- Prenez les nutriments réparateurs d'intestin que sont la L-glutamine et la quercétine, en plus de vos suppléments de base (voir plus loin).
- Si les symptômes persistent et que votre résultat au test de la digestion reste trop élevé après 6 semaines de ce traitement, envisagez un suivi médical.

Les suppléments pour traiter l'intestin

- **Enzymes**. Prenez trois fois par jour, lors des repas, 2 gélules d'enzymes digestives dérivées des plantes, à large spectre. Le supplément doit contenir des enzymes qui coupent protéines, lipides et glucides complexes.
- **Acide chlorhydrique**. Trop d'acide dans l'estomac peut engendrer des reflux ainsi que d'autres troubles. À l'inverse, trop peu d'acide peut se solder par des ballonnements, une incapacité à activer les enzymes digestives et une surmultiplication des levures et des bactéries. Si vous prenez des médicaments qui bloquent la sécrétion

acide, peut-être est-ce une des origines de votre problème. Voyez si des modifications de régime ou d'autres recommandations du programme MSS peuvent alléger les reflux et consultez votre médecin pour savoir si vous pouvez abandonner ce traitement. Je conseille souvent que les suppléments de bétaïne ou d'acide chlorhydrique soient utilisés avec précaution et sous la supervision d'un professionnel. Toutefois, si vous suivez scrupuleusement les conseils qui vont suivre, ils peuvent être utiles pendant que votre intestin guérit.

Commencez en prenant 1 gélule (ou 1 comprimé) au début de chaque repas. Augmentez la dose de 1 gélule par repas jusqu'à éprouver une sensation de tiède dans l'estomac. Puis réduisez progressivement la dose jusqu'à ce que vous cessiez d'éprouver cette sensation et restez à cette posologie pendant 1 à 2 mois. Arrêtez ensuite la supplémentation et examinez vos réactions.

- **Probiotiques**. Ils contribuent à la santé intestinale. La piètre qualité de l'alimentation, l'abus de médicaments et le stress altèrent la flore bactérienne, ce qui peut déclencher la libération de toxines dans le corps et générer une inflammation voire une prise de poids (réf. 6), les deux déclenchant à leur tour une inflammation systémique. Selon moi, si on additionne tous les stress subis par nos intestins, une écrasante majorité d'entre nous devront se supplémenter en probiotiques sur le long terme. On trouve des préparations en poudre ou en gélules. Mieux vaut privilégier une combinaison de multiples espèces bactériennes. Si vous êtes sensible aux produits laitiers, lisez attentivement la composition.

  Prenez au moins 10 à 20 milliards de bactéries à large spectre deux fois par jour (1 prise au petit déjeuner, 1 autre au dîner).

Nutriments réparateurs de l'intestin

Le zinc, les oméga-3, la vitamine A et d'autres substances « guérisseuses » de l'intestin font partie du plan de base des supplémentations, mais il en existe d'autres qui peuvent se révéler très utiles.

La L-glutamine, un acide aminé, est l'aliment des cellules de la paroi intestinale. On la trouve le plus souvent sous forme de poudre, et parfois mélangée à d'autres composés qui facilitent la réparation intestinale. La quercétine, un puissant anti-inflammatoire, aide également à restaurer l'équilibre intestinal. Prenez 2,5 g de L-glutamine deux fois par jour (1 prise au petit déjeuner, 1 autre au dîner) et 500 mg de quercétine deux fois par jour (1 prise au petit déjeuner, 1 autre au dîner).

Suivi médical

Évaluer les problèmes intestinaux et les régler est un des outils les plus puissants dans ma pratique. Malheureusement, la plupart des médecins qui ont suivi une formation traditionnelle ne savent pas diagnostiquer des problèmes communs tels qu'un intestin perméable, ou des sensibilités alimentaires, ou prescrire les analyses appropriées pour identifier les surmultiplications de bactéries, les levures ou les parasites et les vers. À la rubrique « How to Work with Your Doctor to Get What You Need », sur le site www.bloodsugarsolution.com, j'explique la nature de ces analyses et les traitements possibles afin de remédier aux problèmes intestinaux. Il existe des médicaments fiables et efficaces pour lutter contre ces surmultiplications qui peuvent contribuer à une amélioration rapide de l'état de santé chez certains sujets. Si votre résultat au test de digestion a dépassé 13 ou que vous sentez que vous pourriez avoir un ennui de cet ordre (même en l'absence de symptômes), tournez-vous vers un praticien de la médecine fonctionnelle.

Étape 5: amplifiez la détoxification

Les substances toxiques sont le plus souvent invisibles. Elles contaminent notre air, notre eau et nos aliments. Une forte contamination en toxiques peut vous empêcher de perdre du poids, endommager votre métabolisme ou mener à une perte de poids qui stagne en plateau.

Vivre sainement est la pierre angulaire du regain de santé, de la perte de poids et de la prévention du diabète. Nous avons passé tout cela en revue au chapitre 21. Toutefois, certaines personnes ont accumulé un tel niveau de contamination en polluants organiques (pesticides, PCB, phtalates, retardateurs de flamme, etc.) et en métaux lourds (mercure, plomb, arsenic, etc.) qu'ils devront avoir recours à un soutien supplémentaire afin de se détoxifier grâce aux aliments, aux suppléments, aux herbes, au sauna et parfois même à des médicaments de chélation afin de se débarrasser des métaux lourds (sous la supervision d'un médecin). Si le résultat de votre test de détoxification au chapitre 11 vous a orienté vers des auto-soins ou un suivi médical, vous devriez ajouter ce qui suit à votre programme.

Plan auto-soins

Nos corps possèdent une sorte d'intelligence naturelle et sont conçus pour nous aider à mobiliser et à transformer les substances toxiques. Si l'on prend en compte l'environnement toxique actuel, il est très important que vous appreniez à stimuler votre système de détoxification.

Rien de très compliqué là-dedans. Si votre résultat dépasse 6 dans le test sur la toxicité, voici ce que vous pouvez faire.

- Consommez davantage de légumes de la famille des crucifères (brocoli, chou frisé, chou cavalier, etc.), de l'ail, du thé vert, du curcuma et des œufs. Ils contiennent des phytonutriments qui stimulent la détoxification. Réservez-leur chaque jour une place dans vos menus. D'autres grands « détoxifiants » viennent à votre aide : la coriandre, le céleri, le persil, les feuilles de pissenlit, les écorces d'agrumes, la grenade et le romarin.

- Prenez des suppléments qui dopent le glutathion et la détoxification : N-acétylcystéine (NAC), Chardon-Marie et vitamine C (voir plus loin).
- Transpirez souvent grâce au sauna (voir plus loin).

Suppléments pour doper la détoxification

Vous pouvez prendre les trois suppléments indiqués ci-dessous ou seulement la NAC (la plus importante selon moi).

- **N-acétylcystéine (NAC)**. Cet acide aminé provoque une augmentation spectaculaire du glutathion. On l'utilise dans les services d'urgences pour traiter l'insuffisance hépatique résultant d'une overdose de Tylénol[1]. Prenez 600 mg deux fois par jour (1 prise au petit déjeuner, 1 autre au dîner).
- **Chardon-Marie**. Cette plante est depuis longtemps utilisée pour lutter contre les maladies du foie et aide à stimuler les niveaux de glutathion. Prenez 175 mg d'extrait standardisé deux fois par jour (1 prise au petit déjeuner, 1 autre au dîner).
- **Acide ascorbique tamponné (vitamine C)**. Cette vitamine est particulièrement utile lors des périodes de détoxification accrue. Prenez 1 g deux fois par jour (1 prise au petit déjeuner, 1 autre au dîner). Trop de vitamine C peut provoquer des diarrhées. Si tel est le cas, réduisez la dose.

---

1. Acétaminophène.

La thérapie hyperthermique

Des peuples utilisent depuis des siècles le sauna ou autres thérapies par la chaleur pour purifier le corps et l'esprit. L'Environmental Protection Agency a jugé récemment que le sauna aidait dans l'excrétion des métaux lourds (plomb, mercure, cadmium et toxiques solubles dans les graisses comme les PCB, les PMS et les HCB) [réf. 7]. Le sauna améliore également la qualité de vie de patients atteints de diabète de type 2 (réf. 8). Il aide à abaisser la tension artérielle, le poids et à réduire le stress. Je le considère un peu comme la solution d'exercice du paresseux.

Suivez ces conseils pour une détoxification sans danger. Les protocoles plus intensifs ne doivent être mis en pratique que sous la supervision d'un médecin.

- Si vous prenez différents médicaments ou souffrez d'une maladie chronique, vérifiez l'adéquation d'une thérapie par la chaleur avec votre médecin et commencez en douceur.
- Buvez au moins ½ litre d'eau pure avant de pénétrer dans la cabine de sauna ou dans la salle du bain de vapeur.
- Buvez à nouveau ½ litre en ressortant.
- Commencez par 3 saunas puis montez à 5-7 par semaine.
- Commencez par 10 minutes pour votre premier essai, puis augmentez de 5 minutes à chaque nouveau passage jusqu'à un maximum de 30-45 minutes. Pensez à faire quelques immersions ou à prendre une douche fraîche toutes les 10 minutes. La température du sauna ou de la vapeur ne doit pas dépasser 65 °C.
- Pour une détoxification plus poussée, ayez recours à la thérapie par la chaleur chaque jour durant 6 semaines. Ensuite, une visite hebdomadaire suffira.
- Si vous fréquentez les saunas ou les bains de vapeur plus de trois fois par semaine, je vous recommande un supplé-

ment multi-minéral additionnel afin de remplacer ce que la sueur aura entraîné avec elle. Ces suppléments ne renferment pas de vitamines mais des minéraux tels que le zinc, le magnésium, le potassium, le sodium et le calcium que l'on élimine en transpirant.

- Les saunas à infrarouges fonctionnent à plus basse température. Ils peuvent être plus efficaces et mieux tolérés que le sauna traditionnel.
- Achevez d'éliminer les toxiques qui restent sur la peau par un passage sous une douche chaude, en vous lavant au savon à l'aide d'une brosse douce.

Certaines personnes éprouvent des troubles lorsqu'elles se débarrassent de leurs toxiques, dont des rougeurs ou des éruptions de boutons, des maux de tête, une fatigue, des nausées, un intestin irritable et même des états de confusion ou des pertes de mémoire. Si tel est votre cas, prenez de la vitamine C tamponnée et demandez conseil auprès d'un praticien de la médecine fonctionnelle ou intégrative.

Suivi médical

Selon vos résultats au test de désintoxication, votre médecin peut demander des dosages de métaux lourds comme le mercure ou le plomb et recommander des stratégies supplémentaires, notamment des nutriments par voie intraveineuse ou un protocole de chélation.

Environ 80 % des patients que je reçois – qui sont, certes, plus malades que la moyenne – présentent des concentrations élevées en mercure, dont 40 % avec des niveaux vraiment très élevés. L'ennui est que le corps cache ces métaux lourds dans les organes et les tissus et que les dosages sanguins classiques ne permettent pas de les détecter. Je recommande donc une analyse spéciale, appelée test de provocation de chélation, avec des substances comme le DMSA ou le DMPS, qui attirent le mercure et autres métaux cachés et offrent une meilleure idée de la contamination globale de l'organisme. Si les concentrations détectées sont élevées, il existe des traitements médicaux pour vous aider à vous débarrasser des métaux lourds stockés dans votre corps. À la rubrique « How to Work with Your Doctor to Get What You Need », sur le site www.bloodsugarsolution.com, j'explique les dosages qui permettent d'évaluer la performance des systèmes de détoxification du corps ainsi que les concentrations de polluants organiques persistants ou de métaux lourds. Je passe également en revue les différentes options de traitement. Il s'agit bien souvent d'une étape critique afin d'aider les gens à perdre du poids et à corriger leur diabésité.

Étape 6: augmentez le métabolisme énergétique

En suivant le programme de base du MSS, vous contribuez à augmenter votre métabolisme en consommant un régime basé sur des végétaux riches en antioxydants, en pratiquant de l'exercice physique, en réduisant votre exposition aux substances toxiques et en réduisant votre niveau d'inflammation. En vous supplémentant avec des composés antioxydants et protecteurs des mitochondries, vous pouvez préserver et restaurer votre métabolisme énergétique pour qu'il fonctionne au mieux.

Si votre résultat au test sur le métabolisme énergétique est supérieur à 6, suivez les conseils ci-dessous.

Suppléments pour augmenter l'énergie et réduire le stress oxydatif

La plupart des gens qui présentent une diabésité ont des mitochondries qui fonctionnent mal et doivent trouver un moyen d'augmenter la combustion des calories et des lipides. Certains nutriments deviennent essentiels dans des conditions de stress, d'intoxication ou de vieillissement. Les prendre en suppléments peut améliorer de façon spectaculaire la production d'énergie et la fonction mitochondriale, tout en protégeant les mitochondries des dommages. L'acide alphalipoïque a été très bien étudié (réf. 9) et s'avère le meilleur nutriment pour la perte de poids, le contrôle de la glycémie et la neuropathie diabétique. Cela explique pourquoi je l'ai inclus dans le plan de base des supplémentations. Toutefois, des compléments sont parfois nécessaires dans des cas de diabésité plus avancée. En particulier :

- 300 à 600 mg d'acide alphalipoïque deux fois par jour (1 prise au petit déjeuner, 1 autre au dîner) ;
- 300 à 500 mg de L-carnitine deux fois par jour, une au petit déjeuner, l'autre au dîner. La L-carnitine aide les mitochondries à brûler les graisses (réf. 10) et peut aussi être un atout contre la neuropathie diabétique ;
- 100 mg de coenzyme Q10 une fois par jour (au petit déjeuner). Cette coenzyme aide à baisser les niveaux d'insuline et de glucose et améliore la tension artérielle ainsi que le statut antioxydant (réf. 11) ;
- 400 mg de resvératrol deux fois par jour (1 prise au petit déjeuner, 1 autre au dîner). Le resvératrol, que l'on trouve dans le raisin noir, améliore la fonction de l'insuline (réf. 12) grâce à son effet sur les sirtuines, codées par des gènes maîtres du contrôle du métabolisme. Elles sont également étudiées puisqu'elles pourraient ralentir le vieillissement ;
- Des recherches récentes ont montré que les acides aminés à chaîne ramifiée pourraient améliorer la fonction mitochondriale en créant de nouvelles mitochondries et en amplifiant la sensibilité à l'insuline (réf. 14). Ils seraient aussi intéressants pour la masse musculaire, l'endurance physique, la coordination motrice et augmenteraient même la longévité, selon des expériences faites sur des animaux de laboratoire.

Suivi médical

Un praticien de médecine fonctionnelle peut vérifier votre fonction mitochondriale et votre stress oxydatif grâce à une analyse d'urine qui dose les acides organiques. Il vous recommandera alors d'autres suppléments dont le D-ribose, la créatine, le glutathion et l'arginine. Pour en savoir plus sur les analyses et les traitements des mitochondries, consultez la rubrique « How to Work with Your Doctor to Get What You Need », sur le site www.bloodsugarsolution.com.

Étape 7 : vers un esprit apaisé

Le stress vous trouvera. Inutile que vous le cherchiez. Il s'agit d'un pan inévitable de nos vies. Toutefois, on ne nous enseigne guère l'antidote à notre stress chronique. Nous tentons de le contrer par divers moyens : en buvant de l'alcool, en assommant nos émotions à coup de sucre et de junk-food, en nous affalant devant la télévision ou l'écran de l'ordinateur. Ce sont des « remèdes » mal adaptés qui ne font qu'aggraver le problème. Nous ne savons pas comment actionner la touche « pause ». Pourtant, c'est la clé de notre santé. Nous vivons avec un stress acharné, qui ne nous lâche jamais. Nos concentrations en cortisol restent élevées. Une mauvaise nouvelle, puisqu'un tel excès nous fait prendre de la graisse abdominale, perdre du muscle, attise notre faim et nous incite à nous jeter sur les sucreries, en plus de provoquer le diabète. Chacun dispose d'une touche « pause ». Cherchez la vôtre. Il existe pléthore de solutions et de programmes magnifiques pour vous aider.

Si votre résultat au test du stress et de la dysfonction surrénale est supérieur à 7, les étapes suivantes peuvent contribuer à vous faire recouvrer votre équilibre.

Plan auto-soins

- Si vous n'avez pas créé ou rejoint un groupe de soutien pour vous aider, faites-le sans attendre. Il peut s'agir d'un groupe en ligne. Cependant, l'idéal est de réunir des gens qui partagent votre vie. Relisez le chapitre 16 qui explique comment recouvrer la santé en mettant à profit la force du groupe. Pour apprendre à créer un groupe ou en rejoindre un déjà constitué, rendez-vous sur le site www.bloodsugarsolution.com.

- Identifiez et réduisez les causes sociales, psychologiques et physiques de stress dans votre vie. Revoyez les exercices du chapitre 21 ou demandez l'aide d'un psychothérapeute ou d'un autre professionnel si besoin.
- Essayez les coachs de vie. Il s'agit d'un moyen de mieux gérer sa vie, de dépasser les obstacles pour véritablement prospérer.
- Essayez des techniques de relaxation comme la respiration par le ventre, la visualisation guidée, le yoga ou le stretching, les UltraBath ou les saunas.
- Essayez les plantes qui aident à équilibrer le stress comme l'extrait de racine de ginseng asiatique, de cordyceps[1] ou de racine de rhodolia (voir plus loin).

J'ai découvert bien des moyens d'enfoncer ma touche « pause » et j'en ai fait profiter mes patients. Il vous faut cerner ce qui marchera pour vous. Mais je ne peux que vous inciter à trouver quelque chose et à le mettre en pratique. Je fournis plus de recommandations détaillées sur le site www.bloodsugarsolution.com.

Les plantes et les suppléments réducteurs de stress

Le stress peut rogner les nutriments nécessaires à la relaxation profonde du système nerveux, dont le magnésium, les vitamines du groupe B et la vitamine C. En suivant le plan

---

1. Un champignon médicinal.

de base de supplémentation, vous serez assuré d'en consommer suffisamment.

Certains composés de plantes, connus sous le nom d'adaptogènes, aident à moduler et à équilibrer la réponse au stress, corrigeant certains des effets délétères du stress chronique (réf. 15). Je recommande très souvent une supplémentation combinée d'extrait de racine de ginseng asiatique, de cordyceps et d'extrait de racine de rhodolia (réf. 16). Lorsqu'il est ingéré avec un repas, le ginseng peut abaisser la glycémie et améliorer l'action de l'insuline.

Si vous sentez que vous n'êtes pas parvenu à l'équilibre en matière de stress, vous pouvez ajouter les suppléments suivants à votre plan :

- 400 mg de cordyceps (contenant de l'acide cordycépique et de l'adénosine) deux fois par jour (1 prise au petit déjeuner, 1 autre au dîner) ;
- 50 mg d'extrait de racine de rhodolia (standardisé à 1 % [0,5 mg] de salidrosides) deux fois par jour (1 prise au petit déjeuner, 1 autre au dîner) ;
- 200 mg d'extrait de racine de ginseng asiatique (standardisé à 8 % [16 mg] de ginsénosides) deux fois par jour (1 prise au petit déjeuner, 1 autre au dîner).

Suivi médical

Certains de mes patients nécessitent une aide supplémentaire pour gérer leur stress chronique. Ils peuvent avoir besoin d'une thérapie, de coaching ou même de médicaments comme passerelle éphémère afin de traverser les périodes particulièrement difficiles de la vie. Je les dirige alors vers un psychiatre, un psychothérapeute ou un coach de vie.

25. Le programme MSS semaine par semaine

Voici un résumé des principaux points soulignés pour chaque semaine du programme, ainsi que des checklists que vous pourrez utiliser au fur et à mesure de vos progrès. Chaque semaine, passez en revue le résumé et servez-vous de la liste correspondante pour vous guider dans les actions journalières que vous devez entreprendre. Vous trouverez des versions imprimables ou enregistrables sur le site www.bloodsugar-solution.com.

Semaine 1 : des médicaments dans votre assiette

Les bases de la nutrition sont simples et peuvent se résumer à ce que vous devriez éviter et ce que vous devez privilégier. Voici un petit rappel à ce sujet.

➽ À éviter

1. Tous les sucres à goût sucré, sous toutes leurs formes.
2. Toutes les farines et produits à base de farines (même sans gluten).
3. Tous les produits transformés.
4. Le gluten et les laitages.
5. Toutes les céréales et tous les végétaux à amidon, ainsi que les fruits (à l'exclusion de 60 à 70 g de baies rouges par jour) si vous adoptez la version avancée.

➽ À privilégier

1. Les aliments de très bonne qualité.
2. Les repas à charge glycémique basse.
3. Les aliments riches en phytonutriments.
4. Les glucides lents (il ne faut pas s'en passer).
5. Les acides gras oméga-3 et d'autres bons lipides.
6. Des protéines de très bonne qualité.
7. Des herbes aromatiques et épices guérisseuses.
8. Trois bons repas et deux collations.
9. Mangez en toute conscience.

CHECK-LIST JOURNALIERE DE LA SEMAINE 1	
Réveillez-vous 1 heure avant le petit déjeuner. Pratiquez un exercice physique qui vous plaît comme la marche ou le yoga	❐
Petit-déjeuner. Essayez un « shake » de protéines avec des œufs ou servez-vous d'une des recettes prévues pour le petit déjeuner dans le plan de menus.	❐
Journal. Consignez ce que vous avez mangé et comment vous vous sentiez.	❐
Collation de la matinée. Une poignée de noix de toutes sortes et un morceau de fruit font une magnifique collation.	❐
Journal. Consignez ce que vous avez mangé et comment vous vous sentiez.	❐
Déjeuner. Préparez-vous un repas express comme proposé pages 218-220 ou suivez les suggestions des menus pages 435-448.	❐
Journal. Consignez ce que vous avez mangé et comment vous vous sentiez.	❐

Check-list journaliere de la semaine 1	
Collation de l'après-midi. Expérimentez avec des goûts différents. Pourquoi pas un demi-avocat avec un filet de citron, une pincée de sel et de poivre, ou un peu de houmous avec des crudité ? Vous trouverez d'autres idées dans le plan des menus..	❐
Journal. Consignez ce que vous avez mangé et comment vous vous sentiez.	❐
Dîner. À nouveau, vous pouvez tester un repas express comme proposé pages 218-221 ou suivez les suggestions des menus pages 449-470.	❐
Journal. Consignez ce que vous avez mangé et comment vous vous sentiez. Quelles améliorations percevez-vous en ce qui concerne votre énergie, votre capacité de concentration ? Votre corps vous semble-t-il différent ? Comment ressentez-vous ces changements ?	❐

Semaine 2 : optimisez votre métabolisme grâce aux suppléments nutritionnels

Les suppléments sont un pan essentiel et efficace du traitement de la diabésité, et ils sont nécessaires à la plupart d'entre nous afin de rester en bonne santé toute notre vie. Bien que la supplémentation puisse paraître complexe à première vue, en réalité, vous n'avez à vous souvenir que de quelques précisions.

1. Nous sommes déficients en certains nutriments.
2. Tout le monde devrait prendre une bonne multivitamine, de l'huile de poisson, de la vitamine D et du magnésium. Beaucoup d'entre nous bénéficieraient aussi d'un probiotique.
3. Les sujets atteints de diabésité ont besoin de davantage de soutien.

4. Ceux d'entre vous qui suivent le programme de base devraient prendre de l'acide alphalipoïque, du polynicotinate de chrome, de la biotine, de la cannelle, des catéchines du thé vert et du PGX.
5. De plus, ceux qui optent pour la version avancée devraient prendre de l'extrait d'acacia, de l'extrait de houblon, de l'extrait de graines de fenugrec, de l'extrait de melon amer et de feuilles de gymnéma.
6. Le PGX doit être ingéré avant les repas, avec un grand verre d'eau.

CHECK-LIST JOURNALIERE DE LA SEMAINE 2	
Réveillez-vous 1 heure avant le petit déjeuner. Pratiquez un exercice physique qui vous plaît comme la marche ou le yoga	❐
Petit-déjeuner. Essayez un « shake » de protéines avec des œufs ou servez-vous d'une des recettes prévues pour le petit déjeuner dans dans la section menus pages 426-430.	❐
Suppléments. Avec votre petit déjeuner, prenez les suppléments du matin.	❐
Journal. Consignez ce que vous avez mangé et comment vous vous sentiez.	❐
Collation de la matinée. Choisissez parmi les suggestions des pages 431-434.	❐
Journal. Consignez ce que vous avez mangé et comment vous vous sentiez.	❐
Déjeuner. Préparez-vous un repas express (pages 218-221) ou suivez les suggestions de la section menus (pages 435-448).	❐
Journal. Consignez ce que vous avez mangé et comment vous vous sentiez.	❐
Collation de l'après-midi. Choisissez parmi les suggestions des pages 431-434.	❐

CHECK-LIST JOURNALIERE DE LA SEMAINE 2	
Journal. Consignez ce que vous avez mangé et comment vous vous sentiez.	❒
Dîner. Vous pouvez tester un des repas express donné en pages 218-221 ou suivre les suggestions de la section menus (pages 449-470).	❒
Suppléments. Prenez les suppléments appropriés au soir avec le dîner.	❒
Journal. Consignez ce que vous avez mangé et comment vous vous sentiez. Quelles améliorations percevez-vous en ce qui concerne votre énergie, votre capacité de concentration ? Votre corps vous semble-t-il différent ? Comment ressentez-vous ces changements ?	❒

Semaine 3 : calmez votre esprit, soignez votre corps

La relaxation est un composant essentiel de la santé au long terme. Le stress a un impact considérable sur la glycémie et la relaxation aide à le contrer. Vous devriez donc la pratiquer quotidiennement pour soigner votre corps et votre esprit. Vous pouvez :

1. réserver un peu de temps chaque jour afin de vous relaxer en profondeur ;
2. expérimenter la respiration par le ventre 5 fois par jour ;
3. vous adonner à un exercice de visualisation une fois cette semaine ;
4. commencer votre semaine de « jeûne » des médias ;
5. essayer quelques-uns des 20 trucs pour mieux dormir.

Check-list journaliere de la semaine 3	
Réveillez-vous 1 heure avant le petit déjeuner. Pratiquez un exercice physique qui vous plaît comme la marche ou le yoga	❐
Relaxation du matin. Entamez la journée avec la respiration par le ventre. Vous pouvez également pratiquer la visualisation ou du yoga restauratif si vous avez le temps. Dans le cas contraire, pensez-y à l'heure du dîner ou du coucher.	❐
Petit-déjeuner. Essayez un « shake » de protéines avec des œufs ou servez-vous d'une des recettes prévues pour le petit déjeuner dans le plan des menus.	❐
Suppléments. Avec votre petit déjeuner, prenez les suppléments du matin.	❐
Journal. Consignez ce que vous avez mangé et comment vous vous sentiez.	❐
Collation de la matinée. Piochez dans les idées des pages 431-434.	❐
Journal. Consignez ce que vous avez mangé et comment vous vous sentiez.	❐
Juste avant le déjeuner. Pratiquez la respiration par le ventre.	❐
Déjeuner. Préparez-vous un repas express (pages 218-221) ou suivez les suggestions de la section menus (pages 435-448).	❐
Journal. Consignez ce que vous avez mangé et comment vous vous sentiez.	❐
Collation de l'après-midi. Piochez dans les idées données pages 431-434.	❐
Journal. Consignez ce que vous avez mangé et comment vous vous sentiez.	❐
Juste avant le dîner. Pratiquez la respiration par le ventre.	❐
Dîner. Vous pouvez tester un des repas express (pages 218-221) ou suivre les suggestions des menus (pages 449-470).	❐

Suppléments. Prenez les suppléments appropriés à l'heure du dîner.	❐
Journal. Consignez ce que vous avez mangé et comment vous vous sentiez. Quelles améliorations percevez-vous en ce qui concerne votre énergie, votre capacité de concentration ? Votre corps vous semble-t-il différent ? Comment ressentez-vous ces changements ?	❐
Relaxation avant le coucher. Pratiquez la respiration par le ventre ou tentez une autre technique de relaxation profonde comme le yoga restauratif ou l'UltraBain.	❐

Semaine 4 : faites de l'exercice de façon intelligente et en vous amusant

Le rôle de l'exercice physique dans la santé, la perte de poids et l'équilibre de la glycémie est évident. Il nous faut donc y avoir recours. La bonne nouvelle est qu'il n'est nullement nécessaire de nous épuiser dans une salle de sport pour nous remettre en forme. Suivre quelques conseils simples vous aidera à rendre la partie exercice amusante et efficace.

1. Marchez tous les jours.
2. Contrôlez votre rythme cardiaque.
3. Comptez vos pas grâce à un podomètre.
4. Essayez l'entraînement par intervalles.
5. Complétez grâce à la musculation.
6. Pratiquez le stretching.
7. Amusez-vous !

Check-list journaliere de la semaine 4	
Réveillez-vous 1 heure avant le petit déjeuner. Pratiquez un exercice physique qui vous plaît comme la marche ou le yoga	❐
Relaxation du matin. Entamez la journée avec la respiration par le ventre. Vous pouvez également pratiquer la visualisation ou du yoga restauratif si vous avez le temps. Dans le cas contraire, pensez-y à l'heure du dîner ou du coucher.	❐
Stretching. Au moins deux fois par semaine, étirez et assouplissez tout votre corps durant 30 à 60 minutes.	❐
Petit-déjeuner. Essayez un « shake » de protéines avec des œufs ou servez-vous d'une des recettes prévues pour le petit déjeuner dans le plan des menus.	❐
Suppléments. Prenez les suppléments du matin avec votre petit déjeuner..	❐
Journal. Consignez ce que vous avez mangé et comment vous vous sentiez.	❐
Collation de la matinée. Piochez dans les idées des pages 431-434.	❐
Journal. Consignez ce que vous avez mangé et comment vous vous sentiez.	❐
Juste avant le déjeuner. Pratiquez la respiration par le ventre.	❐
Déjeuner. Préparez-vous un repas express (pages 218-221) ou suivez les suggestions de la section menus (pages 435-448).	❐
Journal. Consignez ce que vous avez mangé et comment vous vous sentiez.	❐
Collation de l'après-midi. Piochez dans les idées données pages 431-434.	❐
Journal. Consignez ce que vous avez mangé et comment vous vous sentiez.	❐

En fin d'après-midi. Pratiquez 30 minutes d'exercice presque chaque jour (en commençant par la marche rapide).	❐
Juste avant le dîner. Pratiquez la respiration par le ventre.	❐
Dîner. Vous pouvez tester un des repas express (pages 218-221) ou suivre les suggestions des menus (pages 449-470).	❐
Suppléments. Prenez les suppléments appropriés à l'heure du dîner.	❐
Journal. Consignez ce que vous avez mangé et comment vous vous sentiez. Quelles améliorations percevez-vous en ce qui concerne votre énergie, votre capacité de concentration ? Votre corps vous semble-t-il différent ? Comment ressentez-vous ces changements ?	❐
Relaxation avant le coucher. Pratiquez la respiration par le ventre ou tentez une autre technique de relaxation profonde comme le yoga restauratif ou l'UltraBain.	❐

Semaine 5: adoptez une vie saine et verte

Les substances toxiques deviennent une préoccupation importante. Au fur et à mesure que des polluants sont émis, notre planète mais également nos corps sont touchés. Préservez votre corps et la planète en même temps, en adoptant quelques réflexes simples.

1. Consommez des aliments bio, nourris à l'herbe pour les animaux, provenant d'une agriculture durable, des aliments propres.
2. Buvez de l'eau filtrée.
3. Nettoyez vos fluides corporels en vous souvenant des 4 conseils donnés en pages 340-341.
4. Évitez les toxiques environnementaux cachés et les métaux lourds.
5. Réduisez votre exposition aux ondes électromagnétiques.

Check-list journaliere de la semaine 5	
Réveillez-vous 1 heure avant le petit déjeuner. Pratiquez un exercice physique qui vous plaît comme la marche ou le yoga	❐
Relaxation du matin. Entamez la journée avec la respiration par le ventre. Vous pouvez également pratiquer la visualisation ou du yoga restauratif si vous avez le temps. Dans le cas contraire, pensez-y à l'heure du dîner ou du coucher.	❐
Stretching. Au moins deux fois par semaine, étirez et assouplissez tout votre corps durant 30 à 60 minutes.	❐
Buvez de l'eau filtrée. Au moins 1,8 litre par jour.	❐
Renouvelez vos fluides. Utilisez les conseils donnés pages 340-341.	❐
Petit-déjeuner. Essayez un « shake » de protéines avec des œufs ou servez-vous d'une des recettes prévues pour le petit déjeuner dans le plan des menus.	❐
Suppléments. Prenez les suppléments du matin avec votre petit déjeuner..	❐
Journal. Consignez ce que vous avez mangé et comment vous vous sentiez.	❐
Collation de la matinée. Piochez dans les idées données pages 431-434.	❐
Journal. Consignez ce que vous avez mangé et comment vous vous sentiez.	❐
Juste avant le déjeuner. Pratiquez la respiration par le ventre.	❐
Déjeuner. Préparez-vous un repas express (pages 218-221) ou suivez les suggestions de la section menus (pages 435-448).	❐
Journal. Consignez ce que vous avez mangé et comment vous vous sentiez.	❐
Collation de l'après-midi. Piochez dans les idées données pages 431-434.	❐
Journal. Consignez ce que vous avez mangé et comment vous vous sentiez.	❐

En fin d'après-midi. Pratiquez 30 minutes d'exercice presque chaque jour (en commençant par la marche rapide).	❐
Juste avant le dîner. Pratiquez la respiration par le ventre.	❐
Dîner. Vous pouvez tester un des repas express (pages 218-221) ou suivre les suggestions des menus (pages 449-470).	❐
Suppléments. Prenez les suppléments appropriés à l'heure du dîner.	❐
Journal. Consignez ce que vous avez mangé et comment vous vous sentiez. Quelles améliorations percevez-vous en ce qui concerne votre énergie, votre capacité de concentration ? Votre corps vous semble-t-il différent ? Comment ressentez-vous ces changements ?	❐
Relaxation avant le coucher. Pratiquez la respiration par le ventre ou tentez une autre technique de relaxation profonde comme le yoga restauratif ou l'UltraBain.	❐

Semaine 6 : personnalisez votre programme

Cela peut sembler compliqué, mais, en réalité, c'est très simple. Afin de personnaliser le programme, vous devez tout bonnement suivre deux principes :

- Éliminez toutes choses à l'origine de déséquilibres (stress, toxiques, allergènes, microbes, mauvaise alimentation).
- Ajoutez toutes celles qui concourent à restaurer ces équilibres (vrais aliments, nutriments, hormones, sommeil, rythme, air et eau sains, mouvement, amour, relations aux autres, signification d'une vie et but).

Une fois ces changements établis, le corps revient de lui-même à l'équilibre. Au chapitre 24, j'ai souligné toutes les étapes que vous devez adopter afin de personnaliser le programme. Afin d'utiliser au mieux ce chapitre, il convient simplement de :

1. refaire les tests clés de la partie II ;
2. consigner vos résultats sur les tableaux pages 347-348 ou sur ceux du site www.bloodsugarsolution.com ;
3. suivre les conseils prodigués dans le chapitre 24, à chaque étape, si votre résultat indique que vous devriez vous diriger vers les auto-soins ou vers un suivi médical. Pour la grande majorité d'entre vous, le simple fait de suivre le programme de 6 semaines corrigera la plupart des déséquilibres ;
4. poursuivre le programme encore 6 semaines en incluant les étapes additionnelles.

Check-list journaliere de la semaine 6	
Réveillez-vous 1 heure avant le petit déjeuner. Pratiquez un exercice physique qui vous plaît comme la marche ou le yoga	❒
Relaxation du matin. Entamez la journée avec la respiration par le ventre. Vous pouvez également pratiquer la visualisation ou du yoga restauratif si vous avez le temps. Dans le cas contraire, pensez-y à l'heure du dîner ou du coucher.	❒
Stretching. Au moins deux fois par semaine, étirez et assouplissez tout votre corps durant 30 à 60 minutes.	❒
Buvez de l'eau filtrée. Au moins 1,8 litre par jour.	❒
Renouvelez vos fluides. Utilisez les conseils donnés pages 340-341.	❒
Personnalisez le programme. Ajoutez les étapes nécessaires de personnalisation en vous reportant au chapitre 24.	❒
Petit-déjeuner. Essayez un « shake » de protéines avec des œufs ou servez-vous d'une des recettes prévues pour le petit déjeuner dans le plan des menus.	❒
Suppléments. Prenez les suppléments du matin avec votre petit déjeuner..	❒

CHECK-LIST JOURNALIERE DE LA SEMAINE 6	
Journal. Consignez ce que vous avez mangé et comment vous vous sentiez.	❒
Collation de la matinée. Piochez dans les idées données pages 431-434.	❒
Journal. Consignez ce que vous avez mangé et comment vous vous sentiez.	❒
Juste avant le déjeuner. Pratiquez la respiration par le ventre.	❒
Déjeuner. Préparez-vous un repas express (pages 218-221) ou suivez les suggestions de la section menus (pages 434-448).	❒
Journal. Consignez ce que vous avez mangé et comment vous vous sentiez.	❒
Collation de l'après-midi. Piochez dans les idées données pages 431-434.	❒
Journal. Consignez ce que vous avez mangé et comment vous vous sentiez.	❒
En fin d'après-midi. Pratiquez 30 minutes d'exercice presque chaque jour (en commençant par la marche rapide).	❒
Juste avant le dîner. Pratiquez la respiration par le ventre.	❒
Dîner. Vous pouvez tester un des repas express (pages 218-221) ou suivre les suggestions des menus (pages 449-470).	❒
Suppléments. Prenez les suppléments appropriés à l'heure du dîner.	❒
Journal. Consignez ce que vous avez mangé et comment vous vous sentiez. Quelles améliorations percevez-vous en ce qui concerne votre énergie, votre capacité de concentration ? Votre corps vous semble-t-il différent ? Comment ressentez-vous ces changements ?	❒
Relaxation avant le coucher. Pratiquez la respiration par le ventre ou tentez une autre technique de relaxation profonde comme le yoga restauratif ou l'UltraBain.	

Restez en forme

Maintenant que vous avez suivi tout le programme, que se passe-t-il ensuite ? Au chapitre 26, vous apprendrez comment conserver toute votre vie les changements que vous avez apportés afin de rester en bonne santé pour toujours. Vous apprendrez également comment vous débrouiller des obstacles et de quelle façon procéder lorsque les choses ne semblent pas s'améliorer.

26. Restez en forme

Lorsque vous aurez achevé le programme MSS, peut-être aurez-vous envie d'aller fêter cela en vous laissant un peu aller sur vos plats préférés : pizza, gâteau au chocolat, une bière ou quelques verres de bon vin. Une tentation, certes, mais à laquelle vous devez résister. Après avoir adopté une alimentation telle que celle décrite dans cet ouvrage, surcharger votre organisme avec des aliments mauvais peut engendrer des réactions sévères. Si vous ne parvenez pas à résister à la tentation, prenez les choses pas à pas en sélectionnant avec soin ce que vous désirez. Peut-être s'agira-t-il d'une des leçons les plus intenses (et les plus pénibles) que vous recevrez concernant le pouvoir des aliments.

Dans ce chapitre, j'ai souligné les façons dont vous pourrez modifier le programme pour en faire une alimentation et un mode de vie parfaitement tenable et au long terme.

Que faire avec les aliments ?

Vous devriez vous en tenir aux principes de base de nutrition que vous avez appris au chapitre 19, et à vie. Cela signifie que vous devez persister à minimiser la part prise dans votre assiette par le sucre, les farines et les aliments transformés. Vous devez également inclure des aliments de bonne qualité, non transformés dans le cas des glucides, des protéines, des lipides à chaque repas. Vous devez composer votre assiette selon la règle des 50-25-25 (50 % de végétaux, 25 % de protéines maigres de très bonne qualité, 25 % de céréales complètes), en prévoyant des repas d'une façon appropriée à votre biologie, en ingérant des protéines au petit déjeuner et en dînant 2 à 3 heures avant le coucher. Il vous faudra aussi limiter les substances addictives telles que l'alcool ou la caféine. Vous pouvez aussi réintégrer progressivement le gluten et les laitages, sauf si vous estimez préférable de les exclure définitivement de votre alimentation.

➽ Une alimentation sans gluten ni laitages

Vous pouvez vous passer de ces aliments gluten aussi longtemps que vous le souhaitez. En dépit de ce que pourra vous dire Big Food, vous n'en avez nullement besoin pour rester en bonne santé. Si cette exclusion vous paraît judicieuse dans votre cas, éliminez définitivement ces aliments ou consommez-les seulement de temps en temps, en extra.

Après avoir régulé votre métabolisme et établi un schéma d'alimentation et de soins qui vous nourrit et vous entretient, la flexibilité va devenir essentielle. Cependant, la modération en toutes choses demeure un excellent conseil. Même si vous décidez d'éviter le gluten, les laitages ou d'autres aliments au long terme, il est probable que, de temps en temps, vous serez tenté d'en manger ou qu'il vous sera impossible de les refuser. Dans la mesure où ils ne vous posent pas de problèmes de santé graves et où vous n'appartenez pas à ces rares sujets chez qui ils déclenchent une spirale de fringales, il n'y a aucun problème.

Votre sagesse intérieure est le paramètre à prendre en compte. Écoutez votre corps. Les clés d'un métabolisme en bonne santé et d'une santé durable consistent à rester à l'équilibre et à trouver un bon rythme.

➽ Réintégrez le gluten et les laitages

Je vous encourage à réintroduire progressivement ces deux aliments pour vous assurer qu'ils ne contribuaient pas à vos troubles.

1. Commencez par les laitages : consommez-en deux ou trois par jour durant 3 jours. Observez votre réaction durant au moins 72 heures (je vous expliquerai de quelle

façon un peu plus loin). Si vous avez une réaction défavorable, arrêtez immédiatement et patientez 3 jours avant de faire un nouvel essai.

2. Essayez maintenant avec le gluten en suivant le même protocole que pour les laitages : consommez-en deux ou trois par jour durant 3 jours, observez vos réactions pendant au moins 72 heures et arrêtez immédiatement en cas de réaction défavorable.

Les réactions possibles

Nous sommes tous différents et nombre de réactions subtiles peuvent survenir, mais voici les plus courantes.

- Prise de poids.
- Envies compulsives de certains aliments.
- Rétention d'eau.
- Congestion nasale.
- Maux de tête.
- Congestion de la poitrine.
- Brouillard mental.
- Difficultés de mémorisation.
- Problèmes d'humeur (dépression, anxiété, colère).
- Problèmes de sommeil.
- Douleurs articulaires.
- Douleurs musculaires.
- Douleurs.
- Fatigue.
- Modifications de la peau (acné).
- Modifications de la digestion ou des selles (ballonnements, gaz, diarrhées, constipation, reflux).

De telles réactions peuvent survenir aussitôt après la consommation de l'aliment ou être retardées de 72 heures. Si tel n'est pas le cas après cette période, vous ne devriez pas avoir de problèmes pour conserver ces aliments dans votre régime.

En revanche, si vous éprouvez un ou plusieurs des troubles cités plus haut, je vous recommande d'exclure l'aliment soupçonné de votre régime pendant 12 semaines. Dans la plupart des cas, ce laps de temps est suffisant pour que l'inflammation du système s'apaise et que les intestins guérissent. Ensuite, il est probable que vous puissiez à nouveau consommer l'aliment en question, mais il serait prudent qu'il ne participe qu'au minimum à votre alimentation (peut-être une à deux fois par semaine, au plus) pour que vous ne rentriez pas à nouveau dans un cycle de troubles et de maladies.

Si vous continuez à présenter des réactions après une élimination complète pendant 12 semaines, il vous faudra proscrire définitivement cet aliment ou consulter un médecin, un diététicien ou un nutritionniste habitué au problème des allergies alimentaires.

Conserver la trace de ses symptômes est assez simple. Utilisez le tableau suivant ou téléchargez-le sur le site www.bloodsugarsolution.com.

Date	Aliment introduit	Symptômes

➡ ATTENTION

Si votre résultat au test sur l'inflammation est toujours élevé après 12 semaines de programme (6 semaines avec le programme de base et 6 semaines en intégrant les étapes de personnalisation), cela peut signifier que vous présentez d'autres sensibilités alimentaires en dehors de celles au gluten et aux laitages. Dans ce cas, je recommande un plan plus complet d'élimination/réintroduction pour déterminer à quels aliments vous êtes sensible.

Que faire avec les compléments nutritionnels ?

Je vous encourage vivement à suivre à vie le plan de supplémentation de base. Si nous habitions dans un monde débarrassé de substances chimiques toxiques, que nous ne mangions que des aliments sains, que nous ne souffrions pas de stress chronique, que nous nous relaxions autant que notre organisme et notre mental l'exigent, que nous faisions assez d'exercice physique et que nous entretenions des relations bénéfiques avec les êtres autour de nous, nous n'aurions pas besoin de suppléments. Mais ce monde a disparu – ce qui explique que 99 % des Américains soient déficients en nutriments. Donc, appliquez à vie le plan de supplémentation que je vous ai indiqué et vous offrirez à votre organisme toutes les substances essentielles dont il a besoin pour se maintenir en bonne santé sur le long terme.

➥ Pour ceux qui suivent la version avancée

Vous pouvez réintroduire les céréales complètes et les fruits dans votre alimentation à l'issue du programme. Si vous devez suivre des étapes de personnalisation à ajouter, il vous faudra 12 semaines (les 6 semaines de programme de base et les 6 semaines incluant la personnalisation). Lorsque vous réintroduirez ces aliments, procédez par petites quantités (environ

100 g de céréales complètes et 70 g de fruits par jour). Vous devrez alors suivre de près les évolutions de votre poids et de votre glycémie au fur et à mesure des réintroductions. Si vous sentez que vous vous retrouvez sur une mauvaise pente, éliminez à nouveau ces aliments jusqu'à ce que vous soyez parvenu à reprogrammer votre métabolisme.

Si vous suivez la version avancée, il vous faudra conserver le plan de supplémentation spécifique durant au moins 1 an. Après ce délai, vous devrez refaire les analyses que vous avez faites avant d'entreprendre le programme, refaire également les différents tests proposés dans cet ouvrage et évaluer vos progrès. Si les troubles ont disparu ou se sont vraiment atténués, que vos résultats se situent dans les bonnes échelles, vous pouvez adopter le plan de base de supplémentation.

Si vous avez ajouté des suppléments dans le cadre d'une personnalisation (chapitre 24), continuez de suivre ce programme encore 3 à 6 mois avant de refaire les tests. Il se peut que ces suppléments vous soient nécessaires sur une période plus longue. Toutefois, si vos résultats ne vous orientent plus vers les auto-soins ou le suivi médical, vous pouvez vous en passer. Si vous jugez avoir toujours des problèmes, demandez l'aide d'un praticien de médecine fonctionnelle.

Que faire avec la relaxation ?

Si vous vous posez cette question, c'est que vous avez sans doute négligé la relaxation dans le cadre de ce programme… Pourtant, une pratique quotidienne est essentielle à une bonne santé durable. Maintenez à distance, autant que faire se peut, le stress et ses effets délétères grâce aux stratégies de relaxation que vous avez introduites dans votre vie et n'hésitez pas à expérimenter d'autres techniques au fil du temps.

Que faire avec l'exercice physique ?

L'exercice physique est un autre pan du programme que vous poursuivrez toute votre vie. D'ailleurs, au fil du temps, vous voudrez sans doute (et aurez besoin) d'augmenter votre niveau d'exercice. Si vous êtes sédentaire, 30 minutes par jour de marche feront une grosse différence. Cependant, au fur et à mesure que vous perdrez du poids, que votre forme reviendra, vous aurez besoin de plus d'exercice pour préserver vos gains et améliorer encore votre santé.

Incluez la musculation et l'entraînement par intervalles dans votre programme d'exercices (voir chapitre 21). Surtout, n'oubliez pas de vous amuser en explorant de nouvelles manières de bouger votre corps. Peut-être faites-vous partie de ceux qui détestent le sport. Cela étant, je suis bien certain que vous trouverez des activités qui non seulement vous feront du bien, mais qui vous distrairont aussi !

Vivre « sain et vert » est une des meilleures façons de préserver notre santé, celle de la planète sans oublier le futur de nos enfants. Suivez les conseils donnés au chapitre 23 et intégrez autant d'exercices que possible au fil du temps.

Que faire avec le programme personnalisé ?

Après être passé par les étapes décrites au chapitre 24 pendant 6 semaines à 12 semaines supplémentaires, tentez de nouveau les tests grâce auxquels vous avez mis le doigt sur un ou plusieurs de vos déséquilibres. Beaucoup d'entre vous découvriront sans doute que ces déséquilibres se sont évanouis et, qu'en conséquence, vous n'avez plus à suivre les conseils de personnalisation du plan d'auto-soins ou du suivi médical. Dans ce cas, vous choisirez peut-être d'arrêter la personnalisation.

En revanche, si vous êtes encore en déséquilibre, orienté vers les auto-soins ou le suivi médical par les résultats de vos tests, vous devriez poursuivre votre personnalisation. Vous déciderez peut-être alors d'avoir recours à un médecin fonctionnel ou pratiquant la médecine intégrative afin de vous assister dans l'incorporation de nouveaux traitements à ce programme. Vous trouverez plus d'informations sur les analyses supplémentaires et les traitements envisageables à la rubrique « How to Work with Your Doctor to Get What You Need », sur le site www.bloodsugarsolution.com.

Que faire avec les analyses de laboratoire ?

Travailler en collaboration avec son médecin tout au long du programme est important. L'idéal est de faire des analyses tous les 2 ou 3 mois quand les résultats ne répondent pas aux normes. Quand ils s'améliorent, vous pouvez vous contenter de procéder à des analyses tous les 6 ou 12 mois. Avec le temps, vous apprendrez comment votre corps fonctionne et comment travailler avec lui plutôt que contre lui. En conséquence, vous aurez de moins en moins besoin de contrôles et de soins médicaux.

Que faire si le programme ne marche pas ?

Permettez-moi d'énoncer l'évidence. Retrouver et garder sa santé dans notre monde moderne relèvent de l'héroïsme. Il s'agit d'un acte révolutionnaire et subversif. Il nous faut naviguer dans des zones dangereuses, résister à nombre de tentations savamment mises au point, combattre le marketing qui cible nos instincts primitifs de survie et éviter les « tentateurs » qui veulent nous faire manger comme avant, les saboteurs et les milliers de distractions auxquelles nous soumettent Internet, la télévision et les autres médias.

Pour réussir, il vous faut donc cultiver vos aptitudes à la survie, sans oublier un plan d'attaque contre ces obstacles. Si vous identifiez et anticipez ces pièges, vous serez bien moins découragé et vos résultats n'en seront que plus pronconcés.

Voici maintenant les cinq raisons qui pourraient expliquer que le programme ne fonctionne pas.

➻ 1. Des problèmes avec le régime

Bien souvent, les gens sont convaincus d'avoir une alimentation pauvre en sucre, en farines raffinées et en glucides, alors que ce n'est pas le cas. Des petits excès peuvent se faufiler ici ou là et passer inaperçus, comme un peu trop de fruits sucrés ou un petit déjeuner riche en glucides, à base de flocons d'avoine par exemple. On peut considérer ces aliments comme étant sains, mais ils sont la source de problèmes pour beaucoup d'entre nous. Passez alors à la version personnalisée du programme PSS et surveillez vos progrès. Pas de céréales, pas de fruits et pas de légumes riches en amidon durant 6 semaines.

Pour cette raison, une surveillance stricte et sans complaisance de ce que vous ingérez est essentielle. Savoir lire les étiquettes également. Mieux encore : consommez uniquement des aliments frais, donc sans étiquette.

➻ 2. Une pratique de l'exercice physique inadéquate ou insuffisante

Si vous n'avez jamais fait de sport, un petit peu d'exercice régulier peut générer des bénéfices très importants dès le début de la phase de conditionnement. Toutefois, plus vous progresserez et recouvrerez la santé, plus il faudra passer à une pratique plus intense pour parvenir au même résultat. Ainsi, pour une personne pesant 140 kg et qui n'a jamais fait une balade de sa vie, marcher une demi-heure représente une séance d'entraînement extrême. En revanche, un marathonien devrait courir 15 km à un rythme très soutenu pour parvenir au même résultat.

Au fur et à mesure que vous retrouvez votre forme, augmentez l'intensité et la durée de vos exercices physiques et intercalez l'entraînement par intervalles pour que les améliorations de perte de poids, de glycémie et d'insuline se maintiennent. Le chapitre 22 vous explique comment pratiquer l'entraînement par intervalles. Si vous n'avez pas commencé les exercices de musculation, c'est le moment : 20 minutes, deux ou trois fois par semaine.

➽ 3. Des sensibilités alimentaires cachées et une intolérance au gluten

L'élimination du gluten et des produits laitiers durant 6 semaines est un des points clés du MSS. Cependant, les gens souffrent parfois d'autres allergies ou d'autres sensibilités alimentaires et un régime d'exclusion plus complet est alors nécessaire. Je décris un tel programme dans mon ouvrage *The UltraSimple Diet*, qui permet d'identifier à quel degré des allergies ou des sensibilités alimentaires peuvent actionner l'inflammation.

➽ 4. Une surcharge en toxiques

Nombre de personnes sont aujourd'hui ultra-sensibles à une accumulation de substances toxiques, provenant par exemple des produits pétrochimiques et des métaux lourds. Cela peut être dû à une surexposition, à des prédispositions génétiques qui rendent la détoxification de ces composés plus difficile, ou les deux. Si tel est votre cas, vous pouvez avoir besoin de protocoles de détoxification des métaux lourds et de saunas. Il devient alors essentiel de stimuler les systèmes naturels de détoxification grâce à certains suppléments, dont la N-acétylcystéine, le Chardon-Marie et la vitamine C. Cet aspect des étapes de personnalisation est présenté au chapitre 24.

Gardez à l'esprit que la détoxification des métaux lourds est une procédure médicale et qu'elle nécessite la surveillance d'un médecin expérimenté.

➽ 5. Des déséquilibres dans les sept étapes

Les étapes de personnalisation définies en semaine 6 sont essentielles pour beaucoup de gens afin de guérir pleinement. Nous recevons peu de conseils de la part de nos médecins ou des médias sur l'importance de se concentrer sur nos déséquilibres personnels, qu'ils soient biochimiques ou métaboliques. Il en découle que bon nombre pensent sans doute qu'on peut sauter sans inconvénient cette partie du programme. Tel n'est pas le cas.

Le programme de base du MSS conviendra à 80 % des sujets atteints de diabésité. Cependant, une minorité aura besoin d'une intervention supplémentaire.

Assurez-vous d'avoir rempli avec soin tous les tests et de suivre les conseils d'auto-soins donnés dans cet ouvrage. Si tel est le cas et que les résultats que vous constatez ne sont pas à la hauteur de vos espoirs, il est probable que le moment est venu pour vous de consulter un praticien spécialisé dans la médecine fonctionnelle ou intégrative. Vous pouvez présenter des déséquilibres plus profonds : mauvais microbes dans l'intestin, baisse de la fonction thyroïdienne, ou autres, qui pilotent vos problèmes de santé. Traiter ces conditions sera crucial pour vous permettre de guérir véritablement.

Maintenant que vous avez emprunté le chemin qui mène à la santé, je vous invite à vous joindre à un mouvement afin que nous puissions tous créer ensemble un monde plus sain.

V
Reprenez en main votre santé

Si vous souhaitez voyager vite, voyagez seul. Si vous espérez voyager loin, partez ensemble.
PROVERBE AFRICAIN.

27. Créez une dynamique autour de vous

Notre santé a été kidnappée, nous a été peu à peu enlevée, sans tapage, au cours du siècle qui vient de s'écouler.

Notre alimentation actuelle, nos environnements sociaux, familiaux, scolaires, professionnels, relationnels, et même les institutions de santé publique et les politiques gouvernementales rendent difficiles les choix de santé. On nous offre des options qui favorisent les mauvaises habitudes. Cependant, ensemble, nous pouvons retrouver et conserver notre santé si on nous donne les bons outils, les informations pertinentes et un soutien, en plus d'une action collective pour **reprendre en main notre santé**.

Nos choix alimentaires sont influencés par des subventions gouvernementales à destination de la production agricole de masse de lipides et de sucres de piètre qualité. La pyramide alimentaire proposée par le gouvernement reflète les intérêts industriels, pas les évolutions de la science, même si les dernières propositions du rapport 2010 du Dietary Guidelines vont dans la bonne direction en recommandant une alimentation qui fait la part belle aux végétaux et aux aliments non transformés, avec moins de viande, de sucre et d'aliments raffinés. D'un autre côté, la Food and Drug Administration ne nous a pas protégés de l'influence néfaste de l'industrie pharmaceutique. Avandia, l'anti-diabétique numéro 1 dans le monde, a été autorisé à demeurer sur le marché aux États-Unis même après qu'il avait été prouvé qu'il avait causé la mort par maladies cardiaques de 47 000 personnes depuis son introduction en 1999[1].

---

1. L'Avandia et l'Avandamet ont été retirés du marché français en novembre 2010.

Lors du processus de réforme du système de santé, les docteurs Dean Ornish, fondateur du Preventive Medicine Research Institute, Michael Roizen, de la clinique Cleveland[1], et moi-même, avons aidé les sénateurs Harkin, Wyden, et Cornyn à introduire le *Take Back Your Health Act of 2009*, dont l'objectif consistait à rembourser les patients présentant des MCV, du diabète et du prédiabète s'ils adoptaient un changement radical de leur mode de vie. Les économies nettes en coûts directs de santé furent estimées à 930 milliards de dollars sur dix ans. Cette motion a été présentée au Sénat. Au cours d'une entrevue de deux heures avec le sénateur Harkin, j'ai insisté sur le fait que notre seul but était d'obtenir que la politique générale reflète la science. Il a marqué une pause et déclaré : « Ce serait beaucoup trop sensé. »

Le droit à la santé est un des droits fondamentaux et pourtant il est négligé et sous-évalué. Il est temps de lui redonner sa place.

Un simple changement ne suffira pas à nous faire recouvrer la santé. Les laboratoires pharmaceutiques promettent des percées thérapeutiques pour endiguer le diabète, l'obésité et les MCV. Pourtant, nous sommes déçus par les maigres bénéfices des nouveaux médicaments ou désenchantés lorsque surviennent des effets délétères inattendus. Les industries agroalimentaires nous proposent des innovations souvent très sophistiquées : mangez ce produit ou faites ce magnifique exercice et vos problèmes vont fondre à vue d'œil, tout comme vos kilos superflus.

Mais il n'y a pas de « recette » express. Au contraire, ce sont nos centaines de choix quotidiens, aussi petits soient-ils, qui pourront faire évoluer la santé de tous. De plus, leurs répercutions bénéfiques iront bien au-delà : prévenir l'effondrement économique, le changement climatique, la

1. Centre médical à but non lucratif.

dégradation environnementale, la régénération des familles et des communautés humaines au sens large, et l'inversion de l'épidémie d'obésité et de maladies chroniques qui pèsent sur notre planète. En faisant des choix à l'échelon individuel, familial, ou en groupes plus importants, nous pouvons imposer le changement. Une exigence d'alimentation plus saine a ainsi convaincu le géant Walmart[1] d'offrir des produits bio ou allégés en sucre ou en lipides. Voilà le genre de pressions qui poussent vers le changement sur une vaste échelle de l'économie (dont les agriculteurs et éleveurs) en réduisant la charge de pollution de l'environnement.

Grâce aux actions collectives, nous pouvons communiquer avec les élus et faire bouger les choses au niveau local et même national. Voici quelques démarches spécifiques que nous pouvons entreprendre ou réclamer grâce à nos mots, nos actions, nos votes.

➽ Il est temps de reprendre en main notre santé pour nos corps

Un Américain sur deux est atteint de prédiabète et un enfant sur trois né aujourd'hui aura un diabète. Les maladies chroniques dues à nos habitudes de vie tuent chaque année 50 millions de gens. Il est temps de passer à l'action.

- **Suivez le programme de 6 semaines du MSS**. Créez de la santé par le biais de l'aliment, des suppléments, de l'exercice, des outils destinés au management du stress et en réduisant votre exposition aux toxiques. Équilibrez les systèmes de votre organisme.
- **Votez chaque jour avec votre fourchette**. Ce que vous piquez du bout de la fourchette a un impact considérable

1. Multinationale américaine spécialisée dans la grande distribution..

sur votre santé, la prospérité économique et le bien-être de l'environnement.

- **Réduisez votre temps devant les écrans**. Investissez davantage de temps à vous occupez de vous, à apprendre à cuisiner, à faire une promenade, à danser dans votre salon, à expérimenter le yoga, la respiration profonde ou à vous intéresser à vos proches ou à vos amis.

➽ Il est temps de reprendre en main notre santé pour nos familles

C'est vous qui avez la main sur ce que vous rapportez chez vous et sur ce que vous y faites. Des petits changements peuvent avoir un gros impact sur la santé de votre famille et sur son bonheur, mais aussi sur l'agriculture, les industries agroalimentaires et les pratiques de marketing.

- **Prenez vos repas chez vous**. En 1900, seuls 2 % des repas étaient pris à l'extérieur. En 2010, le chiffre monte à 50 %. Un Américain sur cinq prend son petit déjeuner chez McDonald's. Les repas en famille n'excèdent guère trois par semaine, durent moins de 20 minutes et sont le plus souvent ingurgités en regardant la télévision[1] ou en pianotant sur un portable pendant que chaque membre de la famille consomme des plats différents, de provenance industrielle et réchauffés au micro-ondes. Nous nous plaignons de ne pas avoir assez de temps pour cuisiner, mais les Américains passent plus de temps à regarder des émissions de cuisine à la télévision qu'à préparer leurs repas.

1. Il semble que les Français soient plus attachés aux repas pris ensemble, à la maison. Cependant, 1 personne sur 5 déjeune et dîne devant la télévision, avec des différences en fonction des revenus du foyer (source Insee).

- **Prenez vos repas ensemble**. Peu importe la modestie du repas. Il faut lui réserver un endroit spécial où tous prendront place pour s'asseoir, dresser la table avec soin et respect. Les repas en famille sont un des moments dédiés à l'empathie, à la générosité, un moment pour nourrir dans tous les sens du terme et communiquer. Les recherches montrent que les enfants qui prennent leurs repas avec leurs parents s'en sortent mieux dans tous les domaines : meilleures notes à l'école, relations plus paisibles, moins de conduites à problèmes. Leur risque de boire est réduit de 42 %, celui de fumer de 50 % et de fumer de l'herbe de 66 %. Les dîners en famille réguliers protègent les filles de la boulimie, de l'anorexie et des pilules pour maigrir, tout comme ils réduisent l'incidence de l'obésité infantile. Dans une étude portant sur les habitudes domestiques et l'obésité chez des enfants américains en âge préscolaire, des enfants de 4 ans ou plus présentaient un risque d'obésité moindre s'ils prenaient régulièrement leurs dîners en famille, dormaient assez et ne regardaient pas la télévision en semaine. Revenir à cette ancienne habitude des dîners en famille nous aidera à apprendre comment acheter et préparer de vrais repas rapides et simples, à enseigner à nos enfants comment communiquer, bâtir des relations sociales, à leur offrir un environnement sécurisant, repas après repas, jour après jour.
- **Reprenez en main votre cuisine**. Jetez les aliments renfermant du sirop à haute teneur en fructose, des graisses hydrogénées et des sucres ou des lipides s'ils sont indiqués en première ou deuxième place de l'énumération des ingrédients portée sur l'étiquette. Remplissez votre cuisine avec des denrées fraîches, non transformées, locales autant que possible. Adhérez à un réseau de clients-producteurs pour obtenir des légumes frais à moindre coût, ou faites un tour sur les marchés.

- **Passez au jardinage**. Offrez-vous les aliments les plus goûteux, nutritionnels et respectueux de l'environnement. Vous pouvez créer un petit jardin sur un balcon ou une terrasse si votre place est limitée.
- **Préservez, compostez et recyclez.** Emportez vos propres cabas lorsque vous allez faire les courses et recyclez papier, boîtes de conserve, bouteilles et plastiques. Commencez un compost (et demandez autour de vous si certains sont intéressés par ce riche fertilisant).

» Il est temps de reprendre en main notre santé dans nos groupes

Nous sommes parfois obligés de faire des kilomètres pour trouver un bon légume et nous devons naviguer entre des centaines de mètres de linéaires remplis de produits déguisés en aliments et saturés de sucre, de gras, de sel et de colorants, dont la science a pourtant prouvé qu'ils engendraient des maladies et des décès prématurés. Je vis dans un coin de campagne isolé. Pourtant, dix restaurants McDonald's se dressent à une quinzaine de kilomètres de chez moi.

- **Recouvrez la santé ensemble**. Les petits groupes servent de catalyseur et rendent tout plus faciles. Créez votre groupe personnel d'amis, de collègues, de voisins pour cheminer ensemble vers la santé et le bien-être.
- **Créez des groupes virtuels**. Apprenez à initier un groupe sur Facebook ou d'autres réseaux sociaux.
- **Montez un club de dîners ou de cuisine**. Chacun à son tour composera pour les autres familles ou amis des repas sains et délicieux.

➽ Il est temps de reprendre en main notre santé auprès des médias et des techniques de marketing de l'agroalimentaire.

L'enfant américain passe en moyenne 7 h 30 par jour devant des écrans[1] à regarder les milliards de dollars déversés en publicité pour des aliments de très pauvre qualité nutritionnelle (réf. 1). Les enfants en surpoids consomment la moitié de leurs repas devant la télévision. Dans ces conditions, répéter chaque jour à nos enfants en quoi consiste une alimentation saine ne parvient pas à lutter contre les assauts du marketing. Thomas Frieden, médecin et directeur du Center for Desease Control, recommande que nous interdisions le marketing alimentaire à destination des enfants.

- **Restreindre les publicités pour les calories liquides, les fast-foods, la junk-food et les aliments transformés, notamment à destination des enfants**. Nos sens sont inondés par les pratiques de marketing de l'industrie alimentaire qui, en général, parviennent à nous convaincre que leurs options qui minent la santé sont marrantes, simples, peu chères et qu'elles nous rendront plus forts en heureux. Nous avons mordu à l'appât. Un milliard de canettes de Coca-Cola sont bues chaque jour dans le monde. En des lieux dépourvus de services de santé et d'éducation, où l'eau courante fait défaut, où la nourriture est insuffisant et, il y a du Coca ! Le marketing alimentaire à destination des enfants devrait être interdit (par l'intermédiaire de la Federal Trade Commission). Cinquante pays dans le monde se sont ralliés à cette règle, dont l'Australie, le Royaume-Uni, les Pays-Bas et la Suède. Les États-Unis devraient les imiter.
- **Restreindre les allégations santé non prouvées sur les étiquettes**[2]. Les aliments dont l'étiquette porte des allé-

1. Contre 4 heures environ en France.
2. Rappelons que la législation française est très sévère à ce sujet.

gations santé sont souvent les moins sains. Ajouter un peu de fibres à une céréale sucrée ne la rend pas meilleure à la santé. La Vitamin Water ou la Gatorade, rendues si « cool » par des sportifs de haut niveau, feront-elles de nos enfants des super-athlètes ou juste des super-gros? La FDA devrait restreindre les allégations santé.

- **Faire un jeûne des médias**. Évitez en famille tous les médias durant une semaine voire deux, ou constituez un groupe de jeûne des médias entre amis ou collègues.

Il est temps de reprendre en main notre santé dans nos écoles

Les écoles se sont transformées en zone à risque, bourrées de calories vides, de junk-food, avec des programmes d'éducation physique rognés. Quand la plupart des cantines ne disposent que de friteuses, de fours à micro-ondes et de distributeurs à sucreries et à junk-food, comment espérer que les enfants restent en bonne santé? Lorsque les aliments servis sont aussi addictifs que l'héroïne ou la cocaïne, qui est responsable? Le général Jack Keane, ancien chef-adjoint du personnel de l'US Army, m'a confié que 70 % des candidats étaient inaptes au service. Un déjeuner dans les écoles fut lancé en 1946 parce que les recrues militaires étaient trop minces pour servir dans l'armée. Aujourd'hui, nos enfants sont trop gros pour être considérés aptes au service.

- **Aider à réinventer les repas servis à l'école**. En 2010, le Healthy, Hunger-Free Kids Act[1] retire la junk-food des écoles en appliquant les standards de nutrition à tous les aliments vendus sur place (incluant les distributeurs) et encourage l'accès à des produits frais grâce à des réseaux mettant en relation fermes et établissements

1. Loi de 2010 dégageant des mesures pour promouvoir la santé chez les enfants et veiller à ce qu'ils mangent assez.

scolaires, la création de jardins d'école et l'utilisation de produits locaux. Cela ne règle pas le manque d'éducation en matière d'auto-soins et de nutrition, mais c'est un début. Regardez le documentaire Two Angry Moms[1] pour apprendre comment reprendre en main le déjeuner servi dans les cantines.

- **Encourager les écoles en tant qu'espaces d'éducation à la santé**. Ne proposer aux élèves que des aliments bons pour la santé et permettant un fonctionnement optimal du cerveau.
- **Soutenir la création de zones réglementées**. Prévenir la vente de fast-food et de junk-food près des écoles.
- **Développer l'instauration de la règle qui n'autorise la nourriture que dans les cantines des écoles**. Des études ont montré que lorsqu'il est interdit de manger dans les classes et les couloirs, les enfants perdent 10 % de leur poids sans AUCUN autre changement de régime ni d'exercice physique.
- **Créer des jardins dans les écoles**. Il faut apprendre aux enfants l'origine des aliments et leur permettre d'expérimenter les délices des sens qu'apportent de vrais fruits et légumes frais du jardin.
- **Soutenir l'intégration des bases de la nutrition dans les programmes**. Favoriser toutes les activités proposées dans ce sens.
- **Recommencer à enseigner les rudiments de la cuisine dans les écoles**. Faire que ces aptitudes deviennent une partie d'un programme enseignant les principaux « outils » de vie.

1. On peut en voir des extraits sur YouTube.

➽ Il est temps de reprendre en main notre santé sur nos lieux de travail

Le lieu de travail est un environnement dangereux. Des paquets de chips, des réfrigérateurs ou des distributeurs remplis à ras bord de boissons sucrées et caféinées, des cafétérias dans lesquelles on peine à découvrir des légumes verts, des tiroirs bourrés de sucreries et souvent un environnement très stressant qui concourent tous à notre mauvaise santé. Les e-mails et smartphones nous lient mentalement et physiquement au travail, 7 jours sur 7 et 24 heures sur 24. Le directeur des ressources humaines d'une grosse entreprise m'a dit un jour qu'ils envisageaient de bloquer l'accès aux e-mails des employés qui partaient en vacances.

Lorsque Starbucks dépense plus en plans de soins qu'en grains de café et que General Motors investit plus d'argent dans son volet santé qu'en acier, on songe que quelque chose doit changer. Les grands groupes ont beaucoup à gagner en créant des environnements professionnels plus sains, en mettant sur pied des programmes de bien-être et en optant pour des choix de base qui promeuvent la santé.

- **Identifier et former des leaders de bien-être sur les lieux de travail**. Ces personnes peuvent animer des groupes d'employés afin que tous se mettent en route pour la santé en suivant le MSS.
- **Améliorer la culture alimentaire en modifiant les propositions des aires détente ou des cafétérias**. Proposer davantage de vrais aliments, frais et moins transformés, moins sucrés. Lorsque le règlement intérieur le permet, développer les déjeuners sains apportés par les employés ou, pourquoi pas, faire un roulement, une personne apportant à manger pour tous un jour. Cela permettra de réduire le coût et le travail nécessités par la réalisation de menus santé et renforcera les liens du groupe.

- **Développer des encouragements (même financiers) pour les employés désireux de participer aux programmes bien-être**. Steve Burd, de Safeway[1], a mis en place des encouragements financiers pour que ses employés adoptent des habitudes de vie saines (réf. 2). Si un tel programme était généralisé dans tout le pays, cela représenterait 550 milliards de dollars d'économies par an pour notre système de santé.
- **Encourager le développement des groupes de soutien professionnels et des auto-soins**. Les entreprises commencent à comprendre que résoudre le problème de santé médiocre ne représente pas vraiment un coût ou un passif financier, mais qu'il s'agit, au contraire, d'une opportunité d'investissement. Le présentéisme, être à son travail mais pas dans son travail, coûte aux entreprises deux ou trois fois plus que les dépenses médicales directes, principalement en raison d'une perte de productivité due à l'obésité et aux symptômes liés à la dépression tels que la fatigue, le brouillard mental et la perte de motivation. Globalement, elles perdent chaque année 2 000 milliards de dollars en productivité à cause de conditions médicales résultant d'habitudes de vie et que l'on pourrait prévenir. Le World Economic Forum a d'ailleurs créé une application pour leur montrer ce qu'elles pourraient économiser en installant sur les lieux de travail des programmes appropriés (http://wellness.weforum.org).

➻ Il est temps de reprendre en main notre santé sur nos lieux de culte

« Ne savez-vous pas que votre corps est le temple du Saint-Esprit qui est en vous, que vous avez reçu de Dieu, et que vous ne vous appartenez point à vous-mêmes ? Car vous avez

1. La deuxième plus grosse chaîne de supermarchés aux États-Unis.

été rachetés à grand prix. Glorifiez donc Dieu dans votre corps et dans votre esprit, qui appartiennent à Dieu » (1 Corinthiens 6:18-20).

Lorsque nous avons lancé le Plan Daniel (voir chapitre 16), le révérend Rick Warren de l'Église de Saddleback, une congrégation de 30 000 fidèles, a fait cette proclamation radicale : « Dieu veut que nous soyons en bonne santé. » Dans son sermon, il signala que les grandes religions du monde occidental – judaïsme, chrétienté et islam – dispensent un enseignement fondé sur l'éthique, la compassion et la spiritualité pour fortifier l'âme et l'esprit. Cependant, la santé et le corps font rarement l'objet de discussion dans les lieux de culte. Aucun rabbin, prêtre, pasteur ni imam n'encourage les soins à apporter au corps ni ceux réservés à l'âme. Églises et temples sont des centres d'activité et de réunion pour les fidèles, mais ces lieux de culte offrent des aliments de piètre qualité, pleins de calories, d'amidon et de sucre, qui contribuent à envoyer leurs membres plus vite au Paradis…

- **Encourager les soins à l'âme et au corps**. Les changements de société ont souvent débuté dans des organisations centrées sur la foi – abolition de l'esclavage, droits civiques et droits de l'homme. Pourtant, la santé est le droit de l'homme le plus négligé. Les communautés de fidèles et les réseaux qui existent déjà dans et autour des lieux de culte peuvent promouvoir la santé de l'esprit, de l'âme et du corps.
- **Créer une culture du bien-être au sein des communautés de fidèles**. Encourager les aliments sains lors des rencontres et événements et proposer des activités de remise en forme à pratiquer ensemble. Vous pouvez suivre certains des exemples que nous avons utilisés à l'église Saddleback (www. danielplan.com, en anglais).

➽ Il est temps de reprendre en main notre santé dans notre démocratie

En juin 2009, j'ai été invité, avec d'autres experts, au forum sur la prévention et le bien-être qui s'est tenu à la Maison-Blanche. Dans le cadre de nos efforts pour mettre sur pied un véritable changement du système de soins, nous avons défendu l'idée d'un conseil inter-administrations pour soutenir, coordonner et développer la promotion de la santé et du bien-être par le biais de toutes les institutions gouvernementales. En juin 2010, le président Obama a établi le National Council on Prevention, Health Promotion and Public Health[1], et le sénateur Tom Harkin a proposé mon nom au président pour faire partie d'un groupe de 25 personnes, dont la mission consiste à conseiller l'administration et ce nouvel organisme. Il s'agit d'un pas dans la bonne direction. Mais nous pouvons faire plus.

Envoyez des lettres ou des e-mails à vos représentants élus pour soutenir les initiatives de santé, comme celles développées ici.

- **Éliminer les aliments malsains de toutes les écoles, de tous les lieux où se trouvent des enfants ou des personnes malades et de toutes les institutions gouvernementales.** Le gouvernement doit établir des standards nutritionnels rigoureux dans les écoles, en accord avec la science actuelle, par l'intermédiaire du département d'État à l'Agriculture. Dans le même temps, nous devons composer des programmes de nutrition pour d'autres publics ou institutions gouvernementales, comme l'armée et les centres de soins locaux.
- **Soutenir la réforme du lobbying.** Nous devons changer les lois de financement des campagnes de ce pays afin que

1. Conseil national sur la prévention, la promotion de la santé et de la santé publique.

les donations d'entreprises aux partis politiques provenant d'entités comme Big Food, Big Farming ou Big Pharma ne puissent plus contrôler le processus politique.

- **Subventionner la production de fruits et des légumes**. Changeons le mode d'attribution des subventions. Les politiques agricoles devraient épauler la santé publique et encourager la production de fruits et de légumes, pas les produits de type maïs ou soja. Quatre-vingts pour cent des subventions du gouvernement américain vont au soja ou au maïs, utilisés pour produire une bonne partie de la junk-food que nous consommons. Nous devons repenser ce subventionnement et attribuer davantage aux petites exploitations pour un plus large éventail de fruits et de légumes.
- **Encourager les supermarchés à ouvrir dans des zones démunies**. La pauvreté et l'obésité vont de pair. Une des raisons qui explique ce phénomène tient aux déserts alimentaires dans certaines zones. Les gens démunis ont aussi le droit à des aliments de bonne qualité. Il nous faut trouver des moyens de les leur apporter.
- **Incorporer le véritable coût des aliments industriels dans leur prix**. Inclure son impact en termes de santé publique et de perte de productivité.
- **Taxer le sucre**. Nous taxons les cigarettes et l'alcool, aidant ainsi à payer pour la prévention et les traitements. Le sucre est au moins aussi addictif, si ce n'est plus. Les scientifiques suggèrent une taxe sur les boissons sucrées. Cela permettrait de réduire la consommation de sucre, l'obésité et les dépenses de santé publique, tout en finançant des programmes de soutien pour la prévention et le traitement de l'obésité et des maladies chroniques.
- **Créer une campagne de sensibilisation à destination du grand public**. Rendons la santé « cool » et sexy et exposons les pratiques subversives de Big Food, Big Farming et Big Pharma. Ayons recours aux techniques publici-

taires, qui sont celles qui répondent le mieux aux besoins émotionnels du consommateur et des enfants.

- **Soutenir la création d'un organisme dédié à la santé**. Notre but devrait être de former 1 million d'assistants de santé ou de représentants de groupes locaux dans tout le pays avant 2020. Grâce à cette quête de santé pour tous et ensemble, nous pouvons mener une double révolution – changer la médecine que nous pratiquons (habitudes de vie et médecine fonctionnelle) et modifier la façon dont nous la pratiquons (en petits groupes de soutien). Cette nouvelle force de travail composée d'assistants de santé « accompagnerait » et encouragerait les individus à faire de meilleurs choix en matière d'alimentation et d'habitudes de vie, sans oublier de nettoyer leurs habitations, leurs lieux de travail, l'école et l'environnement.

➽ Il est temps de reprendre en main notre santé dans notre système médical

Marcia Angell, ancienne rédactrice en chef du très prestigieux *New England Journal of Medicine*, a écrit une critique acerbe sur l'infiltration de Big Pharma dans la recherche médicale, l'éducation et les politiques de santé et du médicament (réf. 3). Outre les 30 milliards de dollars dépensés chaque année en marketing à destination des médecins (baptisé « formation médicale continue »), Big Pharma a transformé beaucoup de scientifiques universitaires en employés. Bien que les responsables des centres universitaires se voient offrir des bourses ou des crédits pour faire de la recherche sous contrat de Pharma, la recherche est souvent conçue, réalisée et rédigée par les financeurs. Les déclarations de conflit d'intérêts des auteurs sur les articles de recherches s'étalent maintenant parfois sur des pages. Non seulement ces auteurs reçoivent des crédits mais ils siègent aussi dans les comités consultatifs, perçoivent de généreuses rémunérations pour des conférences et sont prévus dans les clauses de brevet et de royalties de l'industrie pharmaceutique. Nous avons pourtant le pouvoir de faire bouger les choses dans ce domaine.

- **Rectifier les incitations financières perverses dans les remboursements du système de santé**. Dans la ville de New York, un programme pour la prévention et le traitement du diabète a été mis en place avec un succès retentissant, générant moins de complications, d'hospitalisations et d'amputations. Mais l'hôpital y a mis un terme devant la fonte de ses revenus. Amputer un orteil d'une personne diabétique et percevoir 6 000 dollars de la part de l'assurance maladie est nettement plus rentable que de toucher 100 dollars pour une consultation de nutrition. Le système bénéficie du fait qu'il y a de plus en plus de patients gros et malades.
- **Soutenir la réforme du système de santé**. Nous devons non seulement changer les règlements de l'assurance maladie mais aussi le type de médecine que nous exerçons (changements d'habitudes et médecine fonctionnelle) et la façon dont nous pratiquons (en petits groupes, dans des organisations de santé, etc.). Durant les travaux sur la réforme de la santé publique à Washington D.C., il nous fut demandé, à Dean Ornish, Michael Roizen et moi-même, quelle organisation nous représentions. Nous répliquâmes que nous ne représentions personne, hormis les patients, et rien hormis la science. Notre explication laissa nos interlocuteurs perplexes. Pas étonnant ! Durant cette réforme, l'industrie pharmaceutique avait attribué 3 lobbyistes à chaque membre du Congrès et dépensait 600 000 dollars par jour pour s'assurer que ses besoins seraient représentés dans la nouvelle législation.
- **Imposer la nutrition et l'enseignement des changements de vie dans les programmes des facultés de médecine**. Comme nous le savons, les causes majeures de maladies

et de dépenses de santé se résument à des habitudes de vie que l'on peut prévenir. Si on s'intéressait à ces facteurs, nous pourrions éliminer 90 % des MCV et du diabète. Pourtant, seul un quart des facultés de médecine proposent un cours de nutrition et seules 28 % d'entre elles dispensent les 25 heures minimales de nutrition recommandées par l'Académie nationale des sciences (réf. 4). La plupart de ces heures de nutrition s'intéressent aux maladies de carence telles que le rachitisme et le scorbut. Si nous parvenions à réduire de moitié les MCV ou de 80 % le diabète (et ses complications), les hôpitaux feraient faillite, Big Pharma verrait ses profits chuter et beaucoup de médecins devraient se lancer dans des « instituts de médecine de mode de vie » et non plus dans d'autres hôpitaux pratiquant la chirurgie cardiaque.

- **Soutenir et développer une formation en nutrition par modules et extensible.** Si l'aliment est notre plus puissante médecine, cela sous-entend qu'il est essentiel d'y former les professionnels de santé. Nous devons développer et trouver les crédits pour proposer un programme d'études en nutrition conçu pour ces professionnels. Cela résoudrait également le manque d'experts (nous pourrions étendre les programmes existants à l'image de ceux proposés par l'Institute for Functionnal Medicine).
- **Rembourser le traitement des maladies chroniques par des changements du mode de vie.** En dépit du soutien de presque toutes les principales sociétés médicales, qui se sont jointes pour publier une revue synthétisant les preuves scientifiques qui valident cette approche médicale du changement d'habitudes de vie dans l'optique de la prévention et du traitement des maladies chroniques (réf. 5), l'approche en question ne fait toujours pas partie de l'enseignement médical ni de la pratique. Il faut que ce type de traitements par la modification des habitudes, tel celui décrit dans cet ouvrage, soit remboursé si nous

voulons qu'il fasse partie du vaste courant de la pratique médicale usuelle.

- **Attribuer davantage de crédits à la science de la nutrition**. Le Congrès devrait allouer davantage de crédits à la nutrition, examiner et expérimenter des traitements innovants. La responsabilité des politiques nutritionnelles devrait être placée entre les mains d'un comité scientifique indépendant plutôt que dans celles du département d'État à l'Agriculture, influencé par le politique et les industriels. Au cours des années 1980, ce département a conseillé une pyramide alimentaire allégée en lipides et qui renfermait entre 8 et 11 portions par jour de pain, riz, pâtes et céréales, ce qui a coïncidé avec la progression rapide de l'obésité et du diabète. Il a été catastrophique de mélanger politique et recommandations de santé publique.
- **Mettre fin aux relations irresponsables entre la médecine et l'industrie**. Des organisations publiques comme l'American Heart Association ou l'American Dietetic Association devraient éviter les partenariats, soutiens, publicités et autres liens financiers avec l'industrie puisqu'ils compromettent leur indépendance et leur crédibilité. Est-ce vraiment crédible que Coca-Cola sponsorise des événements organisés par la première ou que la seconde fasse la promotion de céréales sucrées en affirmant qu'elles sont saines pour le cœur parce qu'elles contiennent quelques grains de blé complet ?

Prenez part au mouvement

L'acte isolé d'un individu ou d'une organisation ne sera pas suffisant pour engendrer le changement. Je me souviens de ce que déclara un jour Mère Teresa : « Il n'y a pas de grandes actions ; seulement de petits actes faits avec un grand amour. » Un pas, un choix, un changement à la fois. Un mot, une action, un vote à la fois.

Conclusion

Inverser l'épidémie de diabésité

Un enfant sur trois qui naît aujourd'hui aux États-Unis souffrira d'un diabète de type 2 si rien ne change. Un Américain sur deux sera atteint de diabésité en 2020 et 90 % d'entre eux l'ignoreront. Nous sommes confrontés à la plus importante épidémie mondiale, alors que l'on pourrait presque totalement la prévenir.

Nul besoin d'encore plus de recherches. Le suivi durant dix ans du *Diabetes Lifestyle Prevention Trial* et l'actuel *Look Ahead Trial* recourant à un traitement par le biais de profondes modifications de mode de vie prouvent que ce type d'intervention est plus efficace que les médicaments pour prévenir le diabète. Il s'agit également du traitement le plus efficace pour les personnes qui souffrent d'un prédiabète ou d'un diabète.

La science est limpide. Nous détenons assez d'informations pour résoudre ce problème dès maintenant, mais personne ne sonne le début de l'action ni ne mobilise en vue d'une campagne générale. Nous luttons contre le sida, la malaria et la tuberculose partout dans le monde. Pourtant, alors que nous sommes face à une situation qui provoque davantage de décès que toutes les maladies infectieuses réunies, nous restons silencieux.

Mon espoir réside dans le fait que chacun d'entre vous transformera sa biologie du diabète vers une santé optimale et rayonnante. Vous comprendrez alors le pouvoir que vous possédez sur vos gènes et votre état de santé en changeant vos aliments et votre façon de manger, en aidant votre métabolisme et votre biochimie grâce aux suppléments, en bougeant votre corps, en apprenant à vous relaxer profondément et en vivant « sain et vert ».

Vous avez le pouvoir d'éviter les problèmes de santé en apprenant comment entretenir votre corps afin qu'il fonctionne au mieux de ses possibilités.

Vous avez également le pouvoir de vous joindre à des mouvements (*Take Back Our Health*), solution claire qui se sert de la puissance des aliments et du mode de vie pour prévenir, inverser et même guérir la plupart des maladies chroniques, à l'origine d'infinies souffrances personnelles et d'une charge intenable sur les économies des pays et sur le tissu social. Nous n'avons pas besoin de nouvelles découvertes. Nous devons simplement appliquer ce que nous savons déjà, de sorte que nos enfants puis leurs enfants puissent vivre dans un monde débarrassé de la diabésité, en bonne santé et pleins d'énergie dans leur vie.

Le MSS est un programme personnel afin que vous recouvriez la santé, afin que nous retrouvions cette santé tous ensemble, afin que nous reprenions en main notre santé à l'échelle de la société.

Et ça commence par chacun d'entre nous.

VI
Les menus et les recettes du programme MSS

Que l'aliment soit ta médecine, que la médecine soit ton aliment.
HIPPOCRATE.

28. Vos menus pour le programme de 6 semaines

Bien que les conseils prodigués tout au long de cet ouvrage soient suffisants pour vous permettre de commencer et de vous maintenir sur le programme MSS, beaucoup de gens souhaitent un peu plus d'encadrement au sujet des choix alimentaires qu'ils doivent entreprendre.

Grâce à l'aide de Deb Morgan, inspiration culinaire et extraordinaire chef de la Kripalu Kitchen, j'ai développé deux semaines de menus quotidiens que vous pouvez réorganiser au fil du programme. En fait, vous pouvez utiliser n'importe laquelle des recettes pour le jour de votre choix. Quoi qu'il en soit, j'ai structuré ces menus afin que le programme reste attirant et simple.

Pour le simplifier encore, suivez les menus donnés pour les 14 premiers jours. Après ces 2 semaines de menus, vous aurez pris la mesure de ce dont votre organisme a un besoin impérieux et de la façon de le nourrir convenablement. Parvenu à cette étape, vous pourrez mélanger et assortir recettes et menus quotidiens pour les 4 semaines restantes.

J'ai créé une liste exhaustive de courses afin de vous permettre de réaliser les délicieuses et nourrissantes recettes de chaque semaine, en achetant sans difficulté les aliments dont vous aurez besoin (voir pages 472-474).

Des substitutions sont possibles en fonction de vos goûts et de votre tradition culturelle. Ainsi, les végétariens et végétaliens peuvent opter pour les remplacements de protéines animales dans les plats : tofu, tempeh ou d'autres formes de protéines végétales. Ils conserveront tous les bénéfices du programme tant qu'ils respecteront la nécessité de choisir des aliments denses en nutriments et riches en fibres.

Toutes ces recettes sont autorisées lors du programme général de base et la plupart sont appropriées ou peuvent être modifiées pour la version avancée, ainsi qu'il sera précisé. Je donne aussi des petits trucs très séduisants pour composer de délicieuses salades (voir pages 472-474). Vous trouverez bien d'autres recettes en ligne, dont des versions pour les enfants, sur le site www. bloodsugarsolution.com.

Suivre ce programme devrait rendre la guérison du diabète plus amusante et savoureuse. Régalez-vous !

Semaine 1

➽ Jour 1

Petit déjeuner : la sélection peut varier ; reportez-vous aux recettes du petit déjeuner.
Collation : la sélection peut varier ; reportez-vous aux recettes de collations.
Déjeuner : salade de saumon en papillotes de chou cavalier à la vapeur (page 435).
Dîner : ragoût de lentilles et poulet sur du quinoa grillé, avec chou frisé et amandes (pages 449-450).

➽ Jour 2

Petit déjeuner : la sélection peut varier ; reportez-vous aux recettes du petit déjeuner.
Collation : la sélection peut varier ; reportez-vous aux recettes de collations.
Déjeuner : salade aux haricots blancs avec poulet et pesto aux noix (page 436).
Dîner : poisson et légumes en papillote avec pilaf de noix de pécan, riz sauvage et baies de goji (pages 450-451).

➻ Jour 3

Petit déjeuner : la sélection peut varier ; reportez-vous aux recettes du petit déjeuner.
Collation : la sélection peut varier ; reportez-vous aux recettes de collations.
Déjeuner : salade d'avocat, quinoa, haricots rouges et roquette (voir page 437).
Dîner : Pâté de viande à la dinde et aux épinards avec écrasée de chou-fleur au millet (pages 452-453) et légumes verts à l'étouffée, oignons rouges et tomates séchées (page 453).

➻ Jour 4

Petit déjeuner : la sélection peut varier ; reportez-vous aux recettes du petit déjeuner.
Collation : la sélection peut varier ; reportez-vous aux recettes de collations.
Déjeuner : soupe de pois cassés au romarin et courge rôtie aux épices (pages 438-439).
Dîner : wok de tofu et mange-tout, sauce au beurre de sésame et cacahuète, accompagné de riz complet (pages 454-455).

➻ Jour 5

Petit déjeuner : la sélection peut varier ; reportez-vous aux recettes du petit déjeuner.
Collation : la sélection peut varier ; reportez-vous aux recettes de collations.
Déjeuner : soupe de poulet aux légumes et au riz (page 439).
Dîner : crevettes à la méditerranéenne avec polenta grillée (pages 455-456).

➻ Jour 6

Petit déjeuner : la sélection peut varier ; reportez-vous aux recettes du petit déjeuner.
Collation : la sélection peut varier ; reportez-vous aux recettes de collations.
Déjeuner : quiche en croûte de quinoa (page 440).

Dîner: soupe de haricots rouges avec riz grillé au cumin, chou de Toscane et chou-fleur à l'ail (page 457-458).

➽ Jour 7

Petit déjeuner: la sélection peut varier; reportez-vous aux recettes du petit déjeuner.
Collation: la sélection peut varier; reportez-vous aux recettes de collations.
Déjeuner: riz frit au tofu (page 441).
Dîner: cakes au saumon et noix de pécan avec chutney à la pêche et blettes sautées avec éclats d'amandes (pages 458-460).

Semaine 2

➽ Jour 1

Petit déjeuner: la sélection peut varier; reportez-vous aux recettes du petit déjeuner.
Collation: la sélection peut varier; reportez-vous aux recettes de collations.
Déjeuner: salade de crevettes, avocat et roquette (page 442).
Dîner: curry de poulet à la noix de coco, avec légumes et riz complet (respectivement pages 460 et 455).

➽ Jour 2

Petit déjeuner: la sélection peut varier; reportez-vous aux recettes du petit déjeuner.
Collation: la sélection peut varier; reportez-vous aux recettes de collations.
Déjeuner: soupe revigorante aux légumes du jardin et haricots pinto (page 443).
Dîner: noix de Saint-Jacques panées aux éclats d'amandes et à la coriandre, purée de yams, épinards et cresson sautés (pages 461-462).

➽ Jour 3

Petit déjeuner: la sélection peut varier; reportez-vous aux recettes du petit déjeuner.
Collation: la sélection peut varier; reportez-vous aux recettes de collations.
Déjeuner: salade de riz et de pois chiches au vinaigre balsamique (page 444).
Dîner: agneau braisé à la grenade et haricots blancs avec brocolis au citron (voir pages 463-464).

➽ Jour 4

Petit déjeuner: la sélection peut varier; reportez-vous aux recettes du petit déjeuner.
Collation: la sélection peut varier; reportez-vous aux recettes de collations.
Déjeuner: salade d'œufs au curry en papillotes de laitue et asperges grillées (page 444).
Dîner: chili mexicain express au quinoa, lanières de tortilla de maïs, chou noir de Toscane et courge grillée (pages 464-466).

➽ Jour 5

Petit déjeuner: la sélection peut varier; reportez-vous aux recettes du petit déjeuner.
Collation: la sélection peut varier; reportez-vous aux recettes de collations.
Déjeuner: ragoût de lentilles corail (page 445).
Dîner: saumon grillé et chutney coriandre-menthe, salade de haricots blancs de maïs, légumes d'été grillés (pages 466-468).

➽ Jour 6

Petit déjeuner: la sélection peut varier; reportez-vous aux recettes du petit déjeuner.
Collation: la sélection peut varier; reportez-vous aux recettes de collations.
Déjeuner: burgers de dinde aux tomates séchées (page 446).
Dîner: wok de tofu et noix de cajou avec du riz basmati (page 469).

➽ Jour 7

Petit déjeuner: la sélection peut varier; reportez-vous aux recettes du petit déjeuner.
Collation: la sélection peut varier; reportez-vous aux recettes de collations.
Déjeuner: poulet et haricots rouges en papillotes de feuilles de chou cavalier, avocat et salsa (page 447).
Dîner: bouillabaisse du dimanche soir (page 470).

29. Recettes et listes de courses

Le petit déjeuner

L'UltraShake

Ce « shake » apporte des protéines très importantes pour la détoxification, des acides gras oméga-3 grâce à l'huile de lin, des fibres pour une bonne digestion et une élimination facilitée, des antioxydants et des phytonutriments grâce aux fruits rouges ou non. Il vous rassasiera, équilibrera votre glycémie et vous aidera à contrôler votre appétit tout au long de la journée.

Vous trouverez trois recettes différentes de « shakes » que vous pourrez modifier à votre goût.

Note : incluez des graines de lin dans deux « shakes » par jour au maximum. Si vous avez opté pour la version avancée, renoncez aux fruits.

Shake de protéines de riz

➽ Pour 1 personne ; préparation : 5 minutes ; pas de cuisson.

Ce « shake » très agréable est le plus simple à réaliser et à digérer.

2 mesures de poudre de protéines de riz (suivez les recommandations portées sur la boîte) • 1 cuillerée à soupe d'un mélange d'huiles de lin et de bourrache bio • 2 cuillerées à soupe de graines de lin moulues • De la glace (faite avec de l'eau filtrée) si désiré • 175 à 230 ml d'eau filtrée • 70 à 80 g de fruits frais ou surgelés (cerises, myrtilles, framboises, fraises, pêches, poires ou bananes,

mais pas d'agrumes) • En option : 30 g de noix mises à tremper toute une nuit (amandes, noix, noix de pécan, ou un mélange).

Mélangez les ingrédients dans un blender jusqu'à une consistance crémeuse.

Shake aux fruits et aux noix

➻ Pour 1 personne ; préparation : 5 minutes ; pas de cuisson.

Cette recette intègre du tofu soyeux à la place des protéines de riz. On obtient un mélange très crémeux.

60 à 70 g de tofu soyeux égoutté • 125 ml de lait de soja sans sucre ni gluten • 1 cuillerée à soupe d'un mélange d'huiles de lin et de bourrache bio • 2 cuillerées à soupe de graines de lin moulues • De la glace (faite avec de l'eau filtrée) si désiré • 60 à 120 ml d'eau filtrée • 70 à 80 g de fruits (hors agrumes) frais ou surgelés (cerises, myrtilles, framboises, fraises, pêches, poires ou bananes) • en option : 30 g de noix mises à tremper toute une nuit (amandes, noix, noix de pécan, ou un mélange)

Mélangez les ingrédients dans un blender jusqu'à une consistance crémeuse.

Shake aux noix

➻ Pour 1 personne ; préparation : 5 minutes ; pas de cuisson.

Cette recette ne contient pas de soja.

40 g de lait d'amande ou de noisette (sans gluten, sans sucre) • 30 g de noix mises à tremper toute une nuit (amandes, noix, noix de pécan, ou un mélange) • 1 cuillerée à soupe d'un mélange d'huiles de lin et de bourrache bio • 2 cuillerées à soupe de graines de lin moulues • de la glace (faite avec de l'eau filtrée) si désiré • 60 à 120 ml d'eau filtrée • 70 à 80 g de fruits (hors agrumes) frais ou surgelés (cerises, myrtilles, framboises, fraises, pêches, poires ou bananes)

Mélangez les ingrédients dans un blender jusqu'à une consistance crémeuse.

Œufs pochés sur un lit d'épinards

➽ Pour 4 personnes; préparation: 2 minutes; cuisson: 3-4 minutes.

Convient aux programmes de base et avancé.

125 ml d'eau • 240 g de tomates en dés • 180 g de jeunes pousses d'épinards ou d'épinards hachés • 4 gros œufs bio • 1 pincée de sel et/ou de poivre • ½ cuillerée à soupe de thym frais • un filet d'huile d'olive extra-vierge

Versez l'eau, les tomates et les épinards dans une poêle à feu moyen. Faire revenir rapidement. Créez des sortes de nids d'épinards et cassez les œufs dessus. Saupoudrez de sel, poivre et thym. Couvrez et laissez cuire jusqu'à ce que les œufs vous conviennent et que l'eau soit évaporée. Servez avec un filet d'huile d'olive.

Analyse nutritionnelle par portion: 81 kcal; glucides 4,7 g; fibres 1,6 g; protéines 7,2 g; lipides 4,7 g; cholestérol 186 mg; sodium 99 mg; calcium 87 mg.

Tofu en brouillade

➽ Pour 4 personnes; préparation: 5 minutes; cuisson: 10 minutes.

Convient aux programmes de base et avancé.

500 g de tofu ferme • 2 cuillerées à soupe d'huile d'olive extra-vierge • ½ oignon (petit) émincé • 1 cuillerée à café de poudre de curry • 300 g de blettes, finement hachées • ½ carotte râpée • ½ cuillerée à café d'origan lyophilisé • ½ cuillerée à café de basilic lyophilisé • ½ cuillerée à café de tamari (sans adjonction de blé)

Rincez le tofu, essuyez-le puis émiettez-le. Dans une grande poêle portée à feu moyen, versez l'huile d'olive et faites dorer l'oignon environ 5 minutes. Ajoutez la poudre de curry et remuez. Ajoutez alors le tofu et mélangez. Ajoutez enfin le reste des ingrédients et laissez bien chauffer pour que les blettes soient bien cuites.

Analyse nutritionnelle par portion : 155 kcal ; glucides 5,1 g ; fibres 2 g ; protéines 10,2 g ; lipides 11,6 g ; cholestérol 0 mg ; sodium 184 mg ; calcium 260 mg.

Tofu et sésame-gingembre

➽ Pour 4 personnes ; préparation : 5 minutes ; cuisson : 15 minutes.
Convient aux programmes de base et avancé.

500 g de tofu • 1 cuillerée à soupe d'huile de sésame • 1 cuillerée à café de gingembre haché • 1 cuillerée à café d'ail hachée • ¾ de cuillerée à soupe de tamari (sans adjonction de blé) • 1 cuillerée à soupe de mirin ou de vin blanc • ½ cuillerée à soupe de vinaigre de riz brun • 2 cuillerées à soupe de graines de sésame

Rincez le tofu et essuyez-le avant de le découper en petits cubes. Faites chauffer une poêle à feu moyen et ajoutez l'huile de sésame. Déposez délicatement le tofu dans la poêle et faites revenir durant 5 minutes, en retournant parfois le tofu jusqu'à ce qu'il brunisse un peu sur toutes ses faces. Ajoutez les autres ingrédients sur le tofu et mélangez. Portez à ébullition puis réduisez le feu. Laissez frémir durant 6-8 minutes jusqu'à la réduction du jus de sorte que le tofu paraisse légèrement laqué.

Analyse nutritionnelle par portion : 147 kcal ; glucides 5,5 g ; fibres 1,7 g ; protéines 10,5 g ; lipides 10,4 g ; cholestérol 0 mg ; sodium 236 mg ; calcium 297 mg.

Omelette à l'avocat et aux herbes

➽ Pour 2 personnes ; préparation : 5 minutes ; cuisson : 7 minutes.
Convient aux programmes de base et avancé.

3 œufs • 1 cuillerée à soupe d'eau ou de lait de soja sans adjonction de sucre • 1 pincée de sel marin • 1 cuillerée à soupe d'huile d'olive extra-vierge • ½ cuillerée à café de thym frais • 1 cuillerée à soupe de basilic frais • ½ avocat bien mûr en tranches • poivre noir, selon le goût

Cassez les œufs dans un bol et battez-les avec l'eau ou le lait de soja. Ajoutez le sel. Faites chauffer une poêle sur feu moyen et versez-y l'huile. Une fois l'huile chaude (attention qu'elle ne fume pas), versez les œufs. À l'aide d'une spatule flexible, décollez les bords de l'omelette afin que la partie du mélange encore liquide puisse passer en dessous. Lorsque les œufs sont cuits, déposez dessus les herbes fraîches et les tranches d'avocat sur une moitié de l'omelette. Arrêtez la cuisson et repliez l'omelette en chausson. Saupoudrez éventuellement de poivre.

Analyse nutritionnelle par portion : 236 kcal ; glucides 5 g ; fibres 3,5 g ; protéines 9,4 g ; lipides 20,7 g ; cholestérol 279 mg ; sodium 213 mg ; calcium 52 mg.

Les collations

Beurre de miel aux amandes

➽ Pour 4 cuillerées à soupe; préparation: 3 minutes; pas de cuisson.

Convient au programme de base.

40 g de beurre d'amandes nature • 1 cuillerée à soupe de miel • 1 pincée de cardamome

Mélangez tous les ingrédients et utilisez cette pâte pour agrémenter pommes, poires ou crudités.

Note: si vous suivez la version avancée, n'utilisez la pâte qu'avec des crudités.

Analyse nutritionnelle par portion: 115 kcal; glucides 7,7 g; fibres 0,6 g; protéines 2,4 g; lipides 9,2 g; cholestérol 0 mg; sodium 2 mg; calcium 45 mg.

Houmous à la menthe

➽ Pour 8 portions de 2 cuillerées à soupe; préparation: 10 minutes; pas de cuisson.

Convient aux programmes de base et avancé.

80 g d'amandes • Environ 450 g de pois chiches en boîte, lavés et égouttés • 1 cuillerée à soupe de graines de sésame grillées • 2 gousses d'ail • 2 cuillerées à soupe de feuilles de menthe fraîche • 60 ml de jus de citron frais • 1 pincée de sel et de poivre • 125 ml d'eau

Mixez les amandes, les pois chiches, les graines de sésame et l'ail jusqu'à obtenir un mélange homogène. Ajoutez le reste des ingrédients et mixez à nouveau. Servez avec des crudités ou des tranches de pomme.

Analyse nutritionnelle par portion: 239 kcal; glucides 34,9 g; fibres 10,3 g; protéines 11,9 g; lipides 6,8 g; cholestérol 0 mg; sodium 14 mg; calcium 95 mg.

Œufs à la diable

➽ Pour 6 personnes; préparation: 5 minutes; cuisson: 15 minutes.

Convient aux programmes de base et avancé.

6 œufs • 1 cuillerée à soupe d'huile d'olive extra-vierge • 1 cuillerée à soupe de gros cornichon en saumure haché • ½ cuillerée à café de paprika • 1 pincée de sel et de poivre

Déposez les œufs dans une casserole d'eau froide et portez à franche ébullition, puis baissez le feu. Suivant leur taille, faites durcir les œufs entre 10 et 15 minutes. Éteignez le feu en laissant encore 2 minutes les œufs dans l'eau chaude. Retirez-les de l'eau et laissez-les refroidir. Écalez-les et coupez-les par moitié, dans le sens de la longueur. Retirez le jaune.

Dans un petit bol, écrasez les jaunes à la fourchette et versez l'huile d'olive, le cornichon haché, le paprika, le sel et le poivre. Remplissez les blancs de ce mélange et saupoudrez d'un peu de paprika. Placez au réfrigérateur. Ils peuvent se garder 5 jours. Dégustez-les en collation ou en repas, accompagnés d'une salade.

Analyse nutritionnelle par portion: 84 kcal; glucides 0,5 g; fibres 0 g; protéines 5,6 g; lipides 6,6 g; cholestérol 186 mg; sodium 120 mg; calcium 22 mg.

Poires pochées à la crème de noix de cajou

➽ Pour 4 personnes; préparation: 10 minutes (+ trempage des noix de cajou: 12 heures); cuisson: 15 minutes.

Convient au programme de base.

Pour la crème de noix de cajou

170 g de noix de cajou nature • 1 cuillerée à soupe de miel • 2 gouttes d'extrait de vanille

Recouvrez les noix de cajou d'eau et laissez tremper toute la nuit. Le lendemain, récupérez les noix en réservant l'eau de trempage. Mettez les noix de cajou, le miel et l'extrait de vanille dans un mixeur et broyez l'ensemble en ajoutant de petites quantités d'eau de trempage à la fois, jusqu'à obtenir une pâte onctueuse. Réservez.

Pour les poires

2 poires • 1 bâton de cannelle • 7-8 g de menthe fraîche (et un peu plus pour la garniture)

Pelez les poires, coupez-les en moitiés dans le sens de la longueur et retirez les pépins. Déposez les poires dans une casserole, face coupée vers le feu et ajoutez de l'eau afin de les couvrir. Ajoutez la cannelle et la menthe. Portez à ébullition. Réduisez le feu et laissez frémir durant 6-8 minutes jusqu'à ce que les poires soient tendres sans être réduites en purée. Éteignez le feu mais laissez les poires encore 4-5 minutes dans leur jus de cuisson, jusqu'à complet refroidissement ou, si vous préférez, jusqu'à tiédissement. Nappez de crème aux noix de cajou avant de servir.

Analyse nutritionnelle par portion : 276 kcal ; glucides 32,2 g ; fibres 4,7 g ; protéines 5,9 g ; lipides 16 g ; cholestérol 0 mg ; sodium 8 mg ; calcium 43 mg.

Noix et graines rôties

➽ Pour 4 personnes ; préparation : une minute ; cuisson : 10 minutes ; refroidissement : 5 minutes.

Convient aux programmes de base et avancé.

60 g de noix • 90 g d'amandes • 50 g de graines de citrouille • 50 g de graines de tournesol • 2 cuillerées à soupe de graines de sésame

Pour les noix

Préchauffez le four à 180 °C. Déposez les noix et les amandes sur une feuille de papier de cuisson. Laissez cuire environ 8-9 minutes. Les noix sont prêtes lorsque leur couleur change et qu'elles exhalent un arôme marqué. Retirez-les du four et laissez-les refroidir. Stockez-les dans un conteneur hermétique, dans un endroit frais et sec. Elles resteront croquantes au moins durant 2 semaines.

Pour les graines

Faites chauffer à sec une poêle et versez-y les graines. Remuez constamment jusqu'à ce que les graines commencent à roussir. Les graines de citrouille risquent d'éclater un peu. Retirez du feu et laissez refroidir.

Mélangez les deux et stockez dans un conteneur hermétique, dans un endroit frais et sec. Elles resteront fraîches durant plusieurs semaines.

Analyse nutritionnelle par portion : 254 kcal ; glucides 7,3 g ; fibres 3,6 g ; protéines 9,8 g ; lipides 22,8 g ; cholestérol 0 mg ; sodium 3 mg ; calcium 118 mg.

Le déjeuner

SALADE DE SAUMON EN PAPILLOTES DE CHOU

➽ Pour 4 personnes; préparation: 15 minutes; cuisson: 45 minutes.

Convient aux programmes de base et avancé. Si vous suivez la version avancée du programme, omettez le riz.

230 g de riz sauvage rincé • ¾ de l d'eau • 4 feuilles moyennes de chou cavalier • 220 g de saumon en boîte, au naturel et sans sel • 2 cuillerées à soupe d'oignon rouge émincé • 1 cuillerée à soupe d'huile d'olive extra-vierge • 1 gousse d'ail hachée • 1 cuillerée à soupe de câpres • 6 tomates cerise en tranches

Le riz sauvage

Jetez le riz dans une casserole moyenne. Ajoutez 250 ml d'eau et portez à ébullition. Réduisez le feu entre moyen et doux, couvrez et laissez frémir 45 minutes. Égouttez le riz.

Le saumon et les feuilles de chou

Versez 500 ml d'eau dans un faitout. Portez à ébullition. Déposez les feuilles de chou cavalier, couvrez et éteignez le feu. Après 1 minute, rincez les feuilles sous l'eau froide.

Égouttez le saumon et placez-le dans un bol (peau et arêtes comprises). Écrasez-le à l'aide d'une fourchette. Ajoutez l'oignon, l'huile, l'ail, le riz cuit et les câpres.

Les papillotes

Étalez les feuilles de chou et partagez le mélange dessus, ainsi que les tomates en tranches. Si vous le souhaitez, vous pouvez ajouter un peu de vinaigrette (sans sucre) ou un filet supplémentaire d'huile d'olive. Roulez les feuilles à la manière d'une tortilla et régalez-vous !

Analyse nutritionnelle par portion : 324 kcal ; glucides 39 g ; fibres 5,5 g ; protéines 19,9 g ; lipides 10,9 g ; cholestérol 33 mg ; sodium 112 mg ; calcium 66 mg.

Salade aux haricots blancs

➽ Pour 4 personnes ; préparation : 10 minutes ; cuisson : 5 minutes.

Convient aux programmes de base et avancé.

1 cuillerée à soupe d'huile d'olive extra-vierge • ½ oignon rouge (petit) haché • 2 gousses d'ail • 2 cuillerées à soupe de tomates séchées (en été, utilisez des tomates cerise fraîches) • 430 g de haricots blancs en boîte, égouttés • 300 g de légumes verts émincés de votre choix (le chou et les blettes sont un bon choix, mais vous pouvez préférer une combinaison d'autres légumes) • 1 pincée de sel et de poivre

Dans une poêle à feu moyen, faites chauffer l'huile d'olive, puis versez l'oignon, l'ail et les tomates séchées. Faites revenir jusqu'à ce que l'oignon soit bien doré. Retirez du feu et laissez refroidir. Versez les haricots blancs dans un bol. Ajoutez le mélange aux oignons, les légumes verts, le sel et le poivre. Servez en accompagnement de la recette de poulet et pesto aux noix (page suivante).

Analyse nutritionnelle par portion : 411 kcal ; glucides 69,4 g ; fibres 27,5 g ; protéines 26,6 g ; lipides 4,6 g ; cholestérol 0 mg ; sodium 115 mg ; calcium 220 mg.

Poulet et pesto aux noix

➽ Pour 4 personnes avec la salade de haricots blancs en accompagnement ; préparation : 10 minutes ; cuisson : 5 minutes.

Convient aux programmes de base et avancé.

110 g de poulet sans peau, désossé • 1 cuillerée à soupe d'huile d'olive extra-vierge ou d'huile de pépins de raisin • 2 cuillerées à soupe d'huile d'olive extra-vierge • 30 g de noix • 60 g de feuilles

de basilic frais • 2 gousses d'ail • ¼ de cuillerée à café de sel et autant de poivre

Découpez le poulet en fines lanières. Salez avec la moitié du sel. Chauffez 1 cuillerée à soupe d'huile de pépins de raisin ou d'olive dans une poêle à feu moyen-vif. Faites cuire le poulet. Réservez sur une feuille de papier absorbant. Réduisez les noix en fragments assez fins au mixeur. Rincez et essuyez le basilic. Versez-le ainsi que l'ail et le reste du sel dans le mixeur contenant les noix hachées. Réduisez l'ensemble en pâte en versant les 2 cuillerées à soupe d'huile d'olive jusqu'à obtenir une texture satisfaisante. Déposez les lanières de poulet sur ce mélange. Poivrez. S'il reste du pesto, vous pouvez le conserver une semaine au réfrigérateur.

Analyse nutritionnelle par portion : 161 kcal; glucides 1,6 g; fibres 0,8 g; protéines 9,2 g; lipides 13,5 g; cholestérol 18 mg; sodium 112 mg; calcium 30 mg.

SALADE D'AVOCAT, QUINOA, HARICOTS ROUGES ET ROQUETTE

» Pour 4 personnes; préparation : 5 minutes; cuisson : 25 minutes.

Convient aux programmes de base et avancé.

220 g de quinoa • 500 ml d'eau • ½ poivron rouge haché • 2 échalotes finement hachées • 40 g de graines de citrouille grillées • 2 cuillerées à soupe d'huile d'olive extra-vierge • ¾ de cuillerée à soupe de jus de citron vert frais • 1 pincée de sel et de poivre • 120 g de roquette • 1 avocat mûr à point en tranches • 430 g de haricots rouges en boîte, rincés et égouttés • 2 cuillerées à soupe de feuilles de coriandre fraîche

Rincez le quinoa et égouttez-le. Versez-le dans une casserole avec l'eau. Couvrez et laissez monter à ébullition. Puis réduisez à feu très doux. Laissez frémir durant 12 minutes. Éteignez et laissez ainsi, couvert, durant encore 8 minutes jusqu'à absorption complète de l'eau. Versez le quinoa dans un saladier et remuez-le doucement à l'aide d'une fourchette afin qu'il refroidisse. Ajoutez alors le poivron, les échalotes et les graines de citrouille. Dans un petit bol, battez ensemble l'huile d'olive, le jus de citron vert, le sel et le poivre. Versez cette vinaigrette sur le quinoa.

Garnissez les assiettes de roquette, versez un peu du quinoa au milieu et décorez avec les tranches d'avocat, une cuillerée de haricots rouges et une pincée de coriandre.

En option : vous pouvez ajouter de fines tranches de blanc de poulet avec une pincée de sel et de poivre.

Note : si vous suivez la version avancée, omettez le quinoa.

Analyse nutritionnelle par portion : 361 kcal ; glucides 36,4 g ; fibres 7,7 g ; protéines 10,2 g ; lipides 20,8 g ; cholestérol 0 mg ; sodium 103 mg ; calcium 77 mg.

Soupe de pois cassés au romarin

➽ Pour 6 personnes ; préparation : 5 minutes ; cuisson : 1 heure.
Convient aux programmes de base et avancé.

1 cuillerée à soupe d'huile d'olive extra-vierge • 1 petit oignon émincé • 2 gousses d'ail hachées • 150 g de carottes en dés • 80 g de branches de céleri en tronçons • 230 g de pois cassés rincés • 1,5 1 d'eau ou de bouillon de légumes • 2 cuillerées à soupe de romarin frais haché • 1 cuillerée à café de sel marin • 250 g de petits pois • poivre selon votre goût

Faites chauffer l'huile dans une grande cocotte, à feu moyen. Ajoutez l'oignon, l'ail, les carottes, le céleri et laissez revenir durant environ 5 minutes. Ajoutez les pois cassés et l'eau (ou le bouillon de légumes), puis amenez à ébullition. Baissez alors à feu doux et incorporez le romarin. Laissez frémir jusqu'à ce que les pois cassés soient bien cuits, durant environ 40 minutes. Salez. Poursuivez la cuisson jusqu'à ce que les pois s'écrasent sous la fourchette. Vous pouvez mixer une partie ou tout le mélange refroidi pour obtenir une soupe plus onctueuse. Réchauffez ensuite à feu doux en ajoutant les petits pois. Laissez frémir environ 5 minutes afin qu'ils ne soient pas trop cuits. Salez et poivrez si nécessaire. Servez avec la courge rôtie aux épices (voir plus loin), sauf si vous suivez la version avancée, auquel cas il vous faudra opter pour un autre plat d'accompagnement.

Analyse nutritionnelle par portion : 182 kcal; glucides 29,2 g; fibres 11,7 g; protéines 11 g; lipides 3 g; cholestérol 0 mg; sodium 336 mg; calcium 67 mg.

Courge rôtie aux épices

➽ Pour 4 personnes; préparation : 5 minutes; cuisson : 25 minutes.

Convient au programme de base.

600 g de courge butternut, pelée et découpée en dés • 1 cuillerée à soupe d'huile d'olive extra-vierge • 1 pincée de paprika • 1 pincée de poudre de chili • 1 pincée de poivre de Cayenne • 1 pincée de sel marin

Préchauffez le four à 190 °C. Dans un saladier recouvrez la courge avec l'huile d'olive, les épices et le sel. Déposez l'ensemble sur une feuille de cuisson et laissez cuire durant 25 minutes, en retournant à mi-cuisson. Le plat est prêt lorsque la courge est devenue tendre.

Analyse nutritionnelle par portion : 93 kcal; glucides 16,4 g; fibres 2,8 g; protéines 1,4 g; lipides 3,5 g; cholestérol 0 mg; sodium 44 mg; calcium 75 mg.

Soupe de poulet aux légumes et au riz

➽ Pour 6 personnes; préparation : 5 minutes; cuisson : 50 minutes.

Convient au programme de base.

1 cuillerée à soupe d'huile de sésame • 1 petite carotte en dés • 2 branches de céleri en tronçon • 1 petit oignon émincé • 2 blancs de poulet bio sans la peau • 1 cuillerée à café de sel marin • 1 pincée de poivre noir • 180 g de chou vert en fines lanières • 1 feuille de laurier • 1 cuillerée à café de sauge lyophilisée • 1 cuillerée à café de thym lyophilisé • 1,5 1 d'eau • 2 cuillerées à café

de vinaigre de cidre • 110 g de riz complet rincé • 6-7 g de persil frais haché

Faites chauffer l'huile de sésame à feu moyen dans une grande cocotte. Ajoutez la carotte, le céleri et l'oignon, puis laissez revenir jusqu'à ce que l'oignon devienne translucide. Poussez les légumes sur un bord de la cocotte et déposez les blancs de poulet au centre. Salez et poivrez.

Saisissez les blancs 1 minute de chaque côté, puis ramenez les légumes vers le poulet. Ajoutez le chou, la feuille de laurier, les herbes, l'eau et le vinaigre de cidre. Portez à ébullition puis baissez le feu et laissez frémir durant 30 minutes, jusqu'à ce que le poulet soit bien cuit.

Retirez le poulet de la cocotte, relancez l'ébullition et ajoutez le riz. Baissez à feu moyen, couvrez et laissez frémir pendant 10 minutes, jusqu'à ce que le riz soit tendre sous la dent. Pendant ce temps, récupérez la viande de poulet et jetez les os. Lorsque le riz est cuit, ajoutez le poulet à la soupe. Rectifiez l'assaisonnement, ajoutez le persil et servez.

Analyse nutritionnelle par portion: 187 kcal; glucides 15,9 g; fibres 1,4 g; protéines 19,5 g; lipides 4,5 g; cholestérol 49 mg; sodium 377 mg; calcium 45 mg.

Quiche en croûte de quinoa

➽ Pour 8 personnes; préparation: 10 minutes; cuisson: 45 minutes.

Convient au programme de base.

½ cuillerée à soupe d'huile d'olive extra-vierge • 1 petit oignon émincé • 1 petite carotte en dés • 1 poivron rouge haché • 50 g de quinoa rincé • 80 g de fleurettes de brocoli • 10 œufs battus • 375 ml de lait de soja non sucré • 2 cuillerées à soupe de thym frais • ½ cuillerée à café de sel • 1 pincée de poivre noir

Préchauffez le four à 189 °C. Faites chauffer l'huile à feu moyen dans une poêle pour y faire revenir les carottes, l'oignon et le poivron, jusqu'à ce que les légumes soient tendres et que l'oignon vire au roux. Retirez du feu et laissez tiédir.

Dans un saladier, mélangez les légumes avec le reste des ingrédients. Huilez légèrement un plat à four et versez-y le mélange. Laissez cuire au four pendant 40 minutes ou jusqu'à ce que les œufs soient cuits. Patientez 5 minutes avant de servir.

Analyse nutritionnelle par portion : 195 kcal ; glucides 15,6 g ; fibres 2,8 g ; protéines 11,5 g ; lipides 9,9 g ; cholestérol 233 mg ; sodium 254 mg ; calcium 144 mg.

Riz frit au tofu

» Pour 4 personnes ; préparation : 5 minutes ; cuisson : 45 minutes pour le riz + 10 minutes pour le reste. Convient au programme de base.

280-290 g de riz complet rincé • 650 ml d'eau • 2 cuillerées à soupe d'huile de sésame • 500 g de tofu ferme, rincé et détaillé en cubes • 1 petit oignon émincé • 1 petite carotte en dés • 1 cuillerée à soupe d'ail haché • 1 cuillerée à soupe de gingembre haché • 1 ½ cuillerée à soupe de tamari (sans adjonction de blé) • 1 cuillerée à soupe de vinaigre de riz brun • 1 cuillerée à soupe de vin blanc • 250 g de petits pois surgelés • 2 échalotes émincées

Verser le riz et l'eau dans une casserole. Amenez à ébullition, couvrez et réduisez le feu au frémissement. Cuisez pendant 40 minutes afin que le riz soit bien cuit et l'eau totalement absorbée.

Dans une grande poêle ou sur une plaque en fonte, faites chauffer l'huile de sésame à feu moyen-vif. Ajoutez le tofu et faites-le revenir 1 minute sur chaque côté. Enlevez délicatement le tofu et laissez-le reposer. Dans la même poêle, jetez l'oignon et la carotte en dés, puis faites-les sauter jusqu'à ce qu'ils soient tendres. Ajoutez ensuite l'ail et le gingembre et laissez revenir durant quelques minutes. Ajoutez alors le riz et mélangez jusqu'à ce qu'il devienne un peu croustillant au fond de la poêle.

Mélangez tamari, vinaigre et vin dans un petit bol. Versez sur le riz et remuez. Attendez à nouveau que le riz devienne un peu croustillant. Ajoutez le tofu, les petits pois et les échalotes, puis mélangez doucement. Continuez ainsi jusqu'à ce que les petits pois soient cuits.

Analyse nutritionnelle par portion : 398 kcal ; glucides 53,5 g ; fibres 7,2 g ; protéines 18 g ; lipides 13,2 g ; cholestérol 0 mg ; sodium 406 mg ; calcium 308 mg.

Salade de crevettes, avocat et roquette

➽ Pour 4 personnes ; préparation : 15 minutes ; cuisson : 4 minutes.

Convient aux programmes de base et avancé.

250 g de crevettes décortiquées et déveinées • 1 pincée de sel marin • ½ cuillerée à café de poudre de chili • 1 cuillerée à soupe d'huile d'olive extra-vierge • ½ poivron rouge émincé • 4 pousses d'échalotes émincées (ou de ciboulette) • 3 cuillerées à soupe de feuilles de coriandre fraîche • 1 avocat mûr en dés • 240 g de tomates cerises coupées en moitiés • 1 cuillerée à soupe de jus de citron vert • 120 g de roquette

Rincez les crevettes et essuyez-les. Saupoudrez-les de sel et de poudre de chili. Chauffez ½ cuillerée à soupe d'huile d'olive à feu doux dans un faitout. Déposez-y les crevettes et faites-les revenir de chaque côté 2 minutes environ, jusqu'à ce qu'elles soient cuites. Enlevez du feu et laissez refroidir. Mélangez tous les légumes et versez dessus le reste d'huile et le jus de citron vert. Ajoutez délicatement les crevettes et servez dans des assiettes garnies de roquette assaisonnée d'un filet d'huile d'olive.

Analyse nutritionnelle par portion : 198 kcal ; glucides 11,5 g ; fibres 4,8 g ; protéines 14 g ; lipides 11,7 g ; cholestérol 111 mg ; sodium 202 mg ; calcium 85 mg.

Soupe revigorante aux légumes du jardin et haricots pinto

» Pour 6 personnes; préparation: 10 minutes; cuisson: 30 minutes.

Convient aux programmes de base et avancé.

2 cuillerées à soupe d'huile d'olive extra-vierge • ½ oignon (petit) haché • 1 cuillerée à soupe d'ail haché • 1 cuillerée à soupe de concentré de tomate • 1 cuillerée à café de graines de céleri, cumin ou fenouil • 2 branches de céleri en tronçons • 1 petite carotte en dés • 1 petit navet pelé, en dés • 150 g de chou vert ou de chou cavalier, émincé • 1 grosse tomate émincée • ½ cuillerée à café de sel marin • 430 g de haricots pinto (rosés) en conserve, rincés et égouttés • 140 g de maïs frais ou surgelé • 1,25 l d'eau • 2 cuillerées à soupe de basilic frais ou 2 cuillerées à café de basilic lyophilisé • 1 pincée de sel et de poivre • 1 giclée de vinaigre balsamique ou de jus de citron

Faites chauffer l'huile à feu moyen dans une grande marmite pour y faire suer l'oignon et l'ail. Ajoutez le concentré de tomate en remuant pour que l'oignon en soit enrobé. Incorporez les graines (céleri, cumin ou fenouil), puis le céleri, la carotte et le navet. Faites revenir quelques minutes pour que les légumes deviennent tendres.

Ajoutez les légumes verts et la tomate, remuez durant 1 minute, puis salez. Ajoutez alors les haricots pinto, le maïs, l'eau et le basilic. Portez à ébullition, puis réduisez la flamme et laissez tout juste frémir durant 15 minutes.

Salez, poivrez et rehaussez d'une giclée de vinaigre balsamique ou de jus de citron.

Analyse nutritionnelle par portion: 340 kcal; glucides 55,9 g; fibres 13,3 g; protéines 17,6 g; lipides 6 g; cholestérol 0 mg; sodium 200 mg; calcium 143 mg.

Salade de riz et de pois chiches au vinaigre balsamique

➽ Pour 4 personnes; préparation: 10 minutes; cuisson: 30 minutes.

Convient au programme de base.

170 g de riz complet rincé • 375 ml d'eau • ½ poivron vert émincé • ½ poivron rouge émincé • ½ carotte râpée • 3 pousses d'échalotes émincées • 180 g de tomates cerise coupées en deux • 1 petite branche de céleri en tronçons • 430 g de pois chiches en boîte, rincés et égouttés • 7 g de persil haché • 2 cuillerées à soupe d'huile d'olive extra-vierge • 1 cuillerée à soupe de vinaigre balsamique • ½ cuillerée à café d'origan lyophilisé • 2 cuillerées à soupe de basilic frais • ¼ de cuillerée à café de sel marin • 1 pincée de poivre noir

Versez le riz et l'eau dans une casserole de taille moyenne. Amenez à ébullition, réduisez la flamme, couvrez et laissez frémir environ 25 minutes, jusqu'à ce que le riz soit tendre sous la dent.

Pendant ce temps, mélangez tous les légumes et le persil dans un bol. Préparez la vinaigrette en mélangeant l'huile, le vinaigre, les herbes, le sel et le poivre.

Lorsque le riz est cuit, vous pouvez tout mélanger ensemble pour réaliser une salade tiède ou attendre que le riz refroidisse afin d'obtenir une salade fraîche, idéale durant les jours d'été.

Analyse nutritionnelle par portion: 151 kcal; glucides 23,5 g; fibres 2 g; protéines 2,5 g; lipides 5,3 g; cholestérol 0 mg; sodium 102 mg; calcium 31 mg.

Salade d'œufs au curry en papillotes de laitue et asperges grillées

➽ Pour 8 papillotes; préparation: 10 minutes; cuisson: 10 minutes.

Convient au programme de base.

8 feuilles de romaine • 8 asperges • 1 cuillerée à soupe d'huile d'olive extra-vierge • 1 pincée de sel marin • 8 œufs durs • 1 branche de céleri en petits tronçons • 2 échalotes émincées • ¼ de tasse de yaourt au lait d'amande ou de soja • 1 ½ cuillerée à café de poudre de curry • 1 cuillerée à café de moutarde en grains • 1 giclée de jus de citron • ¼ de cuillerée à café de sel marin

Préchauffez le four à 190 °C. Rincez et essuyez les feuilles de romaine. Faites de même avec les asperges et placez-les dans un plat allant au four. Versez dessus l'huile d'olive et le sel. Cuisez 8-10 minutes jusqu'à ce qu'elles soient tendres. Attendez qu'elles refroidissent.

Hachez les œufs durs en petits cubes et versez-les dans un bol. Ajoutez le reste des ingrédients et mélangez. Étalez la salade d'œufs sur les feuilles de romaine. Couper les asperges par moitié, et éventuellement aussi dans le sens de la longueur si elles sont très grosses. Ajoutez l'équivalent d'une asperge par papillote et roulez-les.

Analyse nutritionnelle par portion: 135 kcal; glucides 2,7 g; fibres 1,2 g; protéines 6,6 g; lipides 11,2 g; cholestérol 189 mg; sodium 203 mg; calcium 44 mg.

Ragoût de lentilles corail

➽ Pour 6 personnes; préparation: 5 minutes; cuisson: 45 minutes.

Convient aux programmes de base et avancé.

2 cuillerées à soupe d'huile d'olive extra-vierge • ½ oignon haché • 2 cuillerées à soupe d'ail haché • 2 cuillerées à café de graines de moutarde noire • 1 cuillerée à café de cumin • 1 cuillerée à café de curcuma • ½ cuillerée à café de coriandre • 1 petite carotte en dés • 130 g de petites fleurettes de chou-fleur • 280 g de lentilles corail, rincées • 1,5 1 d'eau • 240 g de tomates en dés • 130 g de petites fleurettes de brocoli • ½ cuillerée à café de sel marin • 1 cuillerée à soupe de jus de citron • du persil ciselé ou des feuilles de coriandre hachées pour la garniture

Chauffez l'huile d'olive à feu moyen dans une grande marmite. Faites-y sauter l'oignon et l'ail jusqu'à ce qu'ils deviennent tendres. Ajoutez les graines de moutarde et remuez jusqu'à ce qu'elles commencent à éclater. Incorporez toutes les autres épices et remuez sur le feu durant 1 minute. Ajoutez carottes et chou-fleur à ce mélange ; remuez pour qu'ils soient enrobés d'épices. Ajoutez l'eau et les lentilles, puis portez à ébullition. Réduisez la flamme et laissez frémir environ 25 minutes. Ajoutez les tomates en dés, le brocoli, le sel et poursuivez la cuisson encore 5 minutes. Juste avant de servir, ajoutez le jus de citron et parsemez avec le persil ou la coriandre.

Analyse nutritionnelle par portion : 223 kcal ; glucides 32,1 g ; fibres 14,8 g ; protéines 12,8 g ; lipides 5,6 g ; cholestérol 0 mg ; sodium 350 mg ; calcium 75 mg.

Burgers de dinde aux tomates séchées

➽ Pour 4 petites tourtes ; préparation : 15 minutes ; cuisson : 8 minutes.

Convient aux programmes de base et avancé.

3 cuillerées à soupe de tomates séchées • 1 cuillerée à café d'huile d'olive extra-vierge • 500 g de viande hachée de dinde bio • 1 cuillerée à soupe de vinaigre balsamique • 1 cuillerée à soupe d'ail haché • 1 ½ cuillerée à café de moutarde de Dijon • 1 pincée de sel marin et de poivre

Recouvrez les tomates séchées d'eau tiède et laissez-les tremper jusqu'à ce qu'elles ramollissent, environ 10 minutes, en fonction de leur état de déshydratation. Égouttez les tomates et débitez-les en petits morceaux. Mélangez au reste des ingrédients et formez quatre petits pâtés. Passez à la poêle ou au four à 190 °C jusqu'à cuisson parfaite, environ 8 minutes. Servez accompagné d'une belle salade.

Note : les saveurs se mêlent et vous pouvez donc préparer la farce un peu à l'avance. Si vous avez utilisé de la dinde fraîche, les pâtés non cuits peuvent être congelés pour une utilisation future.

Analyse nutritionnelle par portion : 198 kcal ; glucides 2,1 g ; fibres 0 g ; protéines 22,8 g ; lipides 11,3 g ; cholestérol 66 mg ; sodium 156 mg ; calcium 11 mg.

Poulet et haricots rouges en papillotes de feuilles de chou cavalier, avocat et salsa

➽ Pour 4 personnes ; préparation : 15 minutes ; cuisson : 10 minutes.

Convient au programme de base.

½ cuillerée à soupe de cumin moulu • 2 cuillerées à café de paprika • 1 pincée de poivre de Cayenne • 1 pincée de sel marin • 250 g de blanc de poulet désossé et sans la peau • 1 cuillerée à soupe d'huile d'olive ou de pépins de raisin • 1 cuillerée à soupe de jus de citron ou de citron vert frais • 500 ml d'eau • 4 grandes feuilles de chou cavalier • 430 g de haricots rouges en boîte, rincés et égouttés • 1 avocat bien mûr, en tranches • sauce pimentée (optionnel)

Pour la salsa : 2 tomates moyennes bien mûres, en dés • 1 cuillerée à soupe d'oignons rouges émincés • 1 cuillerée à soupe d'ail haché • ½ cuillerée à soupe d'huile d'olive • 1 cuillerée à soupe de feuilles de coriandre hachées • 1 cuillerée à soupe de jus de citron frais • 1 pincée de sel et de poivre

Combinez cumin, paprika, poivre de Cayenne et sel dans un saladier. Découpez le poulet en minces lanières et huilez-les avec l'huile d'olive ou de pépins de raisin. Versez dessus le mélange d'épices.

Portez à feu moyen une cocotte huilée avec le reste de la matière grasse. Faites y revenir et cuire les lanières de poulet, sur chaque côté, environ 5 minutes en fonction de leur épaisseur. Versez ensuite le jus de citron. Réservez jusqu'à ce que les lanières de poulet refroidissent.

Portez l'eau à ébullition dans un faitout et jetez les feuilles de chou. Couvrez et laissez cuire durant 1 minute. Retirez-les et rincez-les sous l'eau froide.

Mélangez tous les ingrédients de la salsa dans un bol afin de préparer la sauce. Étalez les feuilles de chou et versez au centre les lanières de poulet, les haricots rouges, les tranches d'avocat et la salsa fraîche. Enroulez les feuilles en rentrant leurs bords. Ajoutez, si vous le souhaitez, la sauce pimentée.

Analyse nutritionnelle par portion : 267 kcal ; glucides 11,1 g ; fibres 5,5 g ; protéines 19,2 g ; lipides 17,2 g ; cholestérol 50 mg ; sodium 205 mg ; calcium 65 mg.

Le dîner

Ragoût de lentilles et poulet

» Pour 4 personnes; préparation: 10 minutes; cuisson: 55 minutes.

Convient aux programmes de base et avancé.

2 cuillerées à soupe d'huile de sésame • 1 oignon émincé • 2 branches de céleri en petits tronçons • 2 petites carottes en dés • 2 gousses d'ail • 1 cuillerée à soupe de concentré de tomate • 2 beaux blancs de poulet bio, sans la peau mais avec les os • 1 cuillerée à soupe d'épices za'atar1 • 1 cuillerée à café de sel marin •60 ml de vin rouge ou blanc • 190 g de lentilles vertes • 1,25 l d'eau ou de bouillon de légumes ou de volaille • 2 cuillerées à soupe d'huile d'olive extra-vierge

Dans une cocotte, faites chauffer l'huile de sésame à feu moyen pour y laisser revenir oignon, céleri et carottes, jusqu'à ce que les légumes deviennent tendres. Ajoutez l'ail et le concentré de tomate et poursuivez la cuisson en remuant durant quelques minutes. Ajoutez alors le poulet et le za'atar, salez et laissez sauter encore quelques minutes jusqu'à ce que les légumes commencent à attacher légèrement.

Déglacez avec le vin (jetez le vin sur les tronçons de légumes qui ont un peu attaché et grattez-les à l'aide d'une spatule afin de les détacher en récupérant les sucs de cuisson). Ajoutez les lentilles et l'eau (ou le bouillon). Amenez à ébullition, réduisez la flamme à moyen-doux, couvrez et laissez frémir durant 45 minutes, jusqu'à cuisson complète du poulet et des lentilles. Il se peut que les os des blancs de poulet se détachent au cours de la cuisson. En tout cas, retirez-les avant de servir.

Versez un filet d'huile d'olive sur le poulet juste avant de servir, accompagné de quinoa rôti, avec chou frisé et amandes (voir la recette plus loin).

Analyse nutritionnelle par portion : 467 kcal ; glucides 34,8 g ; fibres 16 g ; protéines 39,8 g ; lipides 17,2 g ; cholestérol 73 mg ; sodium 112 mg ; calcium 78 mg.

Quinoa grillé, avec chou frisé et amandes

➽ Pour 4 personnes ; préparation : 5 minutes ; cuisson : 25 minutes.

Convient au programme de base.

1 cuillerée à soupe d'huile de sésame • 190 g de quinoa rincé • 140 g de chou frisé coupé fin • 500 ml d'eau • 80 g d'amandes grillées (voir page 433) moulues ou réduites en éclats

Faites chaussez l'huile de sésame à feu doux dans une casserole. Ajoutez le quinoa. Augmentez le feu et laissez revenir durant 3-4 minutes, jusqu'à ce que le quinoa exhale son arôme plaisant. Ajoutez le chou et mélangez, puis l'eau. Portez à ébullition. Réduisez alors de feu, couvrez et laissez frémir durant 12 minutes. Éteignez le feu et laissez couvert durant une dizaine de minutes. Décorez avec les amandes et servez.

Analyse nutritionnelle par portion : 272 kcal ; glucides 33,2 g ; fibres 5,1 g ; protéines 9,6 g ; lipides 12,1 g ; cholestérol 0 mg ; sodium 17 mg ; calcium 110 mg.

Poisson et légumes en papillote

➽ Pour 4 personnes ; préparation : 5 minutes ; cuisson : 20 minutes.

Convient aux programmes de base et avancé.

750 g de poisson (le haddock ou le cabillaud sont parfaits) • 1 pincée de sel marin et de poivre fraîchement moulu • 1 petit bulbe de fenouil en julienne • 1 petit poireau découpé en julienne • 1 petite carotte découpée en julienne • 4 fleurettes de brocoli découpées dans le sens de la longueur • 4 gousses d'ail écrasées • 1 ½ cuillerée à soupe d'huile d'olive extra-vierge • 4 tranches de

citron • ½ cuillerée à café de graines de fenouil écrasées • 2 cuillerées à soupe de vin blanc • un peu de persil haché pour la garniture

Préchauffez le four à 230 °C. Découpez 8 feuilles de papier sulfurisé d'une surface du double de chaque morceau de poisson. Empilez deux de ces carrés sur un morceau de feuille de papier aluminium de même surface. Procédez de la même façon à quatre reprises.

Coupez le poisson en 4 parts et assaisonnez avec le sel et le poivre. Déposez un quart des légumes et de l'ail sur chaque ensemble de feuilles, puis un morceau de poisson et versez un filet d'huile d'olive. Déposez une tranche de citron et saupoudrez d'un peu de graines de fenouil. Mouillez avec un peu de vin blanc. Repliez les feuilles de papier sulfurisé puis celle d'aluminium en scellant les extrémités. Disposez les papillotes dans un plat, glissez-les au four et laissez cuire durant 20 minutes, jusqu'à ce que le papier sulfurisé gonfle. Ouvrez les papillotes et parsemez de persil. Vous pouvez les déposer ainsi sur chaque assiette ou les laisser glisser avec délicatesse sur un plat de service. Servez accompagné d'un pilaf de noix de pécan, riz sauvage et baies de goji (voir la recette plus loin).

Analyse nutritionnelle par portion : 277 kcal ; glucides 11,8 g ; fibres 3,4 g ; protéines 40,9 g ; lipides 6,9 g ; cholestérol 94 mg ; sodium 223 mg ; calcium 95 mg.

Pilaf de noix de pécan, riz sauvage et baies de goji

➻ Pour 4 personnes ; préparation : 5 minutes ; cuisson : 45 minutes.

Convient au programme de base.

1 cuillerée à soupe d'huile d'olive extra-vierge • 50 g de poireaux émincés • 1 carotte en dés • 2 branches de céleri en petits tronçons • 170 g de riz long complet, rincé • 60 g de riz sauvage • herbes aromatiques fraîches (le romarin et le thym sont parfaits) • 1 pincée de sel marin et de poivre • 500 ml d'eau • 60 g de baies

sèches de goji • 60 g de noix de pécan grillées et réduites en éclats • persil frais haché pour la garniture

Chauffez l'huile d'olive à feu moyen dans un faitout et faites légèrement sauter poireaux, carotte et céleri. Ajoutez le riz, les herbes, le sel et mélangez. Ajoutez l'eau et portez à ébullition. Couvrez et réduisez le feu. Laissez frémir durant 30 minutes afin que le riz soit tendre sous la dent.

Ajoutez alors les baies de goji, les noix de pécan, mélangez doucement et servez en parsemant de persil.

Analyse nutritionnelle par portion : 303 kcal ; glucides 45,3 g ; fibres 4,1 g ; protéines 7,3 g ; lipides 11,1 g ; cholestérol 0 mg ; sodium 84 mg ; calcium 65 mg.

PÂTÉ DE VIANDE À LA DINDE ET AUX ÉPINARDS

➻ Pour 4 personnes ; préparation : 10 minutes ; cuisson : 30 minutes.

Convient aux programmes de base et avancé.

250 g de noix de pécan • 500 g de viande de dinde maigre bio • 300 g d'épinards surgelés, décongelés et bien égouttés • 2 œufs • 1 cuillerée à soupe d'huile d'olive extra-vierge • ½ petit oignon émincé • 1 cuillerée à café de basilic lyophilisé • ¼ de cuillerée à café de sel marin • 1 pincée de poivre noir

Préchauffez le four à 190 °C. Hachez les noix de pécan dans le mixeur afin d'obtenir une poudre mi-fine. Mélangez tous les ingrédients dans un saladier. Déposez le mélange dans un plat à cake huilé et laissez cuire 30 minutes. Retirez du four et laissez tiédir 5 minutes avant de servir accompagné de l'écrasée de chou-fleur au millet et des légumes verts à l'étouffée, oignons rouges et tomates séchées (voir recettes page ci-contre).

Analyse nutritionnelle par portion : 418 kcal ; glucides 7,4 g ; fibres 4,5 g ; protéines 24,7 g ; lipides 34,5 g ; cholestérol 139 mg ; sodium 255 mg ; calcium 100 mg.

Écrasée de chou-fleur au millet

➽ Pour 4 personnes; préparation: 5 minutes; cuisson: 30 minutes.

Convient au programme de base.

1 cuillerée à soupe d'huile d'olive extra-vierge • ½ petit oignon émincé • 110 g de millet-perle rincé • 1 cuillerée à café de sauge déshydratée et 1 cuillerée à soupe de sauge fraîche • 120 g de chou-fleur émincé • 400 ml d'eau • ¼ de cuillerée à café de sel marin • persil frais haché pour la garniture

Dans une casserole à feu moyen, chauffez l'huile d'olive et faites roussir légèrement l'oignon. Ajoutez le millet, le chou-fleur et la sauge, qui vous faites revenir 1 minute. Versez l'eau, portez à ébullition, puis salez. Couvrez, réduisez la flamme et laissez frémir durant 20 minutes, jusqu'à ce que le millet soit tendre sous la dent. Ensuite, écrasez ou mixez le tout. Parsemez de persil avant de servir.

Analyse nutritionnelle par portion : 122 kcal; glucides 19,5 g; fibres 3,8 g; protéines 3,9 g; lipides 3,6 g; cholestérol 0 mg; sodium 121 mg; calcium 20 mg.

Légumes verts à l'étouffée, oignons rouges et tomates séchées

➽ Pour 4 personnes; préparation: 5 minutes; cuisson: 10 minutes.

Convient aux programmes de base et avancé.

½ oignon rouge émincé • 2 cuillerées à soupe de tomates séchées coupées en lanières • 250 à 350 g de légumes verts émincés (toutes les combinaisons de chou frisé, chou cavalier, blettes et autres sont parfaites) • 125 ml d'eau • 1 cuillerée à soupe d'huile d'olive extra-vierge • une giclée de vinaigre balsamique (facultatif)

Jetez l'oignon, les tomates et les légumes verts dans une casserole avec l'eau. Amenez à ébullition, puis réduisez le feu et laissez frémir jusqu'à ce que les légumes soient tendres. Avant de servir, arrosez d'un filet d'huile d'olive et, éventuellement, de quelques gouttes de vinaigre balsamique.

Analyse nutritionnelle par portion : 82 kcal ; glucides 10,6 g ; fibres 2,1 g ; protéines 3,1 g ; lipides 4 g ; cholestérol 0 mg ; sodium 72 mg ; calcium 120 mg.

WOK DE TOFU ET MANGETOUT, SAUCE AU BEURRE DE SÉSAME ET AUX CACAHUÈTES

➽ Pour 4 personnes ; préparation : 5 minutes ; cuisson : 10 minutes.

Convient aux programmes de base et avancé.

750 g de tofu ferme • 2 cuillerées à soupe de beurre de cacahuète • 1 cuillerée à soupe de vin blanc • ½ cuillerée à soupe de vinaigre de riz • 1 cuillerée à soupe de tamari (sans adjonction de blé) • 1 pincée de piment moulu ou de poudre de chili • 1 cuillerée à soupe de graines de sésame • 1 cuillerée à soupe d'huile de sésame • 1 cuillerée à soupe de gingembre haché • 1 cuillerée à soupe d'ail haché • 4 échalotes émincées et un peu plus pour la garniture • 300 g de haricots mangetout

Rincez le tofu, essuyez-le avant de le découper en cubes de taille moyenne. Pour réaliser la sauce, mélangez le beurre de cacahuètes, le vin, le tamari, le vinaigre de riz, le piment ou le chili et les graines de sésame dans un bol et mixez jusqu'à obtenir une pâte onctueuse.

Faites chauffer l'huile de sésame dans un wok ou une grande poêle. Ajoutez le gingembre, l'ail et les échalotes, remuez durant 1 minute en prenant garde de ne pas les faire brûler. Incorporez le tofu que vous faites revenir en le retournant sur toutes ses faces, jusqu'à ce qu'il brunisse. Ajoutez les haricots mangetout et faites revenir durant 1 minute, jusqu'à ce qu'ils soient tendres. Versez la sauce et faites cuire encore 1 minute. Servez aussitôt, avec le riz complet (voir recette plus loin), en garnissant de quelques petits morceaux d'échalote.

Analyse nutritionnelle par portion : 346 kcal ; glucides 29 g ; fibres 10,3 g ; protéines 25,2 g ; lipides 16,3 g ; cholestérol 0 mg ; sodium 319 mg ; calcium 462 mg.

Riz complet

➽ Pour 4 personnes; préparation: 2 minutes; cuisson: 25 minutes.

Convient au programme de base.

230 g de riz complet • 500 ml d'eau • 1 pincée de sel marin

Jetez le riz dans une casserole de taille moyenne et couvrez avec l'eau. Portez à ébullition. Ajoutez le sel, couvrez et baissez la flamme. Laissez frémir jusqu'à ce que le riz soit tendre sous la dent et toute l'eau évaporée. Servez aussitôt. Les restes se conservent 5 jours au réfrigérateur dans un conteneur bien fermé.

Analyse nutritionnelle par portion: 172 kcal; glucides 12 g; fibres 1,6 g; protéines 3,6 g; lipides 1,3 g; cholestérol 0 mg; sodium 44 mg; calcium 21 mg.

Crevettes à la méditerranéenne

➽ Pour 6 personnes; préparation: 10 minutes; cuisson: 5 minutes.

Convient aux programmes de base et avancé.

500 g de crevettes crues décortiquées et déveinées • 1 pincée de sel et de poivre • 2 cuillerées à soupe d'huile d'olive extra-vierge • 1 petit oignon rouge émincé • 500 g de tomates cerise coupées en deux • 2 cuillerées à soupe d'ail finement haché • 2 cuillerées à soupe de basilic frais finement haché • 40 g d'olives kalamata • 120 g de pousses d'épinards

Rincez et essuyez les crevettes. Assaisonnez-les avec le sel et le poivre. Faites chauffer l'huile à feu moyen dans une poêle. Ajoutez l'oignon et l'ail que vous faites revenir 2-3 minutes, jusqu'à ce que l'oignon soit un peu croustillant. Ajoutez les tomates et faites revenir 1 minute. Ajoutez les crevettes et faites-les revenir 1 minute de chaque côté. Jetez le basilic frais et les olives dans la préparation. Mélangez et retirez du feu. Ajoutez les épinards, mélangez et servez en compagnie de polenta grillée (voir recette suivante).

Analyse nutritionnelle par portion : 144 kcal ; glucides 5,1 g ; fibres 1,5 g ; protéines 17,2 g ; lipides 6,1 g ; cholestérol 147 mg ; sodium 277 mg ; calcium 77 mg.

POLENTA GRILLÉE

➽ Pour 4-6 personnes ; préparation : 5 minutes ; cuisson et repos : 1 heure.

Convient au programme de base.

500 g de gruau de maïs • ½ cuillerée à café de sel • 1,5 1 d'eau • 2 cuillerées à soupe d'huile d'olive extra-vierge

Mélangez le gruau, le sel et l'eau dans un faitout. Remuez bien afin d'enlever tous les grumeaux, puis amenez doucement jusqu'au frémissement soutenu. Ne cessez pas de remuer sur le feu (moyen-doux) jusqu'à ce que toute l'eau soit absorbée et le gruau bien tendre, environ au bout de 30 minutes.

Huilez un plat à four d'environ 24 x 30 cm de côté avec 1 cuillerée à soupe d'huile d'olive. Versez la polenta et patientez le temps qu'elle refroidisse (environ 20 minutes). Coupez alors la polenta en cubes.

Pour la faire griller, faites chauffer une poêle à feu moyen avec le reste de l'huile d'olive. Lorsque l'huile est bien chaude, déposez les cubes de polenta et faites-les dorer sur toutes leurs faces (environ 3 minutes à chaque fois). Ils doivent être croustillants à l'extérieur, mais bien onctueux à l'intérieur. Servez aussitôt, ou gardez au four tiède le temps de passer à table.

Analyse nutritionnelle par portion : 141 kcal ; glucides 30 g ; fibres 2,9 g ; protéines 2,7 g ; lipides 1,5 g ; cholestérol 0 mg ; sodium 203 mg ; calcium 10 mg.

Soupe de haricots rouges

➻ Pour 5-7 personnes; préparation: 5 minutes; cuisson: 20-25 minutes.

Convient aux programmes de base et avancé.

1 cuillerée à soupe d'huile d'olive extra-vierge • 1 cuillerée à soupe d'ail • 1 petit oignon émincé • 1 cuillerée à soupe de cumin • 440 g de haricots rouges en boîte • 500 ml d'eau ou de bouillon de légumes • 1 feuille de laurier • 1 ½ cuillerée à soupe de tamari (sans adjonction de blé) • 1 cuillerée à soupe de jus de citron • Des feuilles de coriandre fraîche hachée pour la garniture

Faites chauffer l'huile d'olive à feu moyen dans une marmite. Ajoutez l'ail et l'oignon que vous faites revenir jusqu'à ce que l'oignon devienne transparent. Ajoutez le cumin et faites encore revenir quelques minutes. Ajoutez les haricots rouges avec leur liquide ainsi que l'eau ou le bouillon, sans oublier la feuille de laurier. Portez à ébullition, puis réduisez la flamme et laissez frémir pendant 10-15 minutes. Ajoutez alors le tamari, le jus de citron et laissez à nouveau frémir 1 minute. Parsemez de coriandre et servez avec du riz grillé au cumin et du chou de Toscane et chou-fleur à l'ail (voir recettes page suivante).

Analyse nutritionnelle par portion: 443 kcal; glucides 77,7 g; fibres 18,8 g; protéines 27 g; lipides 3,9 g; cholestérol 0 mg; sodium 224 mg; calcium 176 mg.

Riz grillé au cumin

➻ Pour 4 personnes; préparation: 5 minutes; cuisson: 35 minutes.

Convient au programme de base.

230 g de riz complet à longs grains, rincé • ½ cuillerée à soupe de graines de cumin • 500 ml d'eau • 1 pincée de sel marin

Préchauffez le four à 180 °C. Étalez le riz sur une feuille de cuisson ou un plat à four, parsemez-le de graines de cumin et grillez-le légèrement durant 10 minutes environ. Retournez-le régulièrement afin de vous assurer qu'il grille de façon homogène. Transvasez le riz dans une casserole avec l'eau, salez, et portez à ébullition avant de réduire la flamme et de couvrir. Laissez frémir durant une vingtaine de minutes, jusqu'à ce que le riz soit tendre sous la dent.

Analyse nutritionnelle par portion : 175 kcal ; glucides 36,5 g ; fibres 1,7 g ; protéines 3,7 g ; lipides 1,4 g ; cholestérol 0 mg ; sodium 45 mg ; calcium 30 mg.

Chou de Toscane et chou-fleur à l'ail

➽ Pour 4 personnes ; préparation : 3 minutes ; cuisson : 10 minutes.

Convient aux programmes de base et avancé.

1 cuillerée à soupe d'huile d'olive extra-vierge • 1 cuillerée à soupe d'ail haché • 130 g de petites fleurettes de chou-fleur • 450 g de chou de Toscane émincé • 125 ml d'eau

Faites chauffer à feu moyen l'huile dans un faitout pour y laisser revenir l'ail et le chou-fleur jusqu'à ce que ce dernier commence à devenir tendre. Ajoutez le chou de Toscane et versez l'eau. Couvrez et laissez cuire jusqu'à complète évaporation de l'eau (comptez environ 3-4 minutes).

Analyse nutritionnelle par portion : 96 kcal ; glucides 13,4 g ; fibres 3,3 g ; protéines 4,4 g ; lipides 4,1 g ; cholestérol 0 mg ; sodium 59 mg ; calcium 165 mg.

Cakes au saumon et noix de pécan

➽ Pour 8 cakes moyens ; préparation : 5 minutes ; cuisson : 30 minutes.

Convient aux programmes de base et avancé.

220 g de saumon sauvage au naturel, en boîte • 300 g de noix de pécan • 2 œufs • 3 petites échalotes émincées • 1 petite branche de céleri en tronçons • 1 cuillerée à soupe d'huile d'olive extra-vierge • 1 cuillerée à soupe de jus de citron vert • ½ cuillerée à café de sel marin • 1 pincée de paprika

Préchauffez le four à 180 °C. Égouttez le saumon. Mixez les noix de pécan en poudre assez fine. Ajoutez le reste des ingrédients et mixez quelques secondes. Séparez en 8 pâtés déposés sur une plaque à four huilée et enfournez jusqu'à obtenir une couleur dorée (environ 25-30 minutes). Recouvrez de chutney à la pêche et servez accompagné de blettes sautées avec éclats d'amandes (voir recettes page suivante).

Analyse nutritionnelle par portion : 251 kcal ; glucides 4 g ; fibres 2,5 g ; protéines 9,5 g ; lipides 23,1 g ; cholestérol 63 mg ; sodium 151 mg ; calcium 33 mg.

Chutney à la pêche

➽ Pour 8 portions environ ; préparation : 5 minutes ; cuisson : 15 minutes.

Convient aux programmes de base et avancé.

4 pêches fraîches et bien mûres, pelées et coupées en petits morceaux (ou l'équivalent en version surgelée) • 3 pousses d'échalote finement coupées (ou de brins de ciboulette) • 1 ½ cuillerée à soupe d'huile d'olive extra-vierge • 2 cuillerées à soupe de jus de citron vert frais • 2 cuillerées à soupe de feuilles de coriandre • ½ cuillerée à café de piment jalapeño • 1 pincée de sel marin

Faites chauffer les pêches dans une casserole à feu moyen-doux. S'il s'agit de fruits frais, ajoutez 2 cuillerées à soupe d'eau. Ajoutez échalotes, huile d'olive, coriandre, jus de citron vert, piment jalapeño et sel. Cuisez à feu moyen-doux jusqu'à ce que les pêches s'écrasent sous la fourchette. Le résultat ne doit pas être aussi liquide qu'une sauce, mais la cuisson dure approximativement 12-15 minutes. Servez tiède ou frais.

Analyse nutritionnelle par portion : 44 kcal ; glucides 5,4 g ; fibres 0,9 g ; protéines 0,6 g ; lipides 2,7 g ; cholestérol 0 mg ; sodium 21 mg ; calcium 9 mg.

Blettes sautées avec éclats d'amandes

➽ Pour 4 personnes; préparation: 3 minutes; cuisson: 10 minutes.

Convient aux programmes de base et avancé.

40 g d'éclats d'amandes • 1 cuillerée à soupe d'huile d'olive extra-vierge • 250 g de blettes émincées • 1 pincée de sel marin

Préchauffez le four à 180 °C. Répandez les éclats d'amandes sur un plat à four et laissez dorer durant 6-7 minutes.

Dans une poêle, faites chauffer l'huile à feu moyen et ajoutez les blettes et le sel. Mélangez jusqu'à ce que les blettes soient tendres. Ajoutez les amandes et servez.

Analyse nutritionnelle par portion: 74 kcal; glucides 6,4 g; fibres 1,6 g; protéines 2,2 g; lipides 6,4 g; cholestérol 0 mg; sodium 154 mg; calcium 45 mg.

Curry de poulet à la noix de coco avec légumes

➽ Pour 4 personnes; préparation: 10 minutes; cuisson: 25-30 minutes.

Convient aux programmes de base et avancé.

2 cuillerées à soupe d'huile de sésame • 1 cuillerée à soupe de graines de moutarde • 320 g d'oignons émincés • 1 cuillerée à soupe d'ail haché • 1 cuillerée à soupe de poudre de curry • 1 pincée de poivre de Cayenne • 2 beaux blancs de poulet avec os • ½ cuillerée à café de sel marin • 1 petite carotte en dés • 130 g de petites fleurettes de chou-fleur • ½ poivron vert en dés • 1 pomme en dés • 400 ml de lait de noix de coco • 200 g de petits pois surgelés • quelques feuilles de coriandre fraîche hachée pour la garniture

Dans un faitout à feu moyen, faites chauffer l'huile de sésame. Ajoutez les graines de moutarde et remuez durant 10 secondes, jusqu'au moment où elles commencent à éclater. Prenez garde à ne pas les brûler. Ajoutez aussitôt oignon et ail et faites suer durant 5 minutes. Ajoutez alors le curry et le poivre de Cayenne et remuez afin d'enrober les oignons d'épices. Ajoutez le poulet avec le sel et faites revenir chaque face. Ajoutez carottes, chou-fleur et poivrons et faites revenir ce mélange durant 3-4 minutes. Ajoutez alors la pomme et le lait de coco, puis laissez frémir à feu doux durant 15-20 minutes, jusqu'à cuisson complète du poulet. Ajoutez enfin les petits pois et laissez frémir 2-3 minutes. Servez décoré de coriandre.

Analyse nutritionnelle par portion : 565 kcal ; glucides 29,1 g ; fibres 9,8 g ; protéines 34,9 g ; lipides 36,6 g ; cholestérol 73 mg ; sodium 618 mg ; calcium 110 mg.

Noix de Saint-Jacques panées aux amandes et à la coriandre

➽ Pour 2 personnes ; préparation : 15 minutes ; cuisson : 10 minutes.

Convient aux programmes de base et avancé.

6 belles noix de Saint-Jacques • 125 ml de vin blanc • 2 pincées de sel marin • 40 g d'amandes nature • 1 cuillerée à soupe de graines de coriandre • 1 pincée de poivre noir • ½ cuillerée à soupe d'huile de pépins de raisin • 2 cuillerées à soupe de vinaigre balsamique

Préchauffez le four à 190 °C. Éventuellement, retirez le muscle dur des noix de Saint-Jacques si vous les avez achetées en coquille. Rincez et essuyez. Mélangez vin blanc et sel et laissez-y mariner les noix de Saint-Jacques durant une dizaine de minutes. Pendant ce temps, faites dorer les amandes au four sur une feuille de cuisson durant 7-8 minutes. Écrasez grossièrement les graines de coriandre. Ajoutez alors les amandes dorées, une autre pincée de sel, le poivre et mixez l'ensemble jusqu'à obtenir un grain grossier.

Retirez les noix de Saint-Jacques de la marinade et panez chaque côté avec le mélange à base d'amandes. Chauffez l'huile à feu moyen-vif dans un faitout et grillez les noix de Saint-Jacques 2-3 minutes sur chaque face. Arrosez de vinaigre balsamique et servez aussitôt avec la purée de yams et les épinards et le cresson sautés (voir recettes page ci-contre).

Analyse nutritionnelle par portion: 228 kcal; glucides 6,4 g; fibres 1,5 g; protéines 17,7 g; lipides 9,9 g; cholestérol 30 mg; sodium 383 mg; calcium 65 mg.

Purée de yams

➽ Pour 4 personnes; préparation: 5 minutes; cuisson: 20 minutes.

Convient au programme de base.

3 yams (petits à moyens) • 2 cuillerées à soupe d'huile d'olive extra-vierge • 1 pincée de sel marin • 1 pincée de poivre noir

Lavez les yams et déposez-les dans une casserole. Couvrez d'eau et portez à ébullition. Réduisez alors la flamme et laissez frémir durant 15-20 minutes jusqu'à ce que les yams deviennent tendres mais pas réduits en bouillie. Retirez-les de l'eau et laissez-les refroidir jusqu'à pouvoir les tenir dans la main. Enlevez la peau. Jetez l'eau de cuisson et remettez les yams dans la casserole. Ajoutez l'huile, le sel, le poivre, mélangez et écrasez à la fourchette ou à l'écrase-purée.

Analyse nutritionnelle par portion: 137 kcal; glucides 17,7 g; fibres 2,8 g; protéines 1,7 g; lipides 6,9 g; cholestérol 0 mg; sodium 89 mg; calcium 32 mg.

Épinards et cresson sautés

➽ Pour 4 personnes; préparation: 5 minutes; cuisson: 5 minutes.

Convient aux programmes de base et avancé.

1 cuillerée à soupe d'huile d'olive extra-vierge • 70 g de cresson frais • 240 g d'épinards frais • 1 pincée de sel marin

Dans une grande poêle ou un faitout, faites chauffer l'huile à feu moyen. Ajoutez le cresson et faites sauter durant environ 3 minutes, jusqu'à ce qu'il devienne tendre. Retirez du feu et ajoutez les épinards afin qu'ils s'attendrissent. Assaisonnez à votre goût.

Analyse nutritionnelle par portion : 46 kcal ; glucides 3,6 g ; fibres 1,4 g ; protéines 2,1 g ; lipides 3,6 g ; cholestérol 0 mg ; sodium 113 mg ; calcium 87 mg.

Agneau braisé à la grenade et haricots blancs

➽ Pour 4 personnes ; préparation et marinade : 30 minutes ; cuisson : 20-25 minutes.

Convient au programme de base.

2 cuillerées à soupe de vinaigre balsamique • 2 cuillerées à soupe d'ail haché • 1 cuillerée à soupe de moutarde de Dijon • 4 jarrets d'agneau • 2 cuillerées à soupe d'huile d'olive extra-vierge • ½ petit oignon émincé • 2 cuillerées à soupe de sirop de grenade • 1 feuille de laurier • 1 cuillerée à soupe de sauge fraîche ou 1 cuillerée à café de sauge lyophilisée • ¼ de cuillerée à café de sel marin • 440 g de haricots blancs en boîte • 65 ml de vin rouge ou d'eau • 6-7 g de persil frais • 40 g de graines fraîches de grenade (optionnel)

Dans un plat profond, mélangez le vinaigre, la moitié de l'ail et la moutarde. Retirez le gras apparent de l'agneau et déposez les morceaux dans le faitout. Retournez-les sur toutes leurs faces pour qu'ils s'imprègnent de marinade. Laissez reposer 30 minutes environ.

Pendant ce temps, faites chauffer l'huile d'olive à feu moyen dans un faitout. Ajoutez l'oignon et le reste de l'ail que vous faites revenir 8 minutes environ, jusqu'à ce que l'oignon se colore légèrement. Ajoutez alors les jarrets d'agneau et saisissez-les de chaque côté. Versez le sirop de grenade dessus et continuez à saisir. Ajoutez le laurier, la sauge, le sel et les haricots blancs avec leur liquide, sans oublier l'eau ou le vin rouge. Laissez cuire à feu doux jusqu'à cuisson complète de l'agneau (environ 15-20 minutes, selon l'épaisseur des jarrets et vos préférences en matière de cuisson).

Garnissez avec les graines de grenade et le persil et servez accompagné de brocolis au citron (voir recette page ci-contre).

Analyse nutritionnelle par portion: 720 kcal; glucides 74,1 g; fibres 27 g; protéines 65,4 g; lipides 18,2 g; cholestérol 128 mg; sodium 265 mg; calcium 230 mg.

Brocolis au citron

➽ Pour 4 personnes; préparation: 2 minutes; cuisson: 5 minutes.
Convient aux programmes de base et avancé.

1 cuillerée à soupe d'huile d'olive extra-vierge • 300 g de belles fleurettes de brocoli • 1 pincée de sel marin • ½ citron coupé en rondelles

Faites chauffer à feu moyen l'huile d'olive dans une casserole. Ajoutez les brocolis, en remuant constamment jusqu'à ce qu'ils deviennent tendres. Ajoutez le sel et servez avec des rondelles de citron.

Analyse nutritionnelle par portion: 64 kcal; glucides 7,2 g; fibres 2,4 g; protéines 2,5 g; lipides 3,7 g; cholestérol 0 mg; sodium 88 mg; calcium 45 mg.

Chili mexicain express au quinoa

➽ Pour 8 personnes; préparation: 5 minutes; cuisson: 25 minutes.
Convient au programme de base.

2 cuillerées à soupe d'huile d'olive extra-vierge • 1 petit oignon émincé • 2 cuillerées à soupe d'ail haché • 2 cuillerées à soupe de poudre chili • 1 cuillerée à soupe de cumin moulu • 1 cuillerée à soupe de paprika • ½ cuillerée à café de flocons de chili • 1 cuillerée à café d'origan lyophilisé • 2 cuillerées à soupe de concentré de tomate • 1 cuillerée à soupe de vin rouge ou d'eau • 100 g de quinoa, rincé • ½ poivron vert, épépiné et coupé en dés • 1 petite courgette en dés • 440 g de haricots rouges en boîte • 440 g de haricots pinto en boîte • 1 l d'eau ou de bouillon de légumes • 250 ml de sauce tomate (coulis ou autre) • 1 cuillerée à café de

sel marin • 1 filet de jus de citron vert frais • quelques feuilles de coriandre fraîche hachées pour la garniture (optionnel)

Dans une marmite, faites chauffer l'huile d'olive à feu moyen. Ajoutez ail et oignons et faites les suer. Ajoutez les épices et faites revenir durant 2 minutes. Ajoutez le concentré de tomate et faites revenir encore 1 minute. Déglacez avec l'eau ou le vin, puis versez le quinoa. Faites sauter en remuant jusqu'à ce que le quinoa brunisse un peu.

Ajoutez le poivron et la courgette et laissez revenir quelques minutes, jusqu'à ce qu'ils commencent à devenir tendres. Ajoutez les haricots rouges avec leur liquide, l'eau ou le bouillon, la sauce tomate et le sel. Amenez à ébullition puis baissez la flamme et laissez frémir durant 15 minutes. Garnissez avec le jus de citron vert et la coriandre. Servez avec les lanières de tortilla de maïs (voir recette ci-dessous).

Analyse nutritionnelle par portion: 467 kcal; glucides 79,8 g; fibres 19,2 g; protéines 25,9 g; lipides 6,2 g; cholestérol 0 mg; sodium 423 mg; calcium 176 mg.

Lanières de tortilla de maïs

➽ Pour 4 personnes; préparation: 5 minutes; cuisson: 5 minutes.
Convient au programme de base.

1 cuillerée à soupe d'huile d'olive extra-vierge • 4 tortillas de maïs bio • 1 pincée de sel marin

Préchauffez le four à 190 °C. Huilez légèrement les deux faces des tortillas et découpez-les en lanières. Déposez-les sur une feuille de cuisson ou dans un plat à four et faites-les cuire durant 5 minutes, jusqu'à ce qu'elles deviennent croustillantes. Saupoudrez de sel et servez aussitôt.

Analyse nutritionnelle par portion: 62 kcal; glucides 10,7 g; fibres 1,5 g; protéines 1,4 g; lipides 1,8 g; cholestérol 0 mg; sodium 69 mg; calcium 21 mg.

Chou noir de Toscane et courge grillée

➽ Pour 4 personnes; préparation: 5 minutes; cuisson: 30 minutes.

Convient au programme de base.

250 g de courge butternut, pelée et découpée en cubes • ½ oignon rouge émincé • 2 cuillerées à soupe d'huile d'olive extra-vierge • 400 g de chou noir de Toscane, émincé • 180 ml d'eau • 1 pincée de sel marin

Préchauffez le four à 190 °C. Mélangez les cubes de courge avec l'oignon, le sel et 1 cuillerée à soupe d'huile d'olive. Déposez le tout dans un plat à four. Faites rôtir jusqu'à ce que la courge soit tendre, environ 25 minutes.

Faites chauffer un faitout sur feu moyen. Versez-y le chou et l'eau et laissez bouillir faiblement durant quelques minutes, puis couvrez pour que le chou finisse de cuire à la vapeur. Lorsqu'il est tendre et que l'eau s'est évaporée, ajoutez la courge rôtie et ses oignons, versez sur le mélange le restant d'huile d'olive et servez.

Analyse nutritionnelle par portion: 147 kcal; glucides 19,5 g; fibres 3,6 g; protéines 4,2 g; lipides 7,5 g; cholestérol 0 mg; sodium 105 mg; calcium 186 mg.

Saumon grillé et chutney coriandre-menthe

➽ Pour 4 personnes; préparation: 10 minutes; cuisson: 20 minutes.

Convient aux programmes de base et avancé.

750 g de saumon sauvage • 1 cuillerée à soupe d'huile d'olive extra-vierge • 1 pincée de sel marin • 1 pincée de poivre noir

Pour le chutney: 1 petit bouquet de coriandre fraîche, avec les tiges • 2 cuillerées à soupe de feuilles de menthe fraîche, hachées • 3 cuillerées à soupe d'huile d'olive extra-vierge • 1 ½ cuillerée à soupe d'ail haché • 1 pincée de sel marin • 1 cuillerée à soupe de jus de citron ou de citron vert frais • 1 pincée de flocons de piment chili (optionnel)

Assaisonnez le saumon avec l'huile, le sel, le poivre et réservez durant 10 minutes.

Mélangez tous les ingrédients du chutney dans un blender et mixez jusqu'à obtenir une consistance crémeuse. Réservez.

Faites chauffer un gril en fonte à feu moyen-vif et déposez le poisson sur la peau. Laissez cuire jusqu'à ce que la peau soit presque brûlée et le saumon presque à point (comptez environ 15 minutes selon l'épaisseur du poisson). Retournez le poisson et laissez-le griller encore quelques minutes, jusqu'à cuisson complète. Retirez le gril du feu et faites glisser le poisson sur un plat, sans le retourner pour ôter facilement la peau. Versez le chutney dessus. Décorez avec des rondelles de citron; servez avec une salade de haricots blancs et de maïs et des légumes d'été grillés (voir recettes pages suivantes).

Analyse nutritionnelle par portion: 479 kcal; glucides 1,9 g; fibres 0,5 g; protéines 38,1 g; lipides 34,6 g; cholestérol 107 mg; sodium 226 mg; calcium 43 mg.

Salade de haricots blancs et maïs

➽ Pour 4 personnes; préparation: 10 minutes; pas de cuisson.
Convient au programme de base.

440 g de haricots blancs en boîte, égouttés • 1 épi de maïs frais cuit égrené ou 100 g de grains de maïs surgelés • 1 petite carotte en dés ou râpée • 1 branche de céleri en tronçons • 1 cuillerée à soupe de persil frais haché.

Pour l'assaisonnement: 3 cuillerées à soupe d'huile d'olive extravierge • 1 ½ cuillerée à soupe de jus de citron • 1 cuillerée à café de cumin moulu • ½ cuillerée à café de sel marin • ½ cuillerée à café de coriandre moulu • quelques feuilles de coriandre fraîche hachée pour le goût

Mélangez les haricots blancs, le maïs, la carotte, le céleri et le persil. Réservez. Battez ensemble tous les ingrédients de la sauce et versez sur la salade.

Cette salade peut-être dégustée immédiatement ou préparée un peu à l'avance afin que les arômes se développent. C'est d'ailleurs meilleur ainsi. Réfrigérez les restes.

Analyse nutritionnelle par portion : 478 kcal; glucides 71,4 g; fibres 27,7 g; protéines 26,3 g; lipides 11,5 g; cholestérol 0 mg; sodium 278 mg; calcium 185 mg.

Légumes d'été grillés

➽ Pour 4-5 personnes; préparation et marinade: 1 h 05; cuisson: 15 minutes.

Convient aux programmes de base et avancé.

1 botte d'asperges nettoyées et préparées • 1 courgette • 1 courge d'été • 1 oignon • 1 poivron rouge • 80 ml d'huile d'olive extra-vierge • 1 pincée de sel et de poivre noir

Lavez tous les légumes et découpez-les selon les formes qui vous conviennent. Versez-les dans un saladier. Ajoutez l'huile d'olive, le sel, le poivre, puis mélangez. Couvrez et laissez mariner 1 heure au réfrigérateur.

Allumez le gril ou le barbecue à feu moyen-vif et déposez les légumes marinés dessus, en les retournant de temps en temps jusqu'à ce que leur cuisson vous convienne. Vous pouvez aussi les faire rôtir au four à 180 °C. Le temps de cuisson dépend en grande partie de la taille des morceaux.

Analyse nutritionnelle par portion : 143 kcal; glucides 7,7 g; fibres 2,9 g; protéines 2,7 g; lipides 12,3 g; cholestérol 0 mg; sodium 49 mg; calcium 33 mg.

Wok de tofu et noix de cajou

➽ Pour 4 personnes; préparation: 10 minutes; cuisson: 10 minutes.

Convient aux programmes de base et avancé.

½ tête de brocoli avec les tiges • 1 grosse carotte coupée en allumettes • 500 g de tofu ferme • 1 ½ cuillerée à soupe d'huile de sésame • 1 cuillerée à soupe de gingembre haché • 2 gousses d'ail haché • 70 g de bok choy émincé • 1 cuillerée à soupe de tamari (sans adjonction de blé) • 1 cuillerée à café d'huile de sésame grillé • 110 g de haricots mangetout • 125 g de noix de cajou (ni rôties, ni salées) • 1 cuillerée à café de sauce pimentée ou de sauce hoisin (facultatif)

Rincez le tofu, essuyez-le et découpez-le en cubes. Séparez les tiges des fleurettes de brocoli. Découpez les fleurettes et réservez-les. Pelez les tiges et taillez-les en allumettes. Réservez. Dans un wok ou une grande poêle, faites chauffer la moitié de l'huile de sésame à feu moyen. Ajoutez gingembre et ail et remuez. Ajoutez aussitôt le tofu, et laissez-le dorer sur toutes ses faces. Retirez le tofu du wok et réservez.

Rincez et essuyez le wok, puis versez-y le reste de l'huile de sésame. Ajoutez la carotte et les tiges de brocoli, puis faites-les sauter jusqu'à ce qu'ils commencent à devenir tendres. Ajoutez le bok choy et les fleurettes de brocoli et continuez la cuisson. Ajoutez le tamari, l'huile de sésame grillé et les mangetout. Faites cuire jusqu'à ce que les mangetout commencent à devenir tendres.

Ajoutez alors le tofu ainsi que les noix de cajou. Réchauffez bien l'ensemble et servez avec la sauce pimentée ou la sauce hoisin.

Servez avec du riz basmati si vous suivez le programme de base. Omettez-le si vous avez opté pour la version avancée.

Analyse nutritionnelle par portion: 354 kcal; glucides 24,4 g; fibres 7,5 g; protéines 18,3 g; lipides 23,5 g; cholestérol 0 mg; sodium 601 mg; calcium 365 mg.

BOUILLABAISSE DU DIMANCHE SOIR

➽ Pour 4 personnes; préparation: 10 minutes; cuisson: 15 minutes.

Convient aux programmes de base et avancé.

1 ½ cuillerée à soupe d'huile d'olive extra-vierge • 2 gousses d'ail haché • 1 petit oignon émincé • 2 tomates moyennes coupées en dés • 2 cuillerées à soupe de persil frais haché • 1 cuillerée à soupe de thym frais haché • 1 cuillerée à soupe de romarin frais haché • 1 feuille de laurier • ½ cuillerée à café de flocons de piment chili • 500 g de poisson blanc (flétan ou cabillaud, par exemple), en cubes • 250 g de crevettes décortiquées et déveinées • 250 ml de vin blanc • 500 ml de bouillon de volaille ou de court-bouillon • ½ cuillerée à café de sel marin • poivre à votre convenance • 250 g de moules nettoyées • 250 g de palourdes • 1 citron coupé en rondelles • persil frais haché pour la garniture

Chauffez l'huile d'olive à feu moyen dans une grande marmite. Ajoutez l'oignon et l'ail que vous faites revenir quelques minutes jusqu'à ce qu'ils soient tendres. Ajoutez les tomates, les herbes, et le piment et faites revenir encore quelques minutes. Déposez le poisson, puis les crevettes dessus.

Ajoutez le vin blanc, le bouillon, le sel, le poivre et portez à ébullition. Réduisez à feu doux, couvrez et laissez frémir durant 4 minutes. Ajoutez les palourdes, couvrez et laissez à nouveau frémir, environ 5 minutes, jusqu'à ce que leurs coquilles s'ouvrent. Ajoutez alors les moules et laissez frémir encore 3 minutes jusqu'à ce que les coquillages soient bien ouverts et le poisson cuit mais ferme. Versez dans des bols et décorez de rondelles de citron et de persil frais. Ajoutez un peu de poivre si nécessaire.

Analyse nutritionnelle par portion: 371 kcal; glucides 15,6 g; fibres 2 g; protéines 48,5 g; lipides 9,3 g; cholestérol 190 mg; sodium 826 mg; calcium 107 mg.

Quelques trucs généraux

Avant de faire vos courses pour vos menus de la semaine

- Débarrassez votre réfrigérateur de toutes les denrées périssables, tout en vous demandant si vous pourriez substituer un ingrédient de la liste par ce que vous possédez déjà.
- Décidez quels plats vous souhaiteriez cuisiner en quantité plus importante en vue d'une congélation pour un usage futur. Certains sont parfaits pour cet usage, dont les soupes, les ragoûts, les burgers, les pâtés de viande, les plats de riz et les sauces.
- Si vous avez des restes qui ne se congèlent pas bien, prévoyez quand vous pourrez les utiliser plus tard dans la semaine.
- Assurez-vous d'avoir une bonne provision de saladiers et autres bols. Le Pyrex et le verre préservent parfaitement les saveurs.
- Proposez à quelqu'un de votre entourage (ami, voisin…) une sorte de « bourse d'échange ». Chaque personne réalise un plat en double quantité, avec une recette différente, et vous partagerez. Ainsi, vous vous épargnerez la cuisine certains jours. Autre avantage : vous créez des liens très sympathiques entre amis ou voisins.
- Au moment de déballer vos sacs de courses, prenez le temps d'organiser placards et réfrigérateur pour que les aliments soient prêts dans l'ordre où vous les utiliserez. Il peut être utile de ranger ensemble tous les conteneurs réfrigérés qui serviront à la préparation du même plat.
- Affichez sur la porte du réfrigérateur les menus de la semaine, en insistant sur les préparations que vous devrez faire au cours des jours suivants.

- Étudiez la liste des plats et découvrez quelles préparations vous pourriez faire à l'avance afin de gagner du temps. Par exemple : rôtir des noix ou graines, préparer une sauce, un chutney, un pesto, etc.
- Détectez tous les menus que vous pouvez préparer la veille ou cuisiner dans un Crock-Pot, comme les soupes, les ragoûts ou les céréales.

➻ Composez votre bar à salades !

De nombreux plats présentés dans cet ouvrage pourraient être accompagnés d'une magnifique salade verte. Afin de faciliter la préparation, commencez votre semaine en composant votre bar à salades.

- Lavez, épluchez et coupez les crudités en les stockant dans des containers en Pyrex fermés hermétiquement et rangez-les dans un coin de votre réfrigérateur. Préparez une quantité suffisante pour 2 ou 3 jours et répétez la manœuvre autant de fois que nécessaire pour satisfaire votre consommation. Ajoutez des légumes différents au moins deux fois par semaine afin de garantir fraîcheur et variété.
- Conservez les ingrédients ne nécessitant pas de réfrigération dans des petits bocaux bien fermés, sur une étagère. Noix et graines nature ou grillées peuvent rester délicieuses durant des semaines lorsqu'elles sont conservées ainsi.

Pour un assaisonnement simple, versez un filet d'huile d'olive extra-vierge sur la salade avec quelques gouttes de votre vinaigre préféré ou un jus de citron. Note : les ingrédients du bar à salades ne sont pas inclus sur les listes de courses hebdomadaires. Choisissez des crudités ci-dessous et ajoutez-les à votre liste. Cette liste intègre aussi des restes qui peuvent être incorporés afin de réaliser une salade composée.

Aliments à réfrigérer

- Roquette
- Épinards
- Mélange de crudités
- Concombre
- Poivrons : rouges, verts et jaunes
- Pousses de pois, de trèfle, de brocoli, etc.
- Tomates cerise
- Carottes
- Betterave
- Oignons rouges
- Échalotes
- Fleurettes de brocoli blanchies et refroidies
- Fleurettes de chou-fleur blanchies et refroidies
- Herbes fraîches comme persil, la coriandre, l'aneth
- Grenade
- Figues fraîches
- Myrtilles
- Framboises
- Pommes (ne les coupez pas à l'avance)
- Avocats (ne les coupez pas à l'avance)
- Œufs durs
- Pois chiches, rincés et égouttés
- Saumon ou sardines en boîte
- Restes de céréales (mélangez-les avec un peu d'huile de sésame avant de réfrigérer)

- Restes d'asperges ou de légumes cuits
- Edamame cuit et refroidi

➽ Dans le placard

- Graines nature ou grillées : tournesol, citrouille, sésame, lin, etc.
- Noix nature ou grillées : amandes, noix, pécan, cajou, etc.
- Baies séchées de goji
- Huile d'olive extra-vierge
- Vinaigres : balsamique, de cidre, de vin, etc.
- Poivre frais moulu
- Origan et basilic lyophilisés

Liste des courses pour la semaine 1

Assaisonnement	Dans le placard	Produits frais
❒ Huile d'olive extra-vierge ❒ Huile de sésame Tamari sans adjonction de blé (sauce soja naturelle) ❒ Vinaigre de riz ❒ Vin blanc de cuisine ❒ Vinaigre balsamique ❒ Vinaigre de cidre ❒ Herbes aromatiques (lyophilisées) ❒ Basilic ❒ Feuilles de laurier ❒ Sauge ❒ Thym ❒ Épices ❒ Poivre noir ❒ Piment de Cayenne ❒ Cumin moulu ❒ Graines de cumin ❒ Graines de fenouil ❒ Poudre de chili ❒ Paprika ❒ Sel marin	❒ Riz sauvage ❒ Riz complet à grains courts ❒ Riz complet à grains longs ❒ Quinoa ❒ Millet ❒ Lentilles vertes ❒ Haricots blancs en boîte ❒ Haricots rouges en boîte ❒ Pois cassés secs ❒ Noix ❒ Graines de sésame ❒ Noix de pécan nature ❒ Baies de goji ❒ Gruau d'avoine ou polenta précuite ❒ Beurre de cacahuète naturel ❒ Grosses olives noires ❒ Tomates séchées ❒ Concentré de tomate ❒ Câpres ❒ Saumon au naturel en boîte	❒ Petits oignons rouges ❒ Petits oignons jaunes ❒ 1 tête d'ail ❒ 1 morceau de gingembre ❒ Des légumes verts (choux, chou cavalier, blettes) ❒ Céleri ❒ Petites carottes ❒ Petits poireaux ❒ 1 petit bulbe de fenouil ❒ Brocolis ou broccolinis ❒ Poivrons rouges ❒ Échalotes ❒ Chou-fleur ❒ 1 petite courge d'hiver ❒ Haricots mangetout ❒ Pousses d'épinards ❒ Roquette ❒ Tomates cerises ❒ 1 avocat

Aliments périssables ou surgelés	Herbes fraîches et fruits
❐ 14 œufs ❐ 4 blancs de poulet avec os ❐ 125 g de poulet sans peau ni os ❐ 500 g de dinde bio hachée ❐ 500 g de crevettes ❐ 750 g de poisson blanc ❐ 2 x 500 g de tofu ferme ❐ 300 g d'épinards surgelés ❐ 300 g de petits pois surgelés ❐ 300 g de pêches surgelées	❐ 1 bouquet de basilic ❐ 1 botte de persil ❐ 1 bouquet de coriandre ❐ du romarin frais ❐ du thym frais ❐ 1 piment jalapeño ❐ des piments chili ❐ 2 citrons ❐ 2 citrons verts

Liste des courses pour la semaine 1

Assaisonnement	Dans le placard	Produits frais
En plus de ce qui restera de la semaine précédente : ❒ Graines de moutarde ❒ Poudre de curry ❒ Coriandre	❒ Lait de coco ❒ Haricots pinto en boîte ❒ Haricots blancs en boîte ❒ Lentilles corail ❒ Quinoa ❒ Riz complet à grains courts ❒ Moutarde de Dijon ❒ Moutarde avec graines ❒ Tomates séchées ❒ Sauce ou coulis de tomate ❒ Noix de cajou ❒ Amandes nature (crues)	❒ Poivrons rouges ❒ Poivrons verts ❒ Échalotes ❒ Bok choy ❒ Avocats bien mûrs ❒ Tomates cerises ❒ Tomates bien mûres ❒ Oignons jaunes ❒ Oignons rouges ❒ Têtes d'ail ❒ Haricots mangetout ❒ Chou frisé ❒ Chou cavalier ❒ Céleri-rave ❒ Carottes ❒ Navets ❒ Roquette ❒ Épinards ❒ Romaine ❒ Cresson ❒ Asperges ❒ Courgettes ❒ Courge jaune ❒ Brocolis ❒ Yams ❒ Butternut

Aliments périssables ou surgelés	Herbes fraîches et fruits
❒ 10 œufs	❒ 1 bouquet de basilic
❒ 500 g de crevettes décortiquées et déveinées	❒ 1 botte de persil plat
❒ 6 belles noix de Saint-Jacques	❒ 1 bouquet de coriandre
❒ 500 g de poisson blanc	❒ 1 bouquet de romarin
❒ 750 de saumon sauvage	❒ 1 bouquet de sauge
❒ 500 g de moules	❒ 1 bouquet de thym
❒ 500 g de petites palourdes	❒ 1 piment jalapeño
❒ 4 blancs de poulet avec os	❒ 2 citrons
❒ 500 g de dinde hachée	❒ 2 citrons verts
❒ 250 g de blancs de poulet sans peau ni os	❒ 1 pomme
❒ 4 jarrets d'agneau	❒ 1 grenade
❒ 300 g de petits pois surgelés	
❒ 100 g de grains de maïs surgelés	
❒ 500 g de tofu ferme	
❒ 4 tortillas bio	

Remerciements

La possibilité d'écrire un ouvrage est à la fois un cadeau et une charge. Dans le cas présent, ses vertus ont été souvent empruntées et ses erreurs ne tiennent qu'à moi. L'écrire fut un véritable voyage, facilité par la vaste communauté dans laquelle j'évolue et que j'explore avec émerveillement.

Je suis le débiteur de tous les scientifiques qui ont travaillé sans en attendre de gratitude afin de percer les mystères de l'organisme humain, et de tous mes patients qui m'ont accordé leur confiance, qui ont collaboré avec moi afin de trouver une solution à leurs problèmes de santé alors qu'ils ne parvenaient pas à obtenir de réponse au travers du paradigme médical actuel. Ils m'ont beaucoup plus appris qu'ils ne le pensent.

Mon agent, Richard Pline, qui a guidé cet ouvrage depuis le début avec patience, clarté, sagacité et avec une franchise peu commune, mais toujours discrète et bienveillante. Tracy Behar, mon éditrice, et tous mes amis et soutiens chez Little, Brown qui ont vu dans ce livre la possibilité d'une nouvelle solution à notre crise sanitaire actuelle. Mon publicitaire, Bruce Bobbins, et son équipe chez DKC qui m'ont aidé à clarifier le message et à le faire entendre. Des remerciements tout spéciaux à mon équipe UltraTeam : Spencer Smith, Anne McLaughlin, Shibani Subramanya, Daffnee Cohen, Rachel Goldstein et Bernie Plishtin qui me permettent de pratiquer chaque jour le métier que j'aime.

Toutefois, mes remerciements englobent au moins une centaine de personnes que je ne peux, malheureusement, pas toutes nommer ici. Vous savez que je pense à vous, merci, merci, merci ! Je dois cependant citer quelques personnes très spéciales qui m'ont inspiré, aidé et soutenu. Jeffrey Bland qui a ouvert le monde pour moi (il n'a plus jamais été le même depuis) ; Sidney Baker, un des plus grands, novateurs, penseurs méconnus de notre temps ; mes amis et collègues à l'Institute of Functionnal Medicine, Laurie Hoffman et David Jones, sans oublier tous ceux qui lui permettent de fonctionner. Et tous ceux qui m'ont soutenu depuis le début grâce à leur temps et leur argent afin de lancer le futur de la médecine : les Bitzer, les Musse, Maja Hoffman, Ritchie Scaife, les Balbridge, les Nevzlin, Damon Giglio, Donna Karan, Daphne Barak et tant d'autres.

Sans l'amitié et le soutien de tout mon entourage je ne pourrais faire ce que je fais. Merci d'être présents même lorsque je ne suis pas là. Merci à ceux qui ne sont pas nommés. À nouveau, vous savez que je parle de vous : Marc David, David et Zea Piver, Michael et Lisa Bronner, Michael Lerner, Colby et Dena Lewis, Jonathan et Michelle Kalman, Dan et Ditte Ruderman, Paul et Andrea DeBotton, Andy et Lisa Corn, David Ludwig, Alberto Villoldo et Marcela Lobos, et la liste est longue. Un remerciement tout spécial à Hillary, Bill, Chelsea et Marc, qui ont soutenu ce travail et contribué à créer un meilleur futur pour nous tous.

À mes co-créateurs d'une transformation de la médecine, qui m'ont interpellé et continuent de générer des bouleversements dans notre façon de penser et de vivre, merci : Dean Ornish, Mehmet C. Oz, James Gordon, Andrew Weil, Deepak Chopra, Christiane Northrup, Daniel et Tara Goleman, Jon Kabat-Zinn, Leo Galland, David Perlmutter, Frank Lipman, Patrick Hanaway, Robert Hedaya, Joel Evans, David Eisenberg, Bethany Hayes, David Jones, Tracy Gaudet, Kenneth Pelletier, Peter Libby et Martha Herbert. Un merci tout spécial à Arianna Huffington qui a mis à disposition un lieu où la vérité peut être dite.

Merci à Rick Warren et à tous mes amis de Saddleback de croire en la possibilité de recouvrer sa santé ensemble et de permettre de le vérifier.

Sans le soutien de mon équipe au centre UltraWellness, où j'exerce véritablement en recevant mes patients, je ne pourrais rien entreprendre d'autre. Vous êtes mes fondations et le centre de ma vie. Vos contributions me nourrissent chaque jour. Merci d'être venus et d'avoir cru.

Enfin, et le plus important, ma famille a supporté tous les dangers de ma passion (levers aux aurores, soirées interminables, et bien trop d'absences pour en garder le compte). Je n'y serais jamais parvenu sans tout votre amour et votre foi en ce que je fais. Merci Pier, Rachel, Misha, Thor, Ace, Ruth, Richard, Saul, Jesse, Carrie, Ben, Sarah, Paul, Lauren, Jake et Zachary. C'est pour vous et grâce à vous que je me lève chaque matin reconnaissant et plein de joie.

Pour aller plus loin

➽ Les autres ouvrages de Mark Hyman (en anglais)

UltraPrevention

UltraMetabolism

The Five Forces of Wellness (CD)

The UltraMetabolism Cookbook

The UltraThyroid Solution

The UltraSimple Diet

The UltraSimple Challenge (DVD)

The UltraMind Solution

Six Weeks to an UltraMind (CD)

UltraCalm (CD)

➽ Les sites de Mark Hyman

www.drhyman.com

www.bloodsugarsolution.com

www.takebackourhealth.org

www.ultramind.com

➽ Autres outils

The UltraMind Solution

www.bloodsugarsolution.com/ultramind-solution

Que vous souffriez de désordres de l'humeur, de problèmes neurologiques, de troubles de l'attention, d'une baisse d'énergie et d'un brouillard mental, ce programme de

6 semaines vous aidera à guérir votre cerveau en soignant d'abord votre corps.

The UltraMind Solution PBS Special

www.bloodsugarsolution.com/ultramind-dvd

Apprenez quels sont les sept systèmes clés à la racine de tous les dysfonctionnements du cerveau et ce que vous pouvez faire pour vivre une vie intense et en bonne santé.

Six Weeks to an UltraMind

www.bloodsugarsolution.com/six-weeks-to-ultramind

Ce programme d'auto-coaching dynamique vous propose une combinaison d'outils audio, vidéo et de textes qui rendent très aisée son application dans votre vie.

UltraCalm

www.bloodsugarsolution.com/ultracalm

Êtes-vous stressé ? Souffrez-vous d'anxiété, de désordres obsessionnels-compulsifs ou d'attaques de panique ? Dans ce programme audio, je vous guide par des étapes qui peuvent vous aider à résoudre votre stress et votre anxiété. Il inclut les visualisations guidées, les exercices de respiration, des conseils de nutrition et de détoxification, et bien davantage.

UltraMetabolism

www.bloodsugarsolution.com/ultrametabolism

La promesse de cet ouvrage est de vous permettre de reprogrammer votre organisme afin de mincir automatiquement en allumant les messages qui concourent à la perte de poids et à la santé et en éteignant ceux qui mènent à l'inverse.

The UltraMetabolism PBS Special

www.bloodsugarsolution.com/ultrametabolism-dvd

Ce programme de 2 heures vous permet de visionner chez vous les secrets et les étapes de l'UltraMetabolism.

The UltraMetabolism Cookbook

www.bloodsugarsolution.com/ultrametabolism-cookbook

Vous y trouverez 200 recettes pour que le programme UltraMetabolism soit encore plus efficace. Elles conviennent aussi au MSS.

The UltraSimple Diet

www.bloodsugarsolution.com/ultrasimple-diet

Ce programme très simple, prévu sur 7 jours, vous offre les outils dont vous avez besoin pour traiter les deux causes sous-jacentes principales du gain de poids : les toxiques et l'inflammation. Ainsi, non seulement vous perdrez du poids, mais nombre des symptômes chroniques dont vous souffrez disparaîtront.

The UltraSimple Challenge

www.bloodsugarsolution.com/ultrasimple-challenge

- **DVD Coaching Program**. Ces deux DVD donnent des informations expliquant pourquoi et comment le programme fonctionne, la science qui se trouve derrière, des vidéos instructives et de motivation, sans oublier une partie consacrée à la persistance de la perte de poids et du gain de santé à long terme.
- **7-Day Action Plan Guide**. Il inclut des menus, des listes de courses, les suppléments recommandés, des exercices physiques, des techniques de relaxation, des listes de contrôle journalières, des carnets de route alimentaires, un journal et des repères afin de permettre un suivi des progrès.
- **Online Support Community**. Connectez-vous avec d'autres personnes qui suivent le programme et partagez

vos expériences. Le soutien du groupe est crucial lorsque l'on entreprend des changements durables.

The UltraThyroid Solution

www.bloodsugarsolution.com/ultrathyroid

Apprenez les 7 étapes qui vous aideront à rééquilibrer votre thyroïde et vous protègeront des effets potentiellement dévastateurs d'une thyroïde dont le fonctionnement est ralenti.

UltraPrevention

www.bloodsugarsolution.com/ultraprevention

Il inclut un programme très innovant qui fait voler en éclats les mythes de notre médecine actuelle basée sur le « On répare les morceaux cassés ».

Five Forces of Wellness

www.bloodsugarsolution.com/5forces

Pour connaître les cinq déséquilibres qui mènent à la maladie et comment les transformer en cinq forces vitales.

The Detox Box

www.bloodsugarsolution.com/detoxbox

Cette « boîte » est destinée à nettoyer des substances toxiques et allergènes, à stimuler l'immunité, à restaurer l'énergie. Elle inclut des CD, des cartes repères et un guide d'initiation afin de vous donner tous les outils nécessaires pour une détoxification chez vous, sans risque, efficace, médicalement informée.

Nutrigenomics

www.bloodsugarsolution.com/nutrigenomics

Découvrez quels aliments peuvent aider votre corps à se guérir lui-même.

Sources

Cette section renvoie aux sources citées dans le texte entre parenthèses (réf. 1, etc.).

Introduction

1. Garber AJ, *et al.* Diagnosis and management of prediabetes in the continuum of hyperglycemia :when do the risks of diabetes begin? A consensus statement from the American College of Endocrinology and the American Association of Clinical Endocrinologists. *Endocr Pract.* 2008 Oct;14(7):933-46.

2. DECODE Study Group, European Diabetes Epidemiology Group. Is the current definition for diabetes relevant to mortality risk from all causes and cardiovascular and noncardiovascular diseases? *Diabetes Care.* 2003 Mar;26(3):688-96.

Chapitre 1

1. Lin SX, Pi-Sunyer EX Prevalence of the metabolic syndrome among US middle-aged and older adults with and without diabetes – a preliminary analysis of the NHANES 1999-2002 data. *Ethn Dis.* 2007 Winter;17(1):35-39.

2. http://www.who.int/mediacen tre/news/releases/2007/pr61/en/index.html.

3. Chan JC, *et al.* Diabetes in Asia :epidemiology, risk factors, and pathophysiology. *JAMA.* 2009 May 27;301(20):2129-40. Review.

4. http ://apps.nccd.cdc.gov/DDTSTRS/FactSheet.aspx (National Diabetes Fact Sheet 2007).

5. http://www.cdc.gov/diabetes/statistics/cvd/fig5.htm.

6. Lakka HM, *et al.* The metabolic syndrome and total and cardiovascular disease mortality in middle-aged men. *JAMA.* 2002 Dec 4;288(21):2709-16.

7. Ott A, *et al.* Diabetes mellitus and the risk of dementia :The Rotterdam Study. *Neurology.* 1999 Dec 10;53(9):1937-42.

8. Key T, Reeves GK, Spencer EA. Symposium 1 :Overnutrition :consequences and solutions for obesity and cancer risk. *Proc Nutr Soc.* 2009 Dec 3 :1-5.

9. Targher G, Day CP, Bonora E. Risk of cardiovascular disease in patients with nonalcoholic fatty liver disease. *N Engl J Med.* 2010 Sep 30;363(14):1341-50. Review.

10. Pan A, *et al.* Bidirectional association between depression and type 2 diabetes mellitus in women. *Arch Intern Med.* 2010 Nov 22;170(21):1884-91.

11. Emerging Risk Factors Collaboration *et al.* Diabetes mellitus, fasting glucose, and risk of cause-specific death. *N Engl J Med.* 2011 Mar 3;364(9):829-41.

12. Huang ES, Basu A, O'Grady M, Capretta JC. Projecting the future :diabetes population size and related costs for the U.S. *Diabetes Care.* 2009 Dec;32(12):2225-29.

13. Seligman HK, Schillinger D. Hunger and socioeconomic disparities in chronic disease. *N Engl J Med.* 2010 Jul 1;363(1):6-9.

14. Yach D, Hawkes C, Gould CL, Hofman KJ. The global burden of chronic diseases :overcoming impediments to prevention and control. *JAMA.* 2004 Jun 2; 291(21):2616-22.

15. *Ibid.*

Chapitre 2

1. Action to Control Cardiovascular Risk in Diabetes Study Group, Gerstein HC, *et al.* Effects of intensive glucose lowering in type 2 diabetes. *N Engl J Med.* 2008 Jun 12;358(24):2545-59.

2. Chen L, *et al.* Reduction in consumption of sugar-sweetened beverages is associated with weight loss :the PREMIER trial. *Am J Clin Nutr.* 2009 May;89(5):1299-306.

3. Bhashyam S, *et al.* Aging is associated with myocardial insulin resistance and mitochondrial dysfunction. *Am J Physiol Heart Circ Physiol.* 2007 Nov;293(5):H3063-71.

4. Ryan AS. Insulin resistance with aging:effects of diet and exercise. *Sports Med.* 2000 Nov;30(5):327- 46. Review.

5. Gaziano JM, *et al.* Fasting triglycerides, high-density lipoprotein, and risk of myocardial infarction. *Circulation.* 1997 Oct 21;96(8):2520-25.

Chapitre 3

1. McCarthy MI. Genomics, type 2 diabetes, and obesity. *N Engl J Med.* 2010 Dec 9;363(24):2339- 50. Review.

2. Rappaport SM. Implications of the exposome for exposure science. *J Expo Sci Environ Epidemiol.* 2011 Jan;21(1):5-9.

3. Lichtenstein P, *et al.* Environmental and heritable factors in the causation of cancer :analyses of cohorts of twins from Sweden, Denmark, and Finland. *N Engl J Med.* 2000 Jul 13;343(2):78-85.

4. Olshansky SJ, *et al.* A potential decline in life expectancy in the United States in the 21st century. *N Engl J Med.* 2005 Mar 17;352(11):1138-45.

5. Bibbins-Domingo K, *et al.* Adolescent overweight and future adult coronary heart disease. *N Engl J Med.* 2007 Dec 6;357(23):2371-79.

6. Diabetes Prevention Program Research Group, Knowler WC, *et al.* 10-year follow-up of diabetes incidence and weight loss in the Diabetes Prevention Program Outcomes Study. *Lancet.* 2009 Nov 14;374(9702):1677-86.

7. Lim EL, *et al.* Reversal of type 2 diabetes :normalisation of beta cell function in association with decreased pancreas and liver triacylglycerol. *Diabetologia.* 2011 Oct;54(10):2506-14.

8. Henry B, Kalynovskyi S. Reversing diabetes and obesity naturally :a NEWSTART lifestyle program. *Diabetes Educ.* 2004 Jan-Feb;30(1):48-50, 55-56, 58-59.

9. Jessani S, *et al.* Should oral glucose tolerance testing be mandatory following acute myocardial infarction? *Int J Clin Pract.* 2007 Apr;61(4):680-83.

10. Khaw KT, *et al.* Association of hemoglobin A1c with cardiovascular disease acute mortality in adults :the European prospective investigation into cancer in Norfolk. *Ann Intern Med.* 2004 Sep 21;141(6):413-20.

11. Yaffe K, *et al.* The metabolic syndrome, inflammation, and risk of cognitive decline. *JAMA.* 2004 Nov 10;292(18):2237-42.

12. De la Monte SM, Wands JR. Alzheimer's disease is type 3 diabetes – evidence reviewed. *J Diabetes Sci Technol.* 2008 Nov; 2(6):1101-13.

13. Stein JL, Jack CR Jr, Weiner MW, Toga AW, Thompson PM; Cardiovascular Health Study; ADNI. Obesity is linked with lower brain volume in 700 AD and MCI patients. *Neurobiol Aging.* 2010 Aug;31(8):1326-39.

14. http://www.acpm.org/Lifestyle Medicine.htm.

15. Haffner SM, *et al.* Mortality from coronary heart disease in subjects with type 2 diabetes and in nondiabetic subjects with and without prior myocardial infarction. *N Engl J Med.* 1998;339:229-34.

16. The NAVIGATOR Study Group. Effect of nateglinide on the incidence of diabetes and cardiovascular events. *N Engl J Med.* 2010. Apr 22;362(16):1463-76.

17. The NAVIGATOR Study Group. Effect of valsartan on the incidence of diabetes and cardiovascular events. *N Engl J Med.* 2010. Apr 22;362(16):1477-90.

18. The ACCORD Study Group. Effects of combination lipid therapy in type 2 diabetes mellitus. *N Engl J Med.* 2010. Apr 29;362 (17):1563-74.

19. Taylor F, *et al.* Statins for the primary prevention of cardiovascular disease. *Cochrane Database Syst Rev.* 2011 Jan 19:CD004816.

20. Abramson J, Wright JM. Are lipid-lowering guidelines evidence-based? *Lancet.* 2007 Jan 20;369(9557):168-89.

21. Sirvent P, Mercier J, Lacampagne A. New insights into mechanisms of statinassociated myotoxicity. *Curr Opin Pharmacol.* 2008 Jun; 8(3):333-38.

22.Kuncl RW. Agents and mechanisms of toxic myopathy. *Curr Opin Neurol.* 2009 Oct;22(5):506- 15. PubMed PMID:19680127.

23. Tsivgoulis G, *et al.* Presymptomatic Neuromuscular Disorders Disclosed Following Statin Treatment. *Arch Intern Med.* 2006; 166:1519-24.

24. Preiss D, *et al.* Risk of incident diabetes with intensive-dose compared with moderate-dose statin therapy:a meta-analysis. *JAMA.* 2011 Jun 22;305(24):2556-64.

25. The BARI 2D Study Group. A randomized trial of therapies for type 2 diabetes and coronary artery disease. *N Engl J Med.* 2009 Jun 11;360:2503.

26. Newman MF, *et al.* Neurological Outcome Research Group and the Cardiothoracic Anesthesiology Research Endeavors Investigators. Longitudinal assessment of neurocognitive function after coronary-artery bypass surgery. *N Engl J Med.* 2001 Feb 8;344(6):395-402.

27. Saliba J, Wattacheril J, Abumrad NN. Endocrine and metabolic response to gastric bypass. *Curr Opin Clin Nutr Metab Care.* 2009 Sep;12(5):515-21. Review.

28. Sturm W, *et al.* Effect of bariatric surgery on both functional and structural measures of premature atherosclerosis. *Eur Heart J.* 2009 Aug;30(16):2038-43.

Chapitre 4

1. Gearhardt AN, Corbin WR, Brownell KD. Preliminary validation of the Yale Food Addiction Scale. *Appetite.* 2009;52(2):430-36.

2. Gearhardt A, *et al.* Food addiction, an examination of the diagnostic criteria for dependence. *J Addict Med.* 2009;3 :1-7.

3. Colantuoni C, Schwenker J, McCarthy P, *et al.* Excessive sugar intake alters binding to dopamine and mu-opioid receptors in the brain. *Neuroreport.* 2001;12(16):3549-52.

4. Volkow, ND, Wang, GJ, Fowler, JS, *et al.* "Nonhedonic" food motivation in humans involves dopamine in the dorsal striatum and methylphenidate amplifies this effect. *Synapse.* 2002;44(3):175-80.

5. Malik VS, Schulze MB, Hu FB. Intake of sugar-sweetened beverages and weight gain :a systematic review. *Am J Clin Nutr.* 2006 Aug;84(2):274-88. Review.

6. Brownell KD, *et al.* The public health and economic benefits of taxing sugar-sweetened beverages. *N Engl J Med.* 2009 Oct 15; 361(16):1599-605. Epub 2009 Sep 16.

7. Wang YC, *et al.* Impact of change in sweetened caloric beverage consumption on energy intake among children and adolescents. *Arch Pediatr Adolesc Med.* 2009 Apr;163(4):336-43.

8. Ludwig DS, Peterson KE, Gortmaker SL. Relation between consumption of sugar-sweetened drinks and childhood obesity :a prospective, observational analysis. *Lancet.* 2001;357 :505-8.

9. Ellenbogen SJ, *et al.* Effects of decreasing sugar-sweetened beverage consumption on body weight in adolescents:a randomized, controlled pilot study. *Pediatrics.* 2006;117:673-80.

10. Schulze MB, *et al.* Sugar-sweetened beverages, weight gain, and incidence of type 2 diabetes in young and middle-aged women. *JAMA.* 2004;292(8):927-34.

11. Palmer JR, *et al.* Sugar sweetened beverages and incidence of type 2 diabetes mellitus in African American women. *Arch Intern Med.* 2008;168(14):1487-92.

12. Fung TT, *et al.* Sweetened beverage consumption and risk of coronary heart disease in women. *Am J Clin Nutr.* 2009;89(4):1037-42.

13. Malik VS, Schulze MB, Hu FB. Intake of sugar-sweetened beverages and weight gain :a systematic review. *Am J Clin Nutr.* 2006;84(2):274-88.

14. Wang YC, *et al.* Impact of change in sweetened caloric beverage consumption on energy intake among children and adolescents. *Arch Pediatr Adolesc Med.* 2009; 163(4):336-343.

15. Dennis EA, *et al.* Water consumption increases weight loss during a hypocaloric diet intervention in middle-aged and older adults. *Obesity.* 2010 Feb;18(2):300-7.

16. Forshee RA, Anderson PA, Storey ML. Sugar-sweetened beverages and body mass index in children and adolescents :A metaanalysis. *Am J Clin Nutr.* 2008 :87 :1662-71.

17. Lesser LI, *et al.* Relationship between funding source and conclusion among nutrition-related scientific articles. *PLoS Med.* 2007 Jan;4(1):e5.

18. http://consumerfreedom.com/about.cfm.

19. Swithers SE, Davidson TL. À role for sweet taste :calorie predictive relations in energy regulation by rats. Behav Neurosci. 2008; 122(1):161-73.

20. Lenoir M, *et al.* Intense sweetness surpasses cocaine reward. PLoS One. 2007;2(1):e698.

21. Ludwig DS. Artificially sweetened beverages :cause for concern. *JAMA.* 2009 Dec 9;302(22):2477-78.

Chapitre 5

1. http://www.theatlantic.com/life/archive/2011/04/newfederalguidelines-regulate-junkfood-ads-for-kids/238053/.

2. Nestle M. Food marketing and childhood obesity – a matter of policy. *N Engl J Med.* 2006 Jun 15;354(24):2527-29.

3. http://www.cspinet.org/new/200709171.html.

4. Kahneman DA. Perspective on judgment and choice :mapping bounded rationality. *Am Psychol.* 2003 Sep;58(9):697-720. Review.

5. Barry CL, *et al.* Obesity metaphors :how beliefs about the causes of obesity affect support for public policy. *Milbank Q.* 2009 Mar;87(1):7-47.

Chapitre 6

1. Snyderman R, Williams RS. Prospective medicine:the next health care transformation. *Acad Med.* 2003 Nov;78(11):1079-80.

2. Nelson RA, Bremer AA. Insulin resistance and metabolic syndrome in the pediatric population. *Metab Syndr Relat Disord.* 2010 Feb;8(1):1-14.

3. Silverstein JH, Rosenbloom AL. type 2 diabetes in children. *Curr Diab Rep.* 2001 Aug;1(1):19-27. Review.

4. The Textbook of Functional Medicine. Institute of Functional Medicine, 2005.

Chapitre 7

1. Choi HK, Willett W, Curhan G. Fructose-rich beverages and risk of gout in women. *JAMA.* 2010 Nov 24;304(20):2270-78.

Chapitre 8

1. Gillis L, Gillis A. Nutrient inadequacy in obese and non-obese youth. *Can J Diet Pract Res.* 2005 Winter;66(4):237-42.

2. Cordain L, *et al.* Origin and evolution of the Western diet :health implications for the 21st century. *Am J Clin Nutr.* 2005;8(2):341-54. Review.

3. United States Department of Agriculture. Agriculture Factbook Chapter 2:Profiling Food Consumption in America. 2001. Accessed online (http://www. usda.gov/factbook/chapter2.pdf).

4. Dufault R, *et al.* Mercury from chlor-alkali plants:measured concentrations in food product sugar. *Environ Health.* 2009 Jan 26;8:2.

5. Bray GA, Nielsen SJ, Popkin BM. Consumption of high-fructose corn syrup in beverages may play a role in the epidemic of obesity. *Am J Clin Nutr.* 2004 Apr;79 (4):537-43. Review.

6. Eaton SB, Konner M. Paleolithic nutrition:a consideration of its nature and current implications. *N Engl J Med.* 1985 Jan 31;312(5):283-89. Review.

7. Robson AA. Preventing diet induced disease:bioavailable nutrient-rich, low-energy-dense diets. *Nutr Health.* 2009;20(2):135-66. Review.

8. Chandalia M, *et al.* Beneficial effects of high dietary fiber intake in patients with type 2 diabetes mellitus. *N Engl J Med.* 2000 May 11;342(19):1392-98.

9. Reis JP, *et al.* Vitamin D status and cardiometabolic risk factors in the United States adolescent population. Pediatrics. 2009 Sep; 124(3):e371-79.

10. À scientific review:the role of chromium in insulin resistance. *Diabetes Educ.* 2004;Suppl:2-14. Review.

11. Lau FC, Bagchi M, Sen CK, Bagchi D. Nutrigenomic basis of beneficial effects of chromium(III) on obesity and diabetes. *Mol Cell Biochem.* 2008 Oct;317(1-2):1-10. Epub. 2008 Jul 18. Review.

12.Chaudhary DP, Sharma R, Bansal DD. Implications of magnesium deficiency in type 2 diabetes:A review. *Biol Trace Elem Res.* 2010 May;134(2):119-29.

13. Masood N, *et al.* Serum zinc and magnesium in type-2 diabetic patients. *J Coll Physicians Surg Pak.* 2009 Aug;19(8):483-86.

14. Albarracin CA, *et al.* Chromium picolinate and biotin combination improves glucose metabolism in treated, uncontrolled overweight to obese patients with type 2 diabetes. Diabetes Metab Res Rev. 2008 Jan-Feb;24(1):41-51.

15. Flachs P, *et al.* Cellular and molecular effects of n-3 polyunsaturated fatty acids on adipose tissue biology and metabolism. *Clin Sci.* 2009 Jan;116(1):1-16. Review.

16. Shay KP, *et al.* Alpha-lipoic acid as a dietary supplement :molecular mechanisms and therapeutic potential. *Biochim Biophys Acta.* 2009 Oct;1790(10):1149-60.

17. Ornish D, *et al.* Changes in prostate gene expression in men undergoing an intensive nutrition and lifestyle intervention. *Proc Natl Acad Sci U S A.* 2008 Jun 17;105(24):8369-74.

18. Kallio P, *et al.* Dietary carbohydrate modification induces alterations in gene expression in abdominal subcutaneous adipose tissue in persons with the metabolic syndrome :the FUNGENUT Study. *Am J Clin Nutr.* 2007 May;85(5):1417-27.

19. Salsberg SL, Ludwig DS. Putting your genes on a diet :the molecular effects of carbohydrate. *Am J Clin Nutr.* 2007 May;85(5):1169-70.

20. Giugliano D, Esposito K. Mediterranean diet and metabolic diseases. *Curr Opin Lipidol.* 2008 Feb;19(1):63-68. Review.

21. Reis JP, *et al.* Vitamin D status and cardiometabolic risk factors in the United States adolescent population. *Pediatrics.* 2009 Sep; 124(3):e371-79.

22.Chaudhary DP, Sharma R, Bansal DD. Implications of magnesium deficiency in type 2 diabetes :A review. *Biol Trace Elem Res.* 2010 May;134(2):119-29.

23. Poh Z, Goh KP. Current update on the use of alpha lipoic acid in the management of type 2 diabetes mellitus. *Endocr Metab Immune Disord Drug Targets.* 2009 Dec; 9(4):392-98.

24. Kligler B, Lynch D. An integrative approach to the management of type 2 diabetes mellitus. *Altern Ther Health Med.* 2003 Nov-Dec;9(6):24-32; quiz 33. Review.

25. Kelly GS. Insulin resistance :life-style and nutritional interventions. *Altern Med Rev.* 2000 Apr;5(2):109-32. Review.

26. Kreisberg J. Learning from organic agriculture. *Explore.* 2006 Sep-Oct;2(5):450-52. Review.

27. Fairfield KM, Fletcher RH. Vitamins for chronic disease prevention in adults :scientific review. *JAMA.* 2002 Jun 19;287(23):3116-26. Review.

Chapitre 9

1. Maratou E, *et al.* Studies of insulin resistance in patients with clinical and subclinical hypothyroidism. *Eur J Endocrinol.* 2009 May;160(5):785-90.

2. Ayturk S, *et al.* Metabolic syndrome and its components are associated with increased thyroid volume and nodule prevalence in a mild-to-moderate iodinedeficient area. *Eur J Endocrinol.* 2009 Oct;161(4):599-605.

3. Golden SH. À review of the evidence for a neuroendocrine link between stress, depression and diabetes mellitus. *Curr Diabetes Rev.* 2007 Nov;3(4):252-59. Review.

4. Van Cauter E, *et al.* Impact of sleep and sleep loss on neuroendocrine and metabolic function. *Horm Res.* 2007;67 Suppl 1 :2-9.

5. Garruti G, *et al.* Adipose tissue, metabolic syndrome and polycystic ovary syndrome :from pathophysiology to treatment. *Reprod Biomed Online.* 2009 Oct; 19(4):552-63.

6. Chavarro JE, *et al.* Diet and life-style in the prevention of ovulatory disorder infertility. *Obstet Gynecol.* 2007 Nov;110(5):1050-58.

7. Chavarro JE, *et al.* Use of multivitamins, intake of B vitamins, and risk of ovulatory infertility. Fertil Steril. 2008 Mar;89(3) :668-76.

8. Rhodes ET, *et al.* Effects of a lowglycemic load diet in overweight and obese pregnant women :a pilot randomized controlled trial. *Am J Clin Nutr.* 2010 Dec;92(6):1306-15.

9. Zitzmann M. Testosterone deficiency, insulin resistance and the metabolic syndrome. *Nat Rev Endocrinol.* 2009 Dec;5(12):673-81.

Chapitre 10

1. Deng Y, Scherer PE. Adipokines as novel biomarkers and regulators of the metabolic syndrome. *Ann NY Acad Sci.* 2010 Nov;1212(1):E1-E19.

2. Sedghizadeh PP, *et al.* Celiac disease and recurrent aphthous stomatitis :a report and review of the literature. *Oral Surg, Oral Med, Oral Pathol, Oral Radiol, and Endod.* 2002 Oct;94(4):474-78. Review.

3. Freeman MP, *et al.* Omega-3 fatty acids :evidence basis for treatment and future research in psychiatry. *J Clin Psychiatry.* 2006 Dec;67(12):1954-67. Review.

4. Vasquez, A. The clinical importance of vitamin D (cholecalciferol):a paradigm shift with implications for all healthcare providers, *Altern Ther Health Med.* 2004 Sep-Oct;10(5):28-36.

5. Holick, M. Vitamin D :importance in the prevention of cancers, type 1 diabetes, heart disease and osteoporosis. *Am J Clin Nutr.* 2004;79 :362-71.

6. Wilkins CH, *et al.* Vitamin D deficiency is associated with low mood and worse cognitive performance in older adults. *Am J Geriatr Psychiatry.* 2006 Dec;14(12):1032-40.

7. Mischoulon D, Raab MF. The role of folate in depression and dementia. *J Clin Psychiatry.* 2007; 68 Suppl 10 :28-33. Review.

8. Penninx BW, *et al.* Vitamin B (12) deficiency and depression in physically disabled older women:epidemiologic evidence from the Women's Health and Aging Study. *Am J Psychiatry.* 2000 May; 157(5):715-21.

9. Almeida C, *et al.* Subclinical hypothyroidism:psychiatric disorders and symptoms. *Rev Bras Psiquiatr.* 2007 Jun;29(2):157-59.

10. Smith RN, *et al.* A low-glycemic-load diet improves symptoms in acne vulgaris patients:a randomized controlled trial. *Am J Clin Nutr.* 2007 Jul;86(1):107-15.

11. Koponen H, *et al.* Metabolic syndrome predisposes to depressive symptoms:a population based 7-year follow-up study. *J Clin Psychiatry.* 2008 Feb;69(2):178-82.

12. Ludvigsson JF, *et al.* Coeliac disease and risk of mood disorders – a general population-based cohort study. J Affect Disord. 2007 Apr; 99(1-3):117-26. *Epub* 2006 Oct 6.

13. Ch'ng CL, Jones MK, Kingham JG. Celiac disease and autoimmune thyroid disease. *Clin Med Res.* 2007 Oct;5(3):184-92. Review.

14. Wilders-Truschnig M, *et al.* IgG antibodies against food antigens are correlated with inflammation and intima media thickness in obese juveniles. *Exp Clin Endocrinol Diabetes.* 2008 Apr;116(4):241-45.

15. Pradhan AD, *et al.* C-reactive protein, interleukin 6, and risk of developing type 2 diabetes mellitus. *JAMA.* 2001 Jul 18;286(3):327-34.

16. Wilders-Truschnig M, *et al.* IgG antibodies against food antigens are correlated with inflammation and intima media thickness in obese juveniles. *Exp Clin Endocrinol Diabetes.* 2008 Apr;116(4):241-45.

17. Pelsser, et al. Effects of a restricted elimination diet on the behaviour of children with attention-deficit hyperactivity disorder (INCA study):a randomised controlled trial. *Lancet.* 2011;377:494-503.

18. Cortese S, Morcillo Peñalver C. Comorbidity between ADHD and obesity:exploring shared mechanisms and clinical implications. *Postgrad Med.* 2010 Sep;122(5):88-96. Review.

19. Rubio-Tapia A, et al. Increased prevalence and mortality in undiagnosed celiac disease. *Gastroenterology*. 2009 Jul;137(1):88-93.

20. Ludvigsson JF, et al. Small-intestinal histopathology and mortality risk in celiac disease. *JAMA*. 2009 Sep 16;302(11):1171-78.

21. Sapone A, *et al.* Divergence of gut permeability and mucosal immune gene expression in two gluten-associated conditions :celiac disease and gluten sensitivity. *BMC Med.* 2011 Mar 9;9 :23.

22. Catassi C, Fasano A. Celiac disease diagnosis :simple rules are better than complicated algorithms. *Am J Med.* 2010 Aug; 123(8):691-93.

23. Atkinson RL. Viruses as an etiology of obesity. *Mayo Clin Proc.* 2007 Oct;82(10):1192-98. Review.

24. Navas-Acien A, et al. Arsenic exposure and prevalence of type 2 diabetes in US adults. *JAMA*. 2008 Aug 20;300(7):814-22.

25. Jones OA, Maguire ML, Griffin JL. Environmental pollution and diabetes :a neglected association. *Lancet*. 2008 Jan 26;371(9609):287-88.

26. Munhoz CD, *et al.* Stress-induced neuroinflammation: mechanisms and new pharmacological targets. Braz *J Med Biol Res.* 2008 Dec; 41(12):1037-46. Review.

27. Smith JK, *et al.* Long-term exercise and atherogenic activity of blood mononuclear cells in persons at risk of developing ischemic heart disease. *JAMA.* 1999 May 12;281(18):1722-27.

28. Church TS, *et al.* Reduction of C-reactive protein levels through use of a multivitamin. *Am J Med.* 2003 Dec 15;115(9):702-7.

Chapitre 11

1. Larsen N, *et al.* Gut microbiota in human adults with type 2 diabetes differs from non-diabetic adults. *PLoS One.* 2010 Feb 5; 5(2):e9085.

2. Tsai F, Coyle WJ. The microbiome and obesity:is obesity linked to our gut flora? *Curr Gastroenterol Rep.* 2009 Aug;11(4):307-13. Review.

3. Bäckhed F, Ding H, Wang T, Hooper LV, Koh GY, Nagy A, Semenkovich CF, Gordon JI. The gut microbiota as an environmental factor that regulates fat storage. *Proc Natl Acad Sci U S A.* 2004 Nov 2;101(44):15718-23.

4. Cani PD, *et al.* Metabolic endotoxemia initiates obesity and insulin resistance. *Diabetes.* 2007 Jul;56(7):1761-72.

Chapitre 12

1. Jones OA, Maguire ML, Griffin JL. Environmental pollution and diabetes:a neglected association. *Lancet.* 2008 Jan 26;371(9609):287-88.

2. http://www.ewg.org/reports/bodyburden2/newsrelease.php.

3. Lang IA, *et al.* Association of urinary bisphenol A concentration with medical disorders and laboratory abnormalities in adults. *JAMA.* 2008 Sep 17;300(11):1303-10.

4. Lee DH, *et al.* À strong dose-response relation between serum concentrations of persistent organic pollutants and diabetes:results from the National Health and Examination Survey 1999-2002. *Diabetes Care.* 2006 Jul;29(7):1638-44.

5. Navas-Acien A, Silbergeld EK, Pastor-Barriuso R, Guallar E. Arsenic exposure and prevalence of type 2 diabetes in US adults. *JAMA.* 2008 Aug 20;300(7):814-22.

6. Fujiyoshi PT, Michalek JE, Matsumura F. Molecular epidemiologic evidence for diabetogenic effects of dioxin exposure in U.S. Air Force veterans of the Vietnam War. *Environ Health Perspect.* 2006 Nov;114(11):1677-83.

7. Chen JQ, Brown TR, Russo J. Regulation of energy metabolism pathways by estrogens and estrogenic chemicals and potential implications in obesity associated with increased exposure to endo-

crine disruptors. *Biochim Biophys Acta.* 2009 Jul;1793(7):1128-43. Review.

8. Hyman M. Systems biology, toxins, obesity, and functional medicine. *Altern Ther Health Med.* 2007 Mar-Apr;13(2):S134-39. Review.

9. Remillard RB, Bunce NJ. Linking dioxins to diabetes : epidemiology and biologic plausibility. *Environ Health Perspect.* 2002 Sep;110(9):853-38. Review.

10. Griffin JL, Scott J, Nicholson JK. The influence of pharmacogenetics on fatty liver disease in the Wistar and Kyoto rats :a combined transcriptomic and metabonomic study. J *Proteome Res.* 2007 Jan;6(1):54-61.

Chapitre 13

1. Hampton T. Mitochondrial defects may play role in the metabolic syndrome. *JAMA.* 2004 Dec 15; 292(23):2823-24.

2. Petersen KF, *et al.* Impaired mitochondrial activity in the insulin-resistant offspring of patients with type 2 diabetes. *N Engl J Med.* 2004 Feb 12;350(7):664-71.

3. Henriksen EJ, Diamond-Stanic MK, Marchionne EM. Oxidative stress and the etiology of insulin resistance and type 2 diabetes. *Free Radic Biol Med.* 2011 Sep 1;51(5):993-99.

4. Thomas DE, Elliott EJ, Naughton GA. Exercise for type 2 diabetes mellitus. *Cochrane Database Syst Rev.* 2006 Jul 19;3 :CD002968. Review.

5. Fontana L. The scientific basis of caloric restriction leading to longer life. *Curr Opin Gastroenterol.* 2009 Mar;25(2):144-50. Review.

6. Valerio A, D'Antona G, Nisoli E. Branched-chain amino acids, mitochondrial biogenesis, and healthspan :an evolutionary perspective. *Aging.* 2011 May;3(5):464-78.

7. http://www.ultrawellness.com/blog/resveratrol.

Chapitre 14

1. Holt RI, *et al.* Hertfordshire Cohort Study Group. The relationship between depression and diabetes mellitus :findings from the Hertfordshire Cohort Study. *Diabet Med.* 2009 Jun;26(6):641-48.

2. Pan A, *et al.* Bidirectional association between depression and type 2 diabetes mellitus in women. *Arch Intern Med.* 2010 Nov 22;170(21):1884-91.

Chapitre 15

1. Dufault R, *et al.* Mercury from chlor-alkali plants :measured concentrations in food product sugar. *Environ Health.* 2009 Jan 26;8 :2.

Chapitre 16

1. Boltri JM, *et al.* Diabetes prevention in a faith-based setting:results of translational research. *J Public Health Manag Pract.* 2008;14(1):29-32.

2. Knowler WC, *et al.* Reduction in the incidence of type 2 diabetes with lifestyle intervention or metformin. *N Engl J Med.* 2002;346 (6):393-403.

3. Diabetes Prevention Program Research Group, *et al.* 10-year follow up of diabetes incidence and weight loss in the Diabetes Prevention Program Outcomes Study. *Lancet.* 2009 Nov 14; 374(9702):1677-86.

4. Ilanne-Parikka P, *et al.* Finnish Diabetes Prevention Study Group. Effect of lifestyle intervention on the occurrence of metabolic syndrome and its components in the Finnish Diabetes Prevention Study. *Diabetes Care.* 2008 Apr;31(4):805-7.

5. Look AHEAD Research Group, Wing RR. Long-term effects of a lifestyle intervention on weight and cardiovascular risk factors in individuals with type 2 diabetes mellitus :four-year

results of the Look AHEAD trial. *Arch Intern Med.* 2010 Sep 27;170(17):1566-75.

6. United Health Center for Health Reform and Modernization, The United States of Diabetes. November 2010 (www.unitedhealth group.com/reform).

Chapitre 17

1. Schneider HJ, *et al.* The predictive value of different measures of obesity for incident cardiovascular events and mortality. *J Clin Endocrinol Metab.* 2010 Apr;95(4):1777-85.

Chapitre 19

1. Ebbeling CB, Leidig MM, Feldman HA, Lovesky MM, Ludwig DS. Effects of a low-glycemic load vs low-fat diet in obese young adults:a randomized trial. *JAMA.* 2007 May 16;297(19):2092-102.

2. Larsen TM, *et al.* Diet, Obesity, and Genes (Diogenes) Project. Diets with high or low protein content and glycemic index for weight-loss maintenance. *N Engl J Med.* 2010 Nov 25;363(22):2102-13.

3. Campbell TC. À study on diet, nutrition and disease in the People's Republic of China. *Part I. Bol Asoc Med P R.* 1990 Mar; 82(3):132-34.

4. Campbell TC. À study on diet, nutrition and disease in the People's Republic of China. Part II. *Bol Asoc Med P R.* 1990 Jul; 82(7):316-18. Review.

5. Jiang R, *et al.* Nut and peanut butter consumption and risk of type 2 diabetes in women. *JAMA.* 2002 Nov 27;288(20):2554-60.

6. Fung TT, *et al.* Dietary patterns, meat intake, and the risk of type 2 diabetes in women. *Arch Intern Med.* 2004 Nov 8;164(20):2235-40.

7. Arya F, *et al.* Differences in postprandial inflammatory responses to a 'modern' v. traditional meat meal: a preliminary study. *Br J Nutr.* 2010 Sep;104(5):724-28.

8. Luopajärvi K, *et al.* Enhanced levels of cow's milk antibodies in infancy in children who develop type 1 diabetes later in childhood. *Pediatr Diabetes.* 2008 Oct; 9(5):434-41.

9. Frisk G, *et al.* A unifying hypothesis on the development of type 1 diabetes and celiac disease : gluten consumption may be a shared causative factor. *Med Hypotheses.* 2008;70(6):1207-9.

10. de Kort S, Keszthelyi D, Masclee AA. Leaky gut and diabetes mellitus :what is the link? *Obes Rev.* 2011 Jun;12(6)449-500.

11. Hoppe C, *et al.* High intakes of milk, but not meat, increase s-insulin and insulin resistance in 8-year-old boys. Eur J Clin Nutr. 2005;59 :393-98.

12. Liljeberg EH, Bjorck I. Milk as a supplement to mixed meals may elevate postprandial insulinanemia. *Eur J Clin Nutr.* 2001;55 :994-99.

Chapitre 20

1. Kelly GS. Insulin resistance:life-style and nutritional interventions. *Altern Med Rev.* 2000 Apr;5(2):109-32. Review.

2. Nikooyeh B, *et al.* Daily consumption of vitamin D-or vitamin D + calciumfortified yogurt drink improved glycemic control in patients with type 2 diabetes:a randomized clinical trial. *Am J Clin Nutr.* 2011 Apr;93(4):764-71.

3. Ou HY, *et al.* Interaction of BMI with vitamin D and insulin sensitivity. Eur J Clin Invest. 2011 Nov;41(11):1195-1201.

4. Woods MN, *et al.* Effect of a dietary intervention and n-3 fatty acid supplementation on measures of serum lipid and insulin sensitivity in persons with HIV. *Am J Clin Nutr.* 2009 Dec;90(6):1566-78.

5. Okuda Y, *et al.* Long-term effects of eicosapentaenoic acid on diabetic peripheral neuropathy and serum lipids in patients with type II diabetes mellitus. *J Diabetes Complications.* 1996 Sep-Oct;10(5):280-87.

6. Singh U, Jialal I. Alpha-lipoic acid supplementation and diabetes. *Nutr Rev.* 2008 Nov;66(11):646-57. Review.

7. Davì G, Santilli F, Patrono C. Nutraceuticals in diabetes and metabolic syndrome. *Cardiovasc Ther.* 2010 Aug;28(4):216-26. Review.

8. Larrieta E, *et al.* Pharmacological concentrations of biotin reduce serum triglycerides and the expression of lipogenic genes. *Eur J Pharmacol.* 2010 Oct 10;644(1-3):263-68.

9. Kirkham S, *et al.* The potential of cinnamon to reduce blood glucose levels in patients with type 2 diabetes and insulin resistance. *Diabetes Obes Metab.* 2009 Dec; 11(12):1100-13.

10. Fenercioglu AK, *et al.* The effects of polyphenol-containing antioxidants on oxidative stress and lipid peroxidation in type 2 diabetes mellitus without complications. *J Endocrinol Invest.* 2010 Feb;33(2):118-24.

11. Vuksan V, *et al.* Beneficial effects of viscous dietary fiber from Konjacmannan in subjects with the insulin resistance syndrome :results of a controlled metabolic trial. *Diabetes Care.* 2000 Jan; 23(1) :9-14.

12. Sood N, Baker WL, Coleman CI. Effect of glucomannan on plasma lipid and glucose concentrations, body weight, and blood pressure :systematic review and metaanalysis. *Am J Clin Nutr.* 2008 Oct;88(4):1167-75. Review.

13. Minich DM, Bland JS. Dietary management of the metabolic syndrome beyond macronutrients. *Nutr Rev.* 2008 Aug;66(8):429-44. Review.

14. Pipe EA, et al. Soy protein reduces serum LDL cholesterol and the LDL cholesterol HDL cholesterol and apolipoprotein B :apolipoprotein A-I ratios in adults with type 2 diabetes. *J Nutr.* 2009 Sep;139(9):1700-6.

15. Yajima H, et al. Bitter acids derived from hops, activate both peroxisome proliferator-activated receptor alpha and

gamma and reduce insulin resistance. *J Biol Chem.* 2004 Aug 6;279(32):33456-62.

16. Krawinkel MB, Keding GB. Bitter gourd (Momordica Charantia):a dietary approach to hyperglycemia. *Nutr Rev.* 2006 Jul;64(7 Pt 1):331-37. Review.

17. Kanetkar P, Singhal R, Kamat M. Gymnema sylvestre:a Memoir. *J Clin Biochem Nutr.* 2007 Sep; 41(2):77-81.

18. Hasani-Ranjbar S, et al. The efficacy and safety of herbal medicines used in the treatment of hyperlipidemia; a systematic review. *Curr Pharm Des.* 2010; 16(26):2935-47.

19. Katan MB, et al. Efficacy and safety of plant stanols and sterols in the management of blood cholesterol levels. *Mayo Clin Proc.* 2003 Aug;78(8):965-78. Review.

20.Houston MC. Nutrition and nutraceutical supplements in the treatment of hypertension. *Expert Rev Cardiovasc Ther.* 2010 Jun; 8(6):821-33. Review.

21. Walker AF, et al. Hypotensive effects of hawthorn for patients with diabetes taking prescription drugs:a randomised controlled trial. *Br J Gen Pract.* 2006 Jun; 56(527):437-43.

22. Tai MW, Sweet BV. Nattokinase for prevention of thrombosis. *Am J Health Syst Pharm.* 2006 Jun 15;63(12):1121-23.

23.Kasim M, *et al.* Improved myocardial perfusion in stable angina pectoris by oral lumbrokinase:a pilot study. *J Altern Complement Med.* 2009 May;15(5):539-44.

24. Diabetes Prevention Program Research Group, *et al.* 10-year follow-up of diabetes incidence and weight loss in the Diabetes Prevention Outcomes Study. *Lancet.* 2009 Nov 14;374(9702):1677-86.

25.Hyman MA. The failure of risk factor treatment for primary prevention of chronic disease. *Altern Ther Health Med.* 2010 May-Jun;16(3):60-63. Review.

26. Taylor AJ, *et al.* Extended-release niacin or ezetimibe and carotid intima-media thickness. *N Engl J Med.* 2009 Nov 26;361(22):2113-22.

27. Preiss D, *et al.* Risk of incident diabetes with intensive-dose compared with moderate-dose statin therapy:a meta-analysis. *JAMA.* 2011 Jun 22;305(24):2556-64.

Chapitre 21

1. Grossniklaus DA, *et al.* Biobehavioral and psychological differences between overweight adults with and without waist circumference risk. *Res Nurs Health.* 2010 Dec;33(6):539-51.

2. Galvin JA, *et al.* The relaxation response:reducing stress and improving cognition in healthy aging adults. *Complement Ther Clin Pract.* 2006 Aug;12(3):186-91.

Chapitre 22

1. Jorge ML, *et al.* The effects of aerobic, resistance, and combined exercise on metabolic control, inflammatory markers, adipocytokines, and muscle insulin signaling in patients with type 2 diabetes mellitus. *Metabolism.* 2011 Sep;60(9):1244-52.

2. Goodpaster BH, *et al.* Effects of diet and physical activity interventions on weight loss and cardiometabolic risk factors in severely obese adults:a randomized trial. *JAMA.* 2010 Oct 27;304(16):1795-802.

3. Rosen RC, *et al.* Erectile dysfunction in type 2 diabetic men:relationship to exercise fitness and cardiovascular risk factors in the Look AHEAD trial. *J Sex Med.* 2009 May;6(5):1414-22.

4. Church TS, *et al.* Effects of aerobic and resistance training on hemoglobin A1c levels in patients with type 2 diabetes:a randomized controlled trial. *JAMA.* 2010 Nov 24;304(20):2253-62. Erratum in:*JAMA.* 2011 Mar 2;305(9):892.

Chapitre 23

1. Galletti PM, Joyet G. Effect of fluorine on thyroidal iodine metabolism in hyperthyroidism. *J Clin Endocrinol Metab.* 1958 Oct;18(10):1102-10.

2. Xanthis A, *et al.* Advanced glycosylation end products and nutrition – a possible relation with diabetic atherosclerosis and how to prevent it. *J Food Sci.* 2007 Oct;72(8):R125-29.

3. Dolan M, Rowley J. The precautionary principle in the context of mobile phone and base station radiofrequency exposures. *Environ Health Perspect.* 2009 Sep; 117(9):1329-32.

4. Volkow ND, *et al.* Effects of cell phone radiofrequency signal exposure on brain glucose metabolism. *JAMA.* 2011 Feb 23; 305(8):808-13.

5. Genuis SJ. Fielding a current idea:exploring the public health impact of electromagnetic radiation. *Public Health.* 2008 Feb; 122(2):113-24.

Chapitre 24

1. Persky VW, *et al.* Effect of soy protein on endogenous hormones in postmenopausal women. *Am J Clin Nutr.* 2002 Jan;75(1):145-53. Erratum in *Am J Clin Nutr.* 2002 Sep;76(3):695.

2. Galletti PM, Joyet G. Effect of fluorine on thyroidal iodine metabolism in hyperthyroidism. *J Clin Endocrinol Metab.* 1958 Oct;18(10):1102-10.

3. Schellenberg R. Treatment for the premenstrual syndrome with agnus castus fruit extract:prospective, randomised, placebo controlled study. *BMJ.* 2001 Jan 20;322(7279):134-37.

4. Estruch R. Anti-inflammatory effects of the Mediterranean diet:the experience of the PREDIMED study. *Proc Nutr Soc.* 2010 Aug;69(3):333-40.

5. Church TS, Earnest CP, Wood KA, Kampert JB. Reduction of C-reactive protein levels through use of a multivitamin. *Am J Med.* 2003 Dec 15;115(9):702-7.

6. Cani PD, Delzenne NM. The role of the gut microbiota in energy metabolism and metabolic disease. *Curr Pharm Des.* 2009; 15(13):1546-58. Review.

7. Cecchini M, LoPresti V. Drug residues stored in the body following cessation of use :impacts on neuroendocrine balance and behavior – use of the Hubbard sauna regimen to remove toxins and restore health. *Med Hypotheses.* 2007;68(4):868-79.

8. Beever R. The effects of repeated thermal therapy on quality of life in patients with type II diabetes mellitus. *J Altern Complement Med.* 2010 Jun;16(6):677-81.

9. Kamenova P. Improvement of insulin sensitivity in patients with type 2 diabetes mellitus after oral administration of alpha-lipoic acid. *Hormones.* 2006 Oct-Dec; 5(4):251-58.

10. Wu G, *et al.* Arginine metabolism and nutrition in growth, health and disease. *Amino Acids.* 2009 May;37(1):153-68.

11. El-Ghoroury EA, *et al.* Malondialdehyde and coenzyme Q10 in platelets and serum in type 2 diabetes mellitus :correlation with glycemic control. *Blood Coagul Fibrinolysis.* 2009 Jun;20(4):248-51.

12.Sadruddin S, Arora R. Resveratrol :biologic and therapeutic implications. *J Cardiometab Syndr.* 2009 Spring;4(2):102-6. Review.

13. Jiang WJ. Sirtuins :novel targets for metabolic disease in drug development. Biochem Biophys Res Commun. 2008 Aug 29; 373(3):341-44. *Epub* 2008 Jun 23. Review.

14. Solerte SB, *et al.* Nutritional supplements with oral amino acid mixtures increases whole-body lean mass and insulin sensitivity in elderly subjects with sarcopenia. *Am J Cardiol.* 2008 Jun 2; 101(11A) :69E-77E.

15. Yin J, Zhang H, Ye J. Traditional Chinese medicine in treatment of metabolic syndrome. *Endocr Metab Immune Disord Drug Targets.* 2008 Jun;8(2):99-111. Review.

16. Xie JT, Mchendale S, Yuan CS. Ginseng and diabetes. *Am J Chin Med.* 2005;33(3):397-404. Review.

Chapitre 27

1. http://www.yaleruddcenter.org.

2. http://online.wsj.com/article/SB124476804026308603.html.

3. http://bostonreview.net/BR35.3/angell.php.

4. Adams KM, Kohlmeier M, Zeisel SH. Nutrition education in U.S. medical schools :latest update of a national survey. *Acad Med.* 2010 Sep;85(9):1537-42.

5. http://www.acpm.org/Lifestyle Medicine.htm.

À propos de l'auteur

Mark Hyman est médecin. Il a consacré toute sa carrière à l'identification et à la compréhension des racines à l'origine des maladies chroniques grâce à une nouvelle approche révolutionnaire qui prend en compte l'intégralité des systèmes biologiques : la médecine fonctionnelle. Médecin généraliste, ses ouvrages se sont classés quatre fois sur la liste des meilleures ventes du *New York Times* et il est internationalement reconnu comme un expert dans son domaine. Par le biais de sa pratique privée, de ses efforts en termes d'éducation, de ses ouvrages, de ses recherches, mais également de ses interventions et de son travail d'intermédiaire entre le public et le politique, il s'efforce d'améliorer l'accès à la médecine fonctionnelle. Son espoir est de permettre une plus large compréhension de ses atouts, afin d'encourager d'autres praticiens à cesser de se consacrer au règlement des symptômes en s'attelant plutôt au traitement des causes sous-jacentes de la maladie, s'attaquant ainsi à l'épidémie de maladies chroniques que nous subissons.

Le Dr Hyman est le président de l'Institute of Functional Medicine et a reçu en 2009 la récompense Linus Pauling pour son Leadership in Functional Medicine. Il fait partie du conseil de direction du Center for Mind-Body Medicine et appartient à son corps enseignant pour le programme Food as Medicine. Il fait également partie du conseil du Heath-Corps de Mehmet Oz, qui lutte contre l'épidémie d'obésité en « éduquant les étudiants » dans les établissements, en leur apportant des bases de nutrition, de remise en forme et de résilience mentale. Il collabore avec le Partners in Health, avec qui il a commencé à travailler immédiatement après le tremblement de terre en Haïti, contribuant toujours à reconstruire le système de santé du pays. Une séquence de *60 Minutes* fut consacrée à son travail là-bas.

Le Dr Hyman a témoigné devant la commission de la Maison-Blanche consacrée à la médecine complémentaire et alternative et a échangé avec le chirurgien général[1] sur la prévention du diabète. Il a également pris la parole au sujet de la médecine fonctionnelle devant le groupe de travail du Sénat dédié à la réforme du système de santé et a participé au forum de la Maison-Blanche sur la prévention et le bien-être en juin 2009. Il a en outre été nommé par le sénateur Tom Harkin pour participer au groupe de conseil du président des États-Unis sur la prévention, la promotion de la santé et la santé publique et intégrative, une commission de 25 personnes dont la mission est de conseiller l'administration et le nouveau National Council on Prevention, Health Promotion and Public ealth. En compagnie des Dr Dean Ornish et Michael Roizen, Mark Hyman a contribué à porter devant le Sénat américain l'acte Take Back your Health2[2]de 2009 afin que soit remboursé le traitement des maladies chroniques par les modifications de mode de vie. Il poursuit son travail sur les réformes de santé à Washington et est intervenu récemment à une audience du Congrès sur la médecine fonctionnelle, la nutrition et l'utilisation des suppléments alimentaires.

Par l'intermédiaire de son travail avec des sociétés, des églises et des entités gouvernementales comme le CIGNA, la Veterans Administration, Google, et l'église de Saddleback, il aide à améliorer l'approche de la santé et à en réduire les coûts partout dans le monde. Il a initié le programme de l'église de Saddelback, qui a recruté plus de 14000 personnes, auxquelles fut proposé un mode de vie plus sain, permettant une recherche. Il en reste un participant majeur. Ses efforts ont été reconnus par l'attribution du Council on

---

1. Porte-parole du gouvernement fédéral sur tous les problèmes de santé.

2. Reprenez en main votre santé.

ligitation Management'2010 Professionnalism Award. Cette récompense est décernée aux personnes qui ont fait preuve d'une aptitude à diriger par l'exemple, dans les standards d'excellence de leur profession. Le Dr Hyman a également reçu en 2009 l'American College of Nutrition Communication and Media Award pour sa contribution à la promotion d'une meilleure compréhension de la nutrition. Il a également été reçu dans des émissions de télévision comme *The Dr Oz Show*, *Larry King*, *Live*, et sur CNN ou MSNBC.

Le Dr Hyman est le fondateur et le directeur médical du centre UltraWellness de Lenox, dans le Massachusetts. Il y dirige une équipe de médecins, de nutritionnistes et d'infirmières qui ont recours à une approche globale et complète de la santé. Avant de se consacrer à sa pratique, il était le co-directeur médical de Canyon Ranch Lenox, un des centres de détente et de médecine les plus réputés dans le monde. C'est durant son séjour là-bas qu'il a coécrit *UltraPrevention : The 6-weeks Plan That Will Make You Healthy for Life* (Scribner), bestseller du *New York Times*, qui a reçu la récompense du Books for a Better Life, attribuée au meilleur ouvrage de « développement personnel ». Il a aussi écrit *UltraMetabolism : The Simple Plan for Automatic Weight Loss* et son accompagnement pour la télévision. Son dernier ouvrage et l'émission correspondante sur PBS[1] Special, *The UltraMind Solution*, une approche globale des causes des maladies mentales et des désordres cognitifs, sont sortis conjointement en décembre 2008.

Mark Hyman est diplômé de Cornell University et *magna cum laude*[2] de la faculté de médecine d'Ottawa. Il a complété sa résidence à l'université de San Francisco, en médecine générale au Community Hospital de Santa Rosa. Vous pou-

1. Public Broadcasting Service, un réseau télévisuel public, à but non lucratif (NdT).

2. Équivalent à la mention Bien.

vez le rejoindre sur www.drhyman.com pour soutenir son action en faveur d'une reprise en main de la santé, le suivre sur twitter @markhymanmd et le découvrir sur Facebook: facebook.com/drmarkhyman.

Index

Symboles

5-HTP 326
œdèmes 105, 106, 140
œstrogènes 107, 138, 176

A

accidents vasculaires cérébraux (AVC) 24, 30, 32, 38, 42, 43, 50, 52, 55, 60, 62, 153, 247, 308, 315, 335
accro 67, 68, 76, 77
acide alphalipoïque (AAL) 39, 40, 54, 107, 125, 129, 183, 188, 190, 225, 299, 303, 368, 375
acide chlorhydrique 360, 361
acides aminés 183, 190, 269, 326, 356, 362, 364
acides aminés à chaîne ramifiée 183, 190, 368
acides gras 53, 118, 119, 212, 225, 295, 337
acides gras oméga-3 (EPA et DHA) 53, 102, 110, 111, 117, 125, 128, 129, 147, 152, 161, 169, 218, 219, 225, 269, 275, 278, 295, 299, 302, 316, 347, 351, 352, 353, 357, 362, 373, 426
acides gras oméga-6 (acide gamma-linoléique) 145, 152, 355
acides gras trans 82, 83, 111, 145, 212, 227, 255, 262
acide urique 107, 155, 252
activité/exercice physique 19, 38, 40, 47, 59, 61, 62, 71, 72, 88, 150, 161, 168, 171, 172, 177, 178, 179, 182, 188, 190, 191, 194, 195, 198, 199, 204, 205, 206, 207, 216, 217, 224, 232, 234, 236, 237, 258, 310, 314, 319, 325, 328, 329, 330, 333, 334, 335, 340, 341, 346, 357, 365, 367, 378, 379, 390, 391, 392, 394, 395, 406, 485
addictif 66, 67, 72, 80, 83, 89
addictions alimentaires 13, 66, 67, 68, 70, 202, 222, 225, 255
additifs 110
adipocytes 127, 145
adipokines ou adipocytokines 145
ADN 48, 49, 100, 167
À éviter 37, 40, 57, 81, 95, 123, 213, 214, 215, 220, 224, 226, 260, 262, 264, 268, 270, 271, 272, 277, 278, 282, 283, 287, 288, 296, 303, 309, 313, 315, 324, 326, 337, 338, 344, 354, 359, 372, 393, 405
agitation 71
agriculture 13, 77, 81, 83, 129, 157, 268, 269, 295, 339, 380, 401
alcool 67, 69, 175, 193, 221, 222, 226, 227, 255, 324, 369, 386, 411

aliments d'apparence 81
aliments industriels 67, 68, 70, 83, 120, 121, 123, 411
aliments non transformés 39, 56, 64, 101, 103, 106, 111, 124, 126, 128, 137, 147, 168, 169, 171, 188, 198, 216, 217, 223, 268, 285, 353, 357, 398, 402
aliments transformés 31, 49, 66, 67, 80, 81, 83, 84, 85, 124, 137, 144, 158, 162, 182, 202, 209, 210, 211, 212, 222, 227, 255, 262, 295, 357, 372, 386, 404
aliments végétaux 110, 124, 126, 138, 145, 172, 263, 269, 270, 274, 284, 295, 337, 353, 367, 372, 386, 398
allergie, allergène, intolérance et sensibilité alimentaire 41, 45, 48, 54, 100, 101, 103, 104, 105, 133, 144, 145, 146, 147, 149, 152, 153, 154, 155, 156, 157, 158, 159, 163, 165, 169, 176, 198, 224, 283, 287, 297, 302, 304, 305, 306, 311, 327, 329, 357, 358, 359, 360, 362, 368, 382, 389, 390, 395
AMAP (Associations pour le maintien d'une agriculture paysanne) 268, 269
amputation 33, 50
analyses de laboratoire 21, 52, 53, 59, 106, 107, 109, 169, 180, 200, 240, 243, 248, 251, 359, 362, 366, 369, 391, 393
angiogramme 53, 62
angioplastie 61, 62
angoisse 71
anorexie 104, 105
antiacide 102, 157, 162, 163, 164, 167, 176, 342
antibiotiques 102, 106, 157, 162, 163, 165, 328
anticholestérol 62
anticoagulants 62, 308, 309, 315
anticorps 147, 155, 157, 158, 252, 354
anticorps antithyroïde ou antithyroïdien 131, 147, 354
antidépresseur 102, 194, 195
antidiabétiques 38, 40, 57
antidouleur 148
antifongiques 106, 147
antigliadine (AGA) 155, 157, 159
antihistaminiques 326
antihypertension 62
anti-inflammatoire 152, 157, 162, 165, 273, 274, 276, 305, 314, 315, 355, 357, 358, 362
antioxydant 58, 110, 124, 125, 128, 161, 187, 188, 273, 274, 275, 277, 301, 303, 367, 368, 426
anti-TPO 252
antitransglutaminase tissulaire (TTG) 155, 159
anxiété 44, 70, 71, 72, 104, 105, 114, 140, 146, 388
apnée de l'e-mail 321
apnée du sommeil 38, 41, 104, 105, 155, 316
appétit 38, 39, 56, 121, 123, 135, 138, 168, 180, 191, 194,

210, 223, 224, 245, 277, 288, 304, 329, 359, 426
application de smartphone 235, 408
apport calorique journalier 73, 102, 152
arginine 356
Armour Thyroïde 107
artères 53
arthrite rhumatoïde 101, 133
arthrose 67, 116
aspartame 77
aspirine 54, 148, 162
asthme 104, 105, 113, 149
ATP 121, 181
attaques de panique 44
attaque sévère des gencives 33
autisme 101, 114, 150
auto-détestation 72
autodiagnostiquer 18
auto-soin 109, 115, 119, 134, 141, 143, 151, 166, 177, 185, 194, 346, 347, 348, 349, 353, 355, 358, 359, 363, 370, 383, 391, 392, 396, 406, 408
Avandia 44, 57, 58

B

bêtabloquant 38, 40, 54, 55
bétaïne 361
bien-être 7
Big Farming 79, 80, 81, 84
Big Food 79, 80, 81, 82, 84, 85, 89
Big Pharma 80, 81
bio 39, 75, 81, 171, 185, 269, 279, 286, 337, 400
biochimique 121
biologie systémique 14, 45, 48, 54, 64, 67, 84, 89, 93, 95, 96, 101, 109, 110
biphényls polychlorés (PCB) 160, 178, 363, 365
boissons énergétisantes 43, 71, 88, 89, 120, 212
boissons light 76, 147, 152, 155
bons glucides 223, 269
bons lipides 128, 223, 275, 278, 373
bouffe-porno 76
boulimie 104, 105

C

caféine 71, 72, 111, 175, 193, 221, 222, 225, 227, 255, 274, 324, 326, 387
caillots 41
calcium 326
calculs rénaux 106, 114
calories liquides 72, 73, 78, 120, 404
calories solides 72, 120
calories sucrées 73
calories vides 43, 73, 110, 123, 405
cancer 24, 28, 29, 32, 35, 43, 44, 52, 55, 67, 76, 80, 88, 95, 100, 101, 116, 121, 125, 126, 140, 144, 145, 149, 158, 167, 176, 178, 212, 226, 233, 277, 296, 343
candidoses 104, 105
carences nutritionnelles 31, 40, 41, 54, 63, 104, 111, 112, 116, 118, 119, 125, 129, 132, 146, 147, 161, 208, 295, 303, 316, 350, 351, 352, 354, 414
carnitine 183, 190
cécité 33, 50, 60

céréales complètes 39, 49, 56, 124, 128, 131, 220, 223, 263, 265, 267, 268, 269, 271, 272, 273, 282, 292, 386, 390
cerveau 56, 66, 67, 68, 86, 168, 180, 181, 194, 195, 210, 269, 278, 291, 321, 343, 406
Chardon-Marie 364, 395
charge glycémique (CG) 266, 267, 270, 271, 272, 373
chirurgie cardiaque 61, 414
chirurgie, liposuccion ou dérivation gastrique 44, 63, 64, 65
chlore 134, 339
chlore-soude 122
cholestérol 37, 38, 40, 41, 52, 53, 54, 56, 58, 60, 64, 69, 120, 124, 135, 142, 147, 153, 171, 180, 211, 233, 250, 252, 277, 278, 302, 304, 305, 307, 313, 314, 353
cholestérolémie 298
cholestérol HDL "bon" 22, 37, 43, 53, 95, 118, 147, 247, 250, 251, 302, 306, 314, 329
cholestérol LDL "mauvais" 38, 118, 155, 250, 304, 314, 329
chrome 39, 40, 54, 107, 125, 129, 304
coach ou coaching 19, 231, 234, 236, 237, 238, 335, 350, 370, 371
coenzyme Q10 39, 40, 54, 183, 190, 294, 308, 316, 368
conseils 16, 57, 109, 218, 222, 224, 227, 232, 233, 237, 267, 273, 309, 324, 333, 341, 344, 354, 356, 359, 361, 365, 367, 378, 380, 381, 383, 392, 396, 420, 484
contamination 16, 105, 106, 177, 295, 336, 363, 367
continuum 93
corps-esprit 19, 57, 195
cortisol 135, 161, 191, 194, 195, 210, 325, 369
courbe de poids 19
crise cardiaque 59
cuisine 15, 20, 39, 57, 84, 199, 201, 209, 210, 211, 213, 214, 215, 216, 217, 218, 221, 228, 281, 287, 322, 342, 401, 402, 403, 406, 471, 472
culpabilité 72
cytokines (IL-1 et IL-6) 144, 145, 153, 191, 329

D

décès et décès prématurés 23, 25, 28, 33, 35, 42, 53, 57, 58, 60, 61, 157, 310, 312, 403
déficit d'attention avec hyperactivité (TDAH) 104, 105, 118, 150, 154, 166, 185
démence 24, 28, 32, 43, 50, 52, 95, 102, 121, 135, 145, 149
dénutri 111, 119
dépendance 67, 68, 76, 78, 79, 85, 88, 89
dépistage 28
dépression ou dépressif 33, 37, 44, 72, 80, 101, 102, 104, 105, 107, 135, 140, 142, 145, 146, 147, 162, 171, 172, 185, 194, 195, 206, 230, 234, 327, 388, 408
déprime ou déprimé 70, 102, 114, 118, 133, 194, 208

déséquilibre 45, 90, 92, 93, 94, 100, 103, 104, 105, 106, 139, 142, 143, 146, 198, 200, 346, 348, 382, 383, 392, 396
déséquilibre alimentaire 112
déséquilibre biochimique 240
déséquilibre de la flore bactérienne 359
déséquilibre de la glycémie 195, 222, 317
déséquilibre de la thyroïde 354
déséquilibre de l'insuline 95, 283
déséquilibre des hormones sexuelles 139, 141
déséquilibre des processus de détoxification 106
déséquilibre digestif 15, 41, 105, 166
déséquilibre du métabolisme 94, 239, 240
déséquilibre énergétique 106
déséquilibre hormonal 15, 41, 105
déséquilibre immunitaire 105
déséquilibre immunologique 15
déséquilibre inflammatoire 15
déséquilibre nutritionnel 15, 106
déséquilibre thyroïdien 130
désintoxication 69, 366
détoxifiants 274
détoxification 54, 96, 106, 128, 160, 171, 172, 180, 201, 227, 239, 273, 274, 305, 332, 340, 363, 364, 365, 367, 395, 426
diabésétique 21, 33
diabésité 11, 12, 15, 16, 21, 23, 25, 28, 29, 31, 32, 33, 34, 35, 36, 37, 39, 43, 44, 47, 48, 50, 52, 55, 63, 67, 78, 90, 91, 93, 94, 95, 96, 108, 109, 111, 112, 125, 127, 128, 129, 130, 131, 135, 136, 146, 147, 148, 152, 153, 156, 159, 160, 161, 162, 163, 167, 177, 179, 180, 181, 182, 190, 191, 192, 194, 195, 196, 198, 212, 226, 231, 236, 239, 241, 242, 244, 248, 249, 250, 251, 252, 255, 260, 277, 279, 282, 283, 294, 295, 296, 297, 299, 300, 301, 304, 306, 307, 308, 310, 313, 315, 328, 329, 330, 331, 336, 342, 351, 353, 356, 357, 359, 367, 368, 374, 396, 417
diabète de l'adulte 23, 30
diabète de type 1 12, 94, 283
diabète de type 2 11, 12, 13, 14, 23, 28, 30, 31, 32, 38, 43, 47, 51, 52, 56, 57, 94, 248, 251, 283, 365
diabète de type 3 56
diabète infantile 94
diabète ou diabétique 11, 13, 14, 15, 21, 22, 23, 24, 25, 28, 29, 30, 31, 32, 33, 34, 35, 37, 38, 39, 40, 41, 42, 44, 46, 47, 49, 50, 51, 52, 53, 54, 55, 56, 57, 58, 59, 60, 61, 62, 63, 67, 72, 73, 74, 76, 77, 80, 82, 84, 88, 93, 94, 95, 100, 101, 102, 114, 121, 125, 127, 128, 135, 138, 145, 148, 149, 156, 162, 171, 172, 178, 179, 182,

186, 190, 191, 194, 195, 200, 202, 212, 231, 232, 233, 234, 239, 247, 249, 260, 278, 284, 294, 298, 301, 311, 312, 313, 314, 317, 321, 323, 328, 359, 363, 369, 399, 413, 414
digestion 33, 96, 120, 123, 162, 164, 167, 239, 270, 273, 292, 322, 358, 359, 360, 362, 389, 426
dommages nerveux 55, 301, 302, 356
dopamine 68
douleur 59, 133, 140
D-ribose 369
drogue 66, 67, 68, 69, 70, 76, 80, 84, 86, 87
dysfonctionnement 48, 51, 93, 100, 146, 189, 191, 329
dysfonctionnement sexuel 22, 33, 59
dysfonctionnement surrénal 193, 194, 252

E

eaux vitaminées 88
écoulement rhino-pharyngé 105
édulcorants artificiels 76, 77, 145, 151, 152, 213, 223, 262, 360
énergie 39, 40, 41, 44, 54, 102, 110, 111, 112, 121, 123, 125, 142, 145
enfants 29, 30, 31, 68, 73, 78, 79, 82, 84, 85, 86, 87, 88, 94, 110, 153, 154, 218, 229, 344, 392, 400, 402, 404, 405, 406, 410, 412
envies compulsives ou compulsions 13, 21, 38, 39, 40, 68, 69, 95, 104, 105, 135, 140, 147, 154, 163, 165, 193, 194, 222, 223, 224, 225, 230, 264, 267, 298, 323, 329, 388
environnement 45, 46, 47, 48, 49, 50, 83, 84, 92, 94, 129, 149, 157
enzyme 59, 106, 163, 169, 264, 309, 312, 313, 355, 360
épaississement du sang 44, 64
épigénome 48
équilibre physique-mental 20
espérance de vie 29, 32
estomac 63
étiquette 102, 124, 211, 212, 219, 273, 297, 394, 402, 404
exercice d'aérobie 330
exercices d'aérobie 328, 330, 331, 332, 333
exposome 47, 48, 50

F

Facebook 86, 200, 235, 322, 403
faim 76
farine ou farine blanche 39, 49, 210, 212, 222, 262, 289, 372, 386
farines raffinées 151, 394
fatigue, fatigue chronique ou épuisement 38, 39, 44, 70, 95, 104, 106, 107, 111, 113, 133, 142, 146, 147, 155, 192, 193, 378
FDA (Food and Drug Administration) 122
fer 295
fertilité, infertilité, stérilité et impuissance 22, 43, 56, 104, 105, 133, 136, 137, 138, 140, 142, 246
fibres 54, 58, 107, 110, 121, 124, 125,

126, 127, 152, 162, 169, 171, 223, 264, 267, 269, 270, 271, 272, 277, 278, 298, 299, 304, 306, 312, 338, 340, 405, 421, 426
fibrokystiques 118, 140
fibromes 107, 140
fibromyalgie 104, 106, 107, 166, 185
flore intestinale 48, 108, 144, 146, 147, 168, 169, 283, 360
fluidifiant 54, 308
fluor 134
foie ou foie gras 33, 38, 41, 53, 55, 59, 69, 120, 121, 178, 180, 226, 252, 303, 305, 314, 329, 340, 364
fonctionnement métabolique 15
fongus 147
fréquence cardiaque voire fréquence cardiaque maximale (FCM) 330, 331, 333
fréquences électro-magnétiques 343, 345
fructose 83, 107, 111, 120, 121, 122, 123, 124, 212, 255, 262, 402

G

gencives 33, 165
gène 45, 46, 47, 48, 49, 50, 64, 92, 100, 125, 126, 127, 128
gènes 151
génétique 31, 42, 46, 48, 49, 50, 67, 68, 156, 180, 188, 200, 239, 252, 299
génique 47
génomique 14
ghréline 135
glucides 49, 51, 126, 127, 128, 147, 183, 190, 224, 264, 267, 269, 271, 272, 275, 312, 360, 386, 394
glucides jaunes 271, 277
glucides lents 270, 373
glucides raffinés 43, 44, 135, 145, 222, 227
glucides rapides 151, 281
glucides rouges 272
glucides verts 270
glucose 12, 37, 41, 42, 44, 49, 51, 52, 53, 83, 91, 95, 120, 121, 122, 123, 145, 191, 195, 249, 302, 304, 311, 313, 315, 343, 368
glucose sanguin 17, 277, 303
glutamine 170
glutathion 364
gluten 101, 102, 104, 106, 107, 133, 146, 147, 153, 154, 155, 156, 157, 158, 159, 163, 224, 240, 262, 263, 271, 272, 280, 283, 284, 288, 289, 353, 357, 359, 372, 387, 388, 390, 395
glyburide 38
glycémie 12, 16, 17, 22, 23, 24, 25, 35, 38, 39, 40, 41, 42, 44, 49, 51, 52, 53, 54, 55, 56, 57, 58, 60, 64, 88, 91, 93, 94, 107, 112, 117, 119, 125, 126, 130, 135, 142, 147, 151, 275
goutte 104, 105
graisse abdominale 21, 23, 52, 64, 135, 137, 138, 142, 195, 224, 329, 357, 369
graisse blanche 49
graisse corporelle 138
graisses hydrogénées 212, 402
graisses pro-inflammatoires 144
gras et matière/masse grasse 21, 40, 43, 66,

67, 68, 69, 76, 80, 81, 82, 110, 120, 126, 162, 169, 179, 212, 213, 216, 241, 242, 267, 278, 279, 291, 304, 306, 331, 337, 365, 368, 403
groupe de soutien 15, 18, 57, 202, 228, 231, 232, 234, 236, 237, 259, 269, 334, 370, 408, 412
groupes sociaux 198, 200, 235, 236, 258, 398, 403

H

habitudes alimentaires 84, 147, 209, 347
handicap cognitif modéré (MCI) 32, 55
hémoglobine A1c 38, 41
hépatique 54
hexachlorobenzène (HCB) 178
HFCS (high-fructose corn syrup) 120, 121, 122, 123, 124
hormone 12, 43, 55, 56, 96, 106, 107, 108, 110, 128, 130, 135, 137, 145, 198, 210, 224, 239, 264, 268, 274, 304, 325, 352, 353, 354, 356, 382
hormones de croissance 135, 284
hormones du stress 130, 135, 210, 291, 322, 352
hormones naturelles 132, 148
hormones sexuelles 107, 130, 136, 139, 141, 142, 143, 252, 268, 329, 347, 352, 355, 356
hormones surrénales 130
hormones thyroïdiennes (inclus T3 et T4) 130, 131, 135, 252, 353, 354
huile de lin 152
huile de poisson 40, 111, 152, 163, 266, 294, 295, 302, 308, 309, 314, 315, 316, 352, 357, 374
huile d'olive extra-vierge 219, 223, 276
huile d'onagre 355
huiles végétales 212
humeur et troubles de l'humeur 33, 140, 150, 153, 195, 221, 278, 292, 325, 329, 359, 388
hydrates de carbone 21, 126, 127
hypercholestérolémie 35, 43, 64, 80, 294
hyperglycémie 25
hypersensibilité 106
hypertension 22, 32, 35, 37, 38, 41, 53, 60, 64, 67, 80, 104, 105, 308, 315, 316, 328
hypertension artérielle 43
hypocholestérolémiants 250, 313
hypoglycémiant 40, 42, 311
hypoglycémie 44, 95, 104, 105, 193, 247
hypotenseur 54
hypothyroïdie 104, 105, 147

I

IgG 152, 153, 154
imagerie cérébrale 56
imagerie du cerveau 68
index glycémique (IG) 49, 51, 106, 138, 190
indice de masse corporelle (IMC) 19, 21, 38, 103, 149, 186, 241, 242, 244, 246, 249, 255
industrie agroalimentaire 75, 82, 83,

85, 86, 88, 122, 209, 399, 401
industrie alimentaire 86, 404
industrie pharmaceutique 81, 398, 413
infarctus du myocarde 33, 40, 42, 53, 54, 55, 57, 58, 59, 60, 61, 149, 158, 203, 247, 302, 310, 312, 314, 335
infections latentes ou sournoises 48, 144, 146, 149, 160, 164, 184, 185, 187, 188, 193, 246, 358
inflammation 43, 47, 56, 60, 64, 95, 102, 104, 105, 107, 110, 117, 121, 127, 128, 144, 145, 146, 148, 149, 151, 152, 153, 154, 155, 156, 160, 161, 162, 163, 167, 168, 169, 182, 188, 195, 234, 239, 240, 251, 252, 273, 283, 295, 298, 302, 311, 314, 315, 317, 329, 342, 348, 349, 357, 358, 359, 360, 361, 367, 389, 390, 395
inflammation chronique 151
inflammation intestinale 146, 157
inflammation systémique 148, 152, 158
inhibiteur 54
inhibiteurs ACE 54, 315
inhibiteurs de la pompe à protons (IPP) 164, 176
insomnie 113
insuffisance hépatique 32, 364
insuffisance rénale 33, 50
insuline 12, 16, 33, 37, 38, 40, 41, 42, 43, 44, 51, 52, 54, 55, 56, 57, 58, 60, 91, 94, 95, 107, 121, 123, 125, 126, 127, 128, 130, 131, 136, 138, 145, 151, 161, 180, 189, 190, 191, 194, 195, 210, 224, 225, 239, 249, 262, 264, 266, 271, 275, 277, 281, 282, 284, 289, 295, 298, 302, 304, 305, 306, 310, 311, 312, 313, 314, 329, 357, 368, 371, 394
insulinémie 53, 54, 142, 147, 249, 251, 267, 270, 289
insulinorésistance 12, 51, 57, 95, 144, 145, 160, 179, 182, 190, 191, 195, 271, 297, 299, 317, 331, 357
intestin perméable 147, 168, 283, 359, 362
intolérance 59, 159, 165, 176, 309, 395
intoxication 173, 327, 337, 367
IRM 51
irritabilité 44, 70, 114, 184, 245
iso-acides alpha du houblon (RIAA, ou iso-acides alpha réduits) 306

J

jeûne des médias 206, 321, 322, 376, 405
journal (tenir un) 202, 204, 205, 206, 209, 217, 218, 232, 233, 234, 238, 240, 242, 258, 259, 280, 281, 285, 286, 292, 323, 325, 335, 373
junk-food 69, 72, 80, 85, 86, 87, 89, 111, 158, 168, 291, 354, 369, 404, 405, 406, 411

L

laitages 39, 106, 146, 153, 163, 224, 263, 284, 357, 359, 372, 387, 388, 390
L-carnitine 368
leptine 123
L-glutamine 225, 360, 362
libido 22, 43, 70, 95, 133, 138, 139
lignane 127, 355
lipides 39, 126, 127, 128, 183, 232, 250, 264, 267, 269, 270, 275, 276, 298, 302, 307, 360, 367, 386, 398, 400, 402, 415
Lipitor 38, 53, 54, 58, 314
lipogenèse 120, 123
lipoprotéine 252
lumbrokinase 309, 315

M

magnésium 39, 40, 106, 107, 110, 111, 112, 114, 115, 125, 129, 295, 299, 302, 303, 308, 316, 325, 326, 340, 347, 351, 366, 371, 374
maigres-gras 23
maladie auto-immune 12, 94, 101, 102, 104, 107, 116, 131, 133, 145, 150
maladie cardiovasculaire (MCV) 21, 22, 24, 25, 28, 32, 33, 35, 43, 49, 50, 52, 54, 56, 57, 58, 59, 60, 61, 62, 67, 74, 80, 88, 95, 100, 101, 114, 121, 124, 128, 135, 145, 149, 153, 158, 178, 187, 212, 233, 303, 323, 328, 398
maladie céliaque 101, 133, 154, 155, 156, 157, 158, 159
maladie chronique 7, 13, 14, 24, 32, 34, 35, 37, 45, 48, 58, 61, 80, 91, 96, 104, 125, 129, 144, 145, 148, 149, 156, 191, 200, 231, 234, 273, 336, 350, 365, 400, 411, 414, 418
maladie d'Alzheimer 44, 55, 56, 150, 176, 185
maladie de l'intestin irritable 107, 150, 366
maladie de Parkinson 150, 176, 185
maladie du foie 364
maladie infectieuse et transmissible 35, 417
maladie intestinale ou/et inflammatoire 12, 101, 150, 166
maltitol 77
marketing et marketing alimentaire 13, 60, 80, 82, 84, 85, 86, 87, 88, 89, 203, 393, 401, 404, 412
marqueurs métaboliques 64
masse musculaire 23, 43, 138, 139, 142
masse osseuse 142
mauvais lipides 275
mécanismes biologiques 67
médecine fonctionnelle ou intégrative 14, 20, 31, 45, 57, 90, 91, 92, 95, 96, 101, 103, 108, 109, 160, 169, 179, 349, 362, 366, 369, 391, 396, 412, 413, 517, 518
médecine personnalisée 14
médiation IgE 152
médicaments 13, 16, 17, 18, 23, 31, 32, 37, 38, 40, 41, 42, 44, 47, 51, 54, 57, 58, 59, 60, 61, 68, 80, 83, 92, 94, 129, 167, 169, 171,

176, 195, 199, 216, 221, 230, 231, 232, 233, 259, 262, 269, 271, 273, 294, 295, 296, 310, 311, 312, 313, 315, 316, 326, 328, 332, 339, 350, 353, 356, 357, 359, 360, 361, 362, 363, 365, 371, 372, 399, 412, 417

mélatonine 326

mémoire 116, 118, 133, 141

mensurations 200, 239, 240, 243, 256, 292

mercure 48, 53, 54, 102, 106, 122, 133

métabolisme ou métabolisme énergétique 47, 64, 76, 77, 84, 85, 96, 100, 105, 110, 117, 119, 121, 123, 125, 128, 130, 137, 167, 168, 171, 173, 179, 181, 183, 184, 186, 188, 195, 202, 213, 222, 239, 240, 259, 260, 263, 264, 268, 277, 281, 282, 291, 294, 295, 298, 301, 304, 311, 312, 323, 329, 330, 331, 343, 349, 363, 367, 368, 374, 387, 391

métaux et métaux lourds 47, 84, 102, 141, 142, 150, 160, 172, 178, 327, 337, 339, 340, 341, 363, 365, 366, 367, 380, 395

metformine 38

microbes 41, 45, 48, 100, 103, 162, 198, 339, 357, 382, 396

migraine 104, 105, 107, 113, 139

minéraux 58, 101, 103, 110, 112, 124, 129, 172, 183, 269, 270, 277, 278, 294, 295, 299, 300, 302, 366

mitochondries 39, 41, 181, 182, 183, 188, 189, 190, 240, 274, 303, 329, 367, 368, 369

mode et habitudes de vie 12, 28, 32, 35, 42, 47, 50, 57, 60, 61, 62, 81, 92, 94, 126, 137, 157, 232, 233, 400, 408, 412, 414

morbide 29

motivation 92, 101, 103, 201, 202, 204, 335, 408, 485

MSS (moins de sucre dans le sang) 18, 30, 31, 40, 48, 50, 51, 54, 62, 64, 108, 109, 114, 115, 116, 118, 119, 126, 134, 141, 142, 143, 146, 148, 151, 153, 166, 177, 185, 187, 188, 190, 193, 197, 198, 201, 234, 239, 244, 250, 251, 253, 271, 310, 315, 322, 328, 333, 346, 347, 353, 357, 361, 367, 372, 386, 395, 396, 400, 407, 418, 419, 420

multivitamine 107, 137, 161, 187, 295, 299, 300, 301, 314, 357, 374

mythes 13, 46, 50, 52, 56, 57, 61, 63, 168

N

N-acétylcystéine (NAC) 54, 172, 225, 364, 395

nattokinase 309, 315

nervosité 71

neurobiologie 68

neurochimique 67, 70

neurologique 76, 185, 314, 484

neurotransmetteur 68, 105

non-diabétiques 33, 59
nutrigénomique 64, 112, 125, 128, 129
nutriments 19, 81, 83, 101, 103, 110, 111, 125, 128, 129, 138, 161, 188, 189, 190, 198, 202, 203, 220, 225, 289, 294, 295, 296, 297, 298, 360, 362, 366, 367, 371, 374, 382, 390, 421
nutrition ou nutritionnel 109, 111, 112, 119, 122, 124, 125, 126

O

obèses 153
obésité 11, 12, 13, 14, 15, 21, 23, 28, 32, 34, 38, 44, 46, 47, 49, 50, 56, 63, 64, 66, 67, 68, 69, 72, 73, 75, 77, 78, 80, 81, 82, 83, 84, 85, 86, 88, 89, 95, 102, 104, 105, 110, 111, 123, 125, 128, 144, 145, 146, 154, 155, 156, 158, 160, 163, 164, 169, 171, 177, 178, 179, 195, 200, 202, 210, 231, 234, 241, 243, 284, 295, 298, 336, 358, 399, 400, 408, 411, 415
obésité infantile 29, 30, 85, 402
obésité morbide 103
obèsogène 13, 47, 83, 84, 179
opioïdes 68
organites 39
ostéoarthrite 104, 105, 150
ostéoporose 101, 116
overdose 364

P

pack de « survie nutritionnelle » 259, 289, 290
palpitations 44, 114
pancréas 12, 40, 44, 51, 52
parodontose 33
paroie intestinale 121, 153, 158, 163, 168, 169, 359, 362
pauvreté 35, 50, 81, 284, 411
peroxydes lipidiques 39
perte de mémoire 55
perte de poids 11, 25, 50, 63, 64, 73, 74, 77, 95, 108, 133, 138, 153, 291, 298, 304, 323, 329, 330, 346, 353, 356, 359, 363, 368, 378, 392, 394
pesticides 93, 110, 141, 142, 150, 160, 178, 185, 268, 337, 339, 358, 363
PGX (polyglycoplex) 40, 54, 107, 225, 300, 304, 312, 375
physiologie 48, 93, 121, 128
phytonutriments 110, 124, 127, 188, 269, 271, 273, 274, 284, 306, 308, 357, 364, 373, 426
Plan Daniel 228, 229, 230, 231, 409
poids normal 34, 69, 153
polluants organiques persistants (POP) 47, 160, 178, 363, 367
polynicotinate de chrome 375
pontage cardiaque 30, 44, 50, 62
portion 82, 187, 265, 278, 290, 415
prédémence 32, 55, 62
prédiabète 11, 22, 23, 24, 25, 28, 29, 30, 31, 32, 34, 38, 52, 53, 55, 56, 74, 76, 91, 95, 100, 104, 105, 126, 137, 146, 147, 155, 156, 163, 182, 191, 247,

284, 313, 399, 400
prédisposition 38, 47, 49, 67
prématurés 138
prévention 37, 58, 59, 61, 78, 89, 125, 128, 232, 235, 236, 296, 302, 303, 363, 410, 411, 413, 414
prise de poids 14, 56, 74, 75, 76, 84, 87, 88, 100, 104, 112, 121, 123, 131, 135, 145, 146, 147, 153, 312, 313, 317, 357, 359, 361, 367, 388
probiotiques 106, 147, 163, 168, 169, 294, 295, 300, 360, 361, 374
problème de cœur 61
problème infantile 29
problèmes musculaires 59
problèmes nerveux 24, 60
problèmes rénaux 24, 60
problèmes thyroïdiens 132, 134, 146
progestérone 107
protéine C-réactive 148, 153, 155, 163, 251, 329
protéines 39, 40, 48, 110, 121, 126, 127, 128, 156, 168, 189, 190, 219, 223, 247, 252, 264, 266, 267, 268, 269, 270, 271, 276, 277, 278, 282, 283, 290, 292, 300, 305, 306, 359, 360, 373, 386, 420, 426
protéines d'origine végétale 277, 278, 420
psoriasis 104, 105, 108
psychologique 47, 68, 72, 88, 208, 370

Q

quercétine 170, 360, 362

R

radicaux libres 48, 127
ration calorique journalière 122, 127
récepteurs 68
reflux 100, 104, 106, 114, 163, 167, 230, 360, 361, 389
régime 16, 21, 49, 51, 53, 54, 73, 76, 92, 110, 111, 124, 125, 127, 128, 137, 138, 147, 153, 154, 155, 162, 169, 172, 177, 182, 191, 194, 204, 210, 214, 222, 223, 224, 232, 234, 237, 260, 262, 263, 266, 267, 273, 282, 302, 350, 353, 357, 361, 367, 389, 394, 395, 406
règles irrégulières 137
régulation 96, 112, 123, 126, 128, 130, 189, 275, 295, 306, 329, 352, 355, 387
relaxation 112, 195, 196, 198, 206, 224, 237, 317, 318, 321, 323, 326, 327, 332, 346, 370, 371, 376, 377, 378, 382, 391, 485
résistance à l'insuline 12, 13, 16, 22, 23, 25, 28, 32, 38, 39, 40, 43, 44, 51, 54, 55, 95, 102, 105, 107, 125, 127, 128, 130, 135, 136, 138, 143, 144, 145, 151, 152, 153, 160, 168, 169, 171, 178, 188, 189, 195, 296, 298, 315, 316, 356, 359
respiration 317, 318, 319, 320, 321, 322, 327, 341, 370, 376, 377, 378, 379, 380,

381, 382, 383, 384, 401
restaurants 156, 215, 230, 285, 287, 288, 403
resvératrol 189, 274, 368
rétention d'eau 133, 140, 193, 245, 388
rythme cardiaque ou tension artérielle 56, 64, 114, 133, 226, 330, 331, 332, 378

S

satiété 76, 124, 180, 264, 282
sauna 172, 195, 332, 340, 341, 363, 364, 365, 366, 370, 395
sclérose en plaques 116, 133, 176
sédentarité 22, 35, 47, 146, 161, 357, 392
sélénium 132, 172, 301
shake 219, 220, 223, 271, 300, 305, 310, 373, 375, 377, 379, 381, 383, 426, 427
sinusite chronique 104, 105, 149
sirop de maïs 83, 84, 107, 111, 120, 121, 124, 212, 255, 262
sommeil 135, 193, 198, 206, 208, 224, 225, 226, 258, 323, 324, 325, 326, 327, 382, 388
statine 38, 54, 55, 58, 59, 60, 155, 161, 307, 314, 315
stéatose hépatique non alcoolique (NASH) 32, 33, 38
stockage des graisses 43, 56, 145, 210, 224
stress 15, 16, 41, 45, 47, 48, 103, 114, 127, 129, 130, 132, 135, 136, 144, 146, 150, 184, 185, 191, 192, 194, 195, 198, 202, 208, 224, 290, 310, 317, 319, 324, 327, 357, 361, 365, 367, 369, 370, 371, 376, 391, 400
stress chronique 100, 135, 136, 160, 161, 162, 191, 192, 295, 369, 371, 390
stress oxydatif 39, 43, 48, 127, 182, 183, 186, 187, 188, 301, 342, 348, 367, 369
stress post-traumatique 37, 102, 324
stretching 328, 332, 333, 370, 378, 379, 381, 383
sucre 31, 38, 39, 40, 42, 43, 44, 49, 53, 66, 67, 68, 69, 73, 76, 77, 80, 81, 87, 102, 110, 111, 119, 120, 121, 122, 123, 124, 135, 137, 138, 144, 145, 146, 147, 152, 262, 266, 271, 272, 289, 295, 298, 304, 312, 357, 360, 369, 372, 386, 394, 398, 400, 402, 403, 409, 411
sucre blanc 49
sucre de canne 120, 121, 122
sucre de maïs 121, 122, 124
sucres ajoutés 72
sucres-alcools 77, 213, 360
sucres rapides 43, 50
super-fibre 40
supersucre 122
supplémentation 7, 16, 40, 54, 73, 92, 107, 111, 132, 148, 188, 260, 294, 295, 298, 302, 303, 305, 355, 357, 361, 362, 368, 371, 374, 390, 391
suppléments nutritionnels 19, 129, 137, 161, 168, 190, 199, 204, 225, 234, 240,

259, 260, 294, 296, 297, 298, 299, 300, 301, 304, 305, 306, 307, 308, 309, 310, 326, 346, 350, 353, 356, 358, 360, 361, 363, 364, 366, 367, 369, 371, 374, 375, 376, 377, 378, 379, 380, 381, 382, 383, 384, 391, 400
suractivité 51
sur-manger 66
sur-nourri 111
surpoids 21, 23, 28, 29, 31, 35, 63, 73, 138, 149, 404
symptômes 39, 41, 45, 46, 71, 96, 100, 101, 102, 103, 105, 107, 112, 132, 137, 139, 147, 149, 152
syndrome des ovaires polykystiques (SOPK) 22, 56, 104, 105, 136, 137, 246
syndrome du canal carpien 33
syndrome du côlon irritable 103, 105, 166, 167, 230
syndrome métabolique 23, 55, 56, 76, 104
syndrome prémenstruel 105, 107, 113, 118, 133, 139, 162, 163, 171, 172, 355
syndrome X 23
Synthroid 130
système biologique 45, 90, 103
système de santé 34
système immunitaire 108, 144
système nerveux 33, 59

T

tabac et tabagisme 24, 35, 50, 78, 82, 83, 206, 343
taxe soda 77, 78, 89
télévision 85, 86, 206, 285, 286, 291, 292, 321, 322, 324, 369, 393, 401, 402, 404
tension 40, 41, 54, 95, 118, 133
TEP-scanner 68
testostérone 138
théanine 326
thérapie 60
thyroïde ou fonction thyroïdienne 102, 104, 106, 107, 130, 131, 132, 134, 147, 347, 352, 353, 354
TNF-alpha 145, 153, 169
tolérance 31, 52, 53, 69, 91, 249
toxicité 122
toxines 144
toxiques et toxiques environnementaux 15, 16, 31, 41, 42, 45, 47, 48, 84, 100, 103, 104, 106, 121, 129, 132, 133, 136, 146, 150, 160, 171, 172, 173, 177, 178, 179, 180, 182, 186, 188, 195, 198, 199, 201, 202, 212, 222, 240, 255, 278, 294, 295, 297, 316, 336, 337, 338, 339, 340, 342, 343, 346, 357, 358, 363, 365, 366, 367, 380, 382, 390, 395, 400
triglycérides 22, 37, 43, 51, 95, 120, 147, 226, 250, 251, 302, 304, 306, 314, 329
triste 102
trouble affectif saisonnier (TAS) 115
trouble génétique 46
TSH (Thydroïd Stimulating Hormone) 131, 252
Tylénol 364

U

UltraBain 378, 380, 382, 384
UltraBath 341, 370
UltraCalm 136, 196
UltraMind Solution 154, 195
UltraShake 223, 426
UltraSimple Diet 153, 395
UltraThyroid Solution 134, 354
UltraWellness 14, 350, 481

V

vieillissement 25, 43, 181, 186, 189, 190, 195, 325, 331, 367, 368
visualisation 319, 320, 326, 327, 370, 376, 377, 379, 381, 383
vitamine 58, 87, 101, 103, 110, 124, 129, 146, 167, 183, 269, 277, 278, 294, 295, 299, 300, 366
vitamine A 353, 362
vitamine B2 (riboflavine) 183
vitamine B3 (niacine) 40, 54, 183, 313, 314
vitamine B6 107, 147, 172
vitamine B8 (biotine) 39, 54, 107, 125, 129, 299, 304, 375
vitamine B9 (acide folique ou folates) 172, 252, 294, 295, 296
vitamine B12 102, 147, 172, 338
vitamine C (acide ascorbique) 226, 301, 340, 364, 366, 371, 395
vitamine D 38, 40, 41, 102, 106, 107, 110, 111, 115, 116, 117, 125, 129, 147, 161, 225, 252, 295, 296, 301, 302, 347, 351, 353, 357, 374
vitamine D2 301
vitamine D3 (cholécalciférol) 54, 107, 299, 301, 352
vitamine E 301
vitamines du groupe B 39, 40, 110, 172, 183, 190, 371
volonté 66, 67, 78, 90, 158, 202, 235

X

xylitol 77

Y

yoga 19, 195, 317, 332, 333, 334, 370, 373, 375, 377, 378, 379, 380, 381, 382, 383, 384, 401

Z

zinc 106, 110, 125, 129, 132, 147, 163, 170, 172, 295, 362, 366

Table des recettes

L'ultrashake 426
Shake de protéines de riz 426
Shake aux fruits et aux noix 427
Shake aux noix 427
Œufs pochés sur un lit d'épinards 428
Tofu en brouillade 428
Tofu et sésame-gingembre 429
Omelette à l'avocat et aux herbes 429
Beurre de miel aux amandes 431
Houmous à la menthe 431
Œufs à la diable 432
Poires pochées à la crème de noix de cajou 432
Noix et graines rôties 433
Salade de saumon en papillotes de chou 435
Salade aux haricots blancs 436
Poulet et pesto aux noix 436
Salade d'avocat, quinoa, haricots rouges et roquette 437
Soupe de pois cassés au romarin 438
Courge rôtie aux épices 439
Soupe de poulet aux légumes et au riz 439
Quiche en croûte de quinoa 440
Riz frit au tofu 441
Salade de crevettes, avocat et roquette 442
Soupe revigorante aux légumes du jardin et haricots pinto 443
Salade de riz et de pois chiches au vinaigre

balsamique 444
Salade d'œufs au curry en papillotes de laitue
et asperges grillées 444
Ragoût de lentilles corail 445
Burgers de dinde aux tomates séchées 446
Poulet et haricots rouges en papillotes
de feuilles de chou cavalier, avocat et salsa 447
Ragoût de lentilles et poulet 449
Quinoa grillé, avec chou frisé et amandes 450
Poisson et légumes en papillote 450
Pilaf de noix de pécan, riz sauvage et baies
de goji 451
Pâté de viande à la dinde et aux épinards 452
Écrasée de chou-fleur au millet 453
Légumes verts à l'étouffée, oignons rouges
et tomates séchées 453
Wok de tofu et mangetout, sauce au beurre
de sésame et aux cacahuètes 454
Riz complet 455
Crevettes à la méditerranéenne 455
Polenta grillée 456
Soupe de haricots rouges 457
Riz grillé au cumin 457
Chou de Toscane et chou-fleur à l'ail 458
Cakes au saumon et noix de pécan 458
Chutney à la pêche 459
Blettes sautées avec éclats d'amandes 460
Curry de poulet à la noix de coco avec légumes 460
Noix de Saint-Jacques panées aux amandes
et à la coriandre 461

Purée de yams 462
Épinards et cresson sautés 462
Agneau braisé à la grenade et haricots blancs 463
Brocolis au citron 464
Chili mexicain express au quinoa 464
Lanières de tortilla de maïs 465
Chou noir de Toscane et courge grillée 466
Saumon grillé et chutney coriandre-menthe 466
Salade de haricots blancs et maïs 467
Légumes d'été grillés 468
Wok de tofu et noix de cajou 469
Bouillabaisse du dimanche soir 470

Table des matières

Avertissement..7
Comment utiliser cet ouvrage...11
Rejoignez dès aujourd'hui
la communauté du MSS 18
Souffrez-vous de diabésité ? 21

I Comprendre la peste moderne.............................27

1. Une épidémie sournoise :
les États-Unis du diabète...28
Un problème infantile *29*
Un problème global..*30*
La diabésité : la cause majeure de maladies
chroniques et de la réduction de l'espérance de vie.............*32*
La diabésité : une menace planétaire
pour le développement économique.................................*34*
L'impact de la diabésité sur les pays en développement........*35*
La solution : reprendre en main notre santé !........................*35*

2. Les véritables causes de la diabésité 37
À la racine du problème...*41*
Pourquoi baisser votre glycémie peut vous tuer....................*42*
La résistance à l'insuline : la véritable cause
de la diabésité..*43*

3. Les sept mythes de l'obésité et du diabète
qui nous rendent malades...46
Mythe 1 : le diabète est génétique.......................................*46*

Mythe 2 : le diabète n'est pas réversible 50
Mythe 3 : le prédiabète n'a pas d'importance tant que le véritable diabète ne s'est pas installé 52
Mythe 4 : une fois que vous êtes traité à l'insuline, c'est irréversible 56
Mythe 5 : abaisser la glycémie grâce aux médicaments évite les décès et les infarctus chez les diabétiques 57
Mythe 6 : la chirurgie cardiaque et l'angioplastie sont de bons traitements pour les diabétiques ayant des problèmes de cœur 61
Mythe 7 : une perte de poids est nécessaire pour inverser le diabète 63

4. L'addiction à la nourriture : reprogrammez La chimie de votre cerveau 66
Êtes-vous accro ? 67
Le cas particulier des calories liquides 72
La « taxe soda » 77

5. Comment les intérêts de Big Food, Big Farming et Big Pharma nous tuent 80
Les causes d'un environnement obèsogène 83
Les pratiques du marketing alimentaire sont-elles éthiques, morales, légales ? 85
Comment créer une nation et un monde plus sains 90

6. Médecine fonctionnelle : une nouvelle approche capable de réduire l'épidémie de diabésité 91
La médecine fonctionnelle : l'avenir 91
Le continuum de la maladie : une méthode de diagnostic plus utile 93

L'importance d'un diagnostic précoce *94*
Les sept étapes pour retrouver une forme excellente *96*

II Sept étapes pour traiter la diabésité **99**

7. Comprendre les sept étapes 100
Les véritables causes de la maladie *100*
Comment découvrir vos déséquilibres : la personnalisation du MSS *108*

8. Étape 1 : optimisez votre alimentation 110
Optimisez vos tests nutritionnels *112*
Changement nutritionnel n° 1 : le sucre sous toutes ses formes *119*
Changement nutritionnel n° 2 : notre régime pauvre en fibres *124*
Changement nutritionnel n° 3 : une épidémie de carences nutritionnelles *125*
La solution nutritionnelle : la nutrigénomique *125*

9. Étape 2 : régulez vos hormones 130
Les hormones thyroïdiennes : le contrôle du métabolisme .. *130*
Les hormones du stress : les dangers du stress chronique *135*
Les hormones sexuelles : des hommes devenant des femmes et l'inverse ? *136*

10. Étape 3 : réduisez l'inflammation 144
L'inflammation, la résistance à l'insuline, les maladies chroniques : le chaînon manquant *144*

Cause d'inflammation n° 1 : les glucides rapides, les farines raffinées et les édulcorants artificiels *151*
Cause d'inflammation n° 2 : les allergies ou les sensibilités alimentaires *152*
Cause d'inflammation n° 3 : les infections chroniques sournoises *159*
Cause d'inflammation n° 4 : les toxiques *160*
Cause d'inflammation n° 5 : le stress chronique *160*
Cause d'inflammation n° 6 : la vie sédentaire *160*
Cause d'inflammation n° 7 : les carences nutritionnelles *161*

11. Étape 4 : améliorez votre digestion 162
Le microbiome, ou comment les bactéries intestinales vous font grossir *167*

12. Étape 5 : amplifiez la détoxification 171
De nouvelles données lient toxiques et diabésité : de gros bébés et de gros rats *177*

13. Étape 6 : augmentez le métabolisme énergétique 181
Ce qui endommage vos mitochondries *188*
Le Graal du vieillissement en bonne santé : garder les mitochondries en bonne forme *189*

14. Étape 7 : vers un esprit apaisé 191

III Le programme MSS : la préparation 197

15. Entreprendre le voyage 198
Générer de la santé *198*
Retrouver la santé ensemble *200*
En route pour les analyses *200*
En route pour de bon! *201*
Préparez-vous mentalement : trouvez votre motivation *202*
Préparez-vous *209*
Préparez votre cuisine *209*
Préparez l'acheteur qui sommeille en vous *215*
Préparez le chef qui sommeille en vous *217*
Préparez votre corps *221*

16. Exploiter la force du groupe 228
Le premier groupe de soutien : Daniel et ses amis *228*
Le groupe : le traitement social d'une maladie sociale *230*
Ce que nous dit la recherche : le soutien du groupe fonctionne mieux que les médicaments *231*
Un mouvement de fond en faveur des groupes de soutien *234*

17. Prendre la mesure de soi-même 239
Le programme de base et sa version avancée *239*
La check-list pour se préparer au programme MSS *253*

IV Le plan d'action en 6 semaines 257

18. À vos marques. Prêt. Partez! 258
Le programme de base et sa version avancée : où est la différence? *260*

19. Semaine 1 : des médicaments dans votre assiette ou les bases de la nutrition pour tous 262

Concentrez-vous sur la qualité des aliments *263*

Maîtriser la charge glycémique (CG) est plus important que compter les calories *266*

Glucides : des médicaments à manger *269*

Les lipides ne vous font pas grossir *275*

L'importance des protéines *276*

Herbes, épices, condiments et quelques conserves *279*

Comment dois-je manger et quand ? *281*

Allergies et sensibilités alimentaires : traiter et inverser la diabésité *283*

20. Semaine 2 : optimisez votre métabolisme grâce aux suppléments nutritionnels 294

Ce dont vous avez vraiment besoin : la vérité sur les suppléments *294*

Les suppléments nutritionnels du programme de base *298*

Les suppléments nutritionnels pour la version avancée *305*

D'autres suppléments nutritionnels pour les conditions associées à la diabésité *307*

Du bon usage des médicaments *310*

21. Semaine 3 : calmez votre esprit, soignez votre corps 317

22. Semaine 4 : faites de l'exercice de façon intelligente et en vous amusant 328

Combien de temps consacrer à la pratique ? *333*

23. Semaine 5 : adoptez une vie saine et verte 336

24. Semaine 6 : personnalisez votre programme ... 346
Comment utiliser ce chapitre ... *348*
Étape 1 : optimisez votre alimentation ... *350*
Étape 2 : régulez vos hormones ... *352*
Étape 3 : réduisez l'inflammation ... *357*
Étape 4 : améliorez votre digestion ... *358*
Étape 5 : amplifiez la détoxification ... *363*
Étape 6 : augmentez le métabolisme énergétique ... *367*
Étape 7 : vers un esprit apaisé ... *369*

25. Le programme MSS semaine par semaine 372
Semaine 1 : des médicaments dans votre assiette ... *372*
Semaine 2 : optimisez votre métabolisme grâce aux suppléments nutritionnels ... *374*
Semaine 3 : calmez votre esprit, soignez votre corps ... *376*
Semaine 4 : faites de l'exercice de façon intelligente et en vous amusant ... *378*
Semaine 5 : adoptez une vie saine et verte ... *380*
Semaine 6 : personnalisez votre programme ... *382*
Restez en forme ... *385*

26. Restez en forme ... 386
Que faire avec les aliments ? ... *386*
Que faire avec les compléments nutritionnels ? ... *390*
Que faire avec la relaxation ? ... *391*
Que faire avec l'exercice physique ? ... *391*
Que faire avec le programme personnalisé ? ... *392*
Que faire avec les analyses de laboratoire ? ... *393*
Que faire si le programme ne marche pas ? ... *393*

V Reprenez en main votre santé ... 397

27. Créez une dynamique autour de vous 398
Prenez part au mouvement *415*
Conclusion 417

VI Les menus et les recettes du programme MSS 419
28. Vos menus pour le programme de 6 semaines 420
Semaine 1 .... *421*
Semaine 2 .... *423*
29. Recettes et listes de courses 426
Le petit déjeuner *426*
Les collations *431*
Le déjeuner *435*
Le dîner *449*
Quelques trucs généraux *471*
Liste des courses pour la semaine 1 .... *475*
Liste des courses pour la semaine 1 .... *477*
Remerciements 479
Pour aller plus loin 483
Quelques lectures complémentaires 488
Sources 489
À propos de l'auteur 514
Index 518
Table des recettes 534

Imprimé en Allemagne par GGP Media GmbH, Poessneck,
en mars 2015
ISBN : 978-2-501-10020-5
1777857 / 01
dépôt légal : avril 2015